발관리학

정현모 저

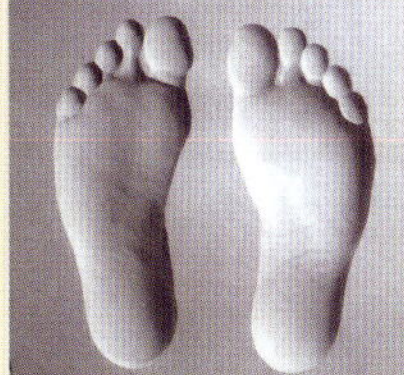

일진사

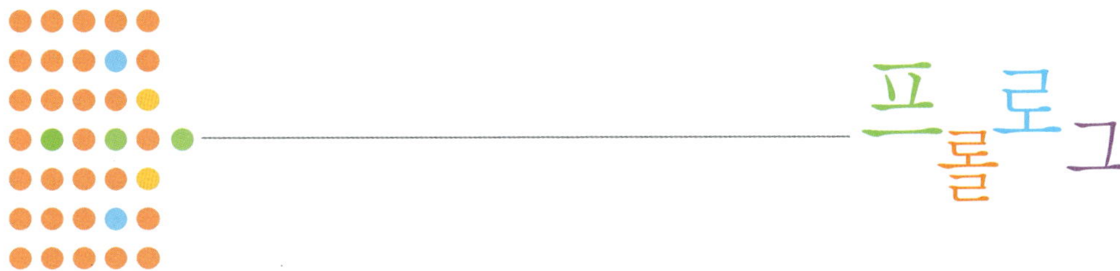

발관리학이 틈새 미용으로 자리매김한 지도 어언 10년이 지났다.

이제 발관리학은 미용뿐만 아니라 건강과 대체의학, 의학과 의과학 등 여러 분야에서 부단한 발전과 도약을 거듭하고 있다.

21세기는 3차산업 시대이다. 서비스업은 국가 발전의 신원동력이 되고 있으며 이 가운데 특히 뷰티헬스케어산업은 성장 잠재력이 큰 미래지향의 학문으로 각광을 받고 있다.

국민소득 향상과 함께 다각화·전문화 되고 있는 최근의 웰빙산업은 고용과 일자리 창출에도 커다란 경쟁력을 갖고 있으며, 국내 많은 대학이 뷰티헬스케어 관련학과를 개설하고 전문가 양성에 많은 역량과 정책을 집중하고 있음이 이를 반증한다.

이러한 때에, 오랜 준비 끝에 새로운 시대가 요구하고 있는 발관리학 전문교재를 내놓게 된 것은 시기 적절하다고 생각한다.

발관리학은 직업능력을 고려할 때 전문화된 교육과정으로 편성되어져야 한다. 본서는 발해부와 생리, 생체역학과 운동, 신발론, 발반사학, 발 치료 등의 커리큘럼을 가능한 한 폭넓게 수용하고자 애썼다.

학문에 관심을 가진 보다 많은 지도자와 교수들에 의해 더욱 진보된 좋은 교재를 만들어 내는 계기가 되기를 바라며, 미용과 건강, 복지의 통합시대와 WTO 서비스 시장 개방에 능동적으로 대처하는 경쟁력 있는 직능인 양성에 본 교재가 밑거름이 되기를 바란다.

발관리학은 국민생활과 미용, 건강, 복지, 의학, 보완대체 요법 등 분야에서의 수요에 힘입어 양적, 질적 팽창은 당분간 지속되리라 예측하고 있다.

본서의 출간을 위해 본인과 함께 공저에 참여해 주신 박경희 교수, 이영미 교수, 안미령 교수, 정미숙 교수, 최복묵 교수 제위와 아울러 본서를 출간해 주신 일진사에 깊은 경의와 감사를 드립니다.

한 국 발 관 리 협 회
회 장 정 현 모

차 례

Part 1 발관리학 – 발관리 이론

1-1 발의 구조와 생리 · 역학론 10

1. 발의 해부 10
2. 발의 역학적 구조 19

1-2 발 건강론 26

1. 발과 건강 26
2. 건강한 발 36
3. 발의 운동 38
3. 발을 보면 건강이 보인다 42

1-3 발의 장애와 분석 56

1. 발의 장해와 분석 56
2. 발의 장해 61
3. 발의 장해와 고장 - 문제성 발 관리 67

1-4 신발과 건강 79

1. 신발의 역사 79
2. 신발의 기능 82

Part

2 페디큐어

2-1 페디큐어의 기본 개념   90

1. 페디큐어의 정의 ……………………………………………… 90
2. 피부의 구조와 특성 …………………………………………… 92
3. 네일의 구조와 특성 …………………………………………… 96
4. 위생과 소독 …………………………………………………… 99
5. 발톱의 장해와 특성 …………………………………………… 102

2-2 페디큐어 제품 관리   107

1. 제품 관리법 …………………………………………………… 107

2-3 페디큐어 실기 – 페디큐어의 체계   124

1. 기본 관리법 …………………………………………………… 124
2. 발 피부 관리 …………………………………………………… 125
3. 발반사 요법 …………………………………………………… 126
4. 기초 발톱 화장 ………………………………………………… 130

Part

3

발반사 요법

3-1 발반사 요법의 이해 … 140

1. 발반사 요법론 … 140
2. 발반사 요법과 이완 … 146
3. 발반사 요법과 기의 회복 … 151

3-2 발반사 요법의 효과 … 153

1. 신경조직 … 153
2. 순 환 … 154
3. 통증관리 … 157
4. 예방치료로서의 발반사 요법 … 158

3-3 경락과 발반사 요법 … 160

1. 경락의 이해 … 160
2. 오 행 … 165
3. 경락에 대한 상세한 설명 … 168

3-4 발에 있는 반사점의 위치 … 179

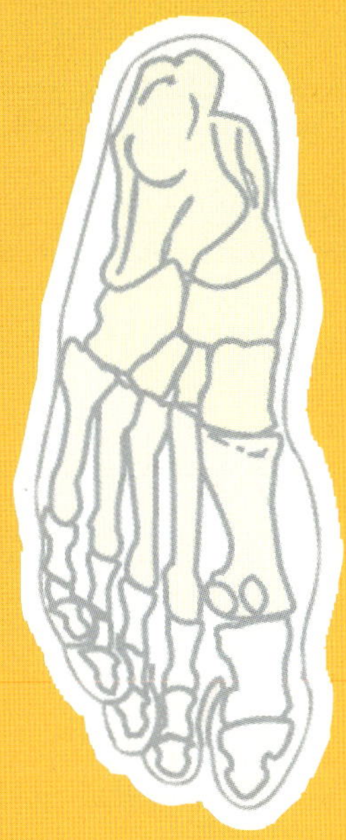

발 관리학 – 발 관리 이론

발관리 이론

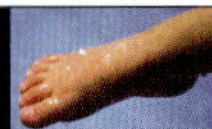
1-1 발의 구조와 생리·역학론 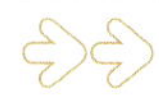

1 발의 해부

발은 인체의 가장 기초가 되는 곳이다. 무엇이든 기초가 튼튼해야 하듯이 사람도 발이 튼튼해야 관절의 기능이 정확하게 조절되며 만일 이곳에 장애가 생긴다면 무게 중심에 이상이 생기게 된다. 발에 문제가 생기면 무릎, 다리, 장딴지뿐만 아니라 등에도 통증이 나타나며, 순환작용이 제대로 이루어지지 않거나 잘못된 자세, 요통, 두통 등도 모두 다리가 피로하고 발목이 부을 경우 생기는 병이다. 발 모양이 비정상적으로 변형되면 에너지 순환경로에 울혈이 생기게 되고 다른 인체기관에도 좋지 못한 결과를 가져오는 것이다.

현생 인류의 진화과정을 살펴보면, 원시동물의 사지(四肢)는 주로 나무 위에서 생활하면서 나무에 매달리게 됨으로써 중력(重力)의 영향을 받게 된다. 팔과 다리는 생체를 지탱하는 강한 힘을 필요로 하게 되었고 이에 맞게 운동적 기능이 팔로 옮겨지면서 견갑골과 어깨의 관절, 쇄골은 매달린 채 좌우회전이 가능하게 변화하였다. 목과 경추는 사방경계(四方警戒) 본능에 의하여 앞쪽으로 만곡되고, 얼굴은 작아지며 두개골은 커지게 되었다. 척추는 사지를 연결하는 대들보로 작용하며, 내장기관은 골반으로 들어가게 되고, 심장은 경추 쪽으로 붙게 되고, 허리의 좌우회전이 발달하게 된다.

손은 기구를 다루는 기능으로 전환되고 발은 땅을

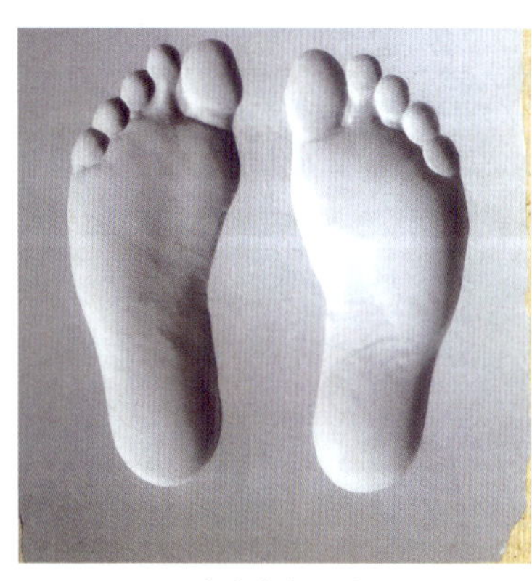
발바닥의 모양

딛고 서서 체중을 지탱하고 이동하기에 적합한 구조로 변화하였다.

지골과 종족골의 경우 나무 위에서의 생활 특성상 나뭇가지를 붙잡기 위해 길다랗게 발달되어 있었으나 지상에서 직립하게 되면서부터는 발꿈치 쪽의 종골과 거골이 발달해 발가락이 짧아지고, 종족골과 설상골, 주상골은 하중을 떠받치고 충격을 흡수할 수 있는 구조로 바뀌었다. 사람은 발꿈치(종골)로 몸을 지탱하므로 발꿈치는 걸을 때마다 가해지는 충격을 흡수할 수 있도록 지방층으로 보호되어야 한다. 거골은 위아래로 움직이는 지렛대 역할을 한다. 발의 움직임을 관장하는 부분은 관절, 근육, 건(腱)이다.

인류의 조상이 현재의 인간과 같이 땅 위에서 자유롭게 직립하게 된 시기는 대략 400~600만 년 전으로 추정하고 있다. 현대인의 발은 신체를 지탱해 주면서, 체중과 지면으로부터 충격을 흡수하는 구조로 이루어져 있으며, 뇌와의 협동 작용을 통하여 다양한 운동 기능까지 갖추고 있다.

발은 체중을 지탱하는 대들보와 지렛대 역할을 하는 26개의 큰 뼈와 2개의 작은 뼈(종자연골)가 있으며, 33개의 관절, 114개의 인대와 20개의 근육이 통합되어 여러 조직의 혈관, 신경 및 이를 덮는 피부층과 함께 결합하여 기계적으로 움직이고 작용하는 정밀기관으로 발달하였다.

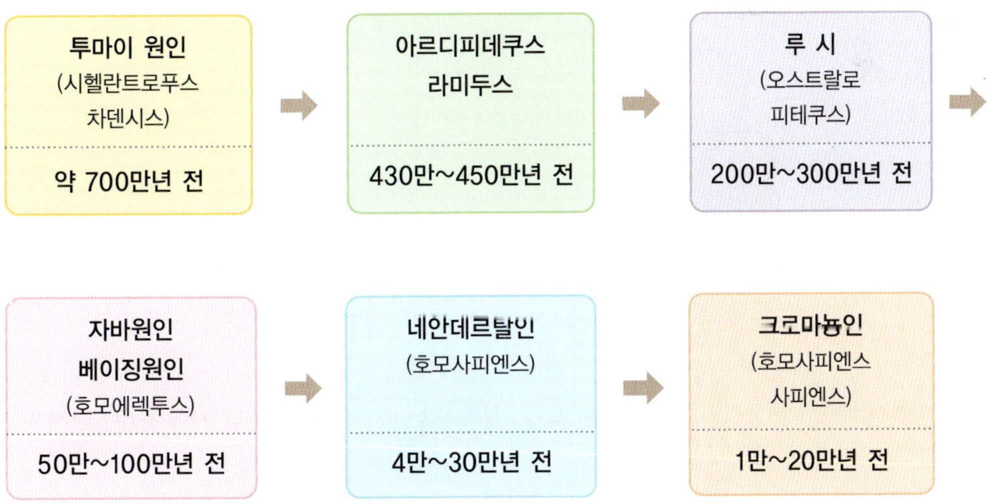

영장류에서 인간으로의 진화

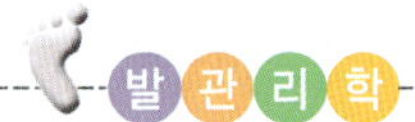

또한 30억 개의 발 모세혈관은 심장에서 분출된 혈액을 쉴 새 없이 중력의 반대쪽 방향으로 끌어올리는 이른바 모세관작용(毛細管作用)을 일으켜 발은 제2의 심장이라고 부른다.

① 발의 뼈

발의 뼈는 정교하게 맞춰지고 맞물려 있음으로써 어떠한 힘이나 충격에도 쉽게 탈구하거나 골절되지 않는다. 하지만 보행이나 운동의 잘못으로 염좌(삠)가 일어나며 그 결과 관절이 부어오르거나 염증, 출혈 등이 나타나게 된다. 26개의 큰 뼈 가운데는 종골, 거골, 주상골, 투자골이 있으며, 각기 한 개의 발에는 14개씩의 지골이 있고 여기에 아주 작은 2개의 종지골이 포함되어 있다.

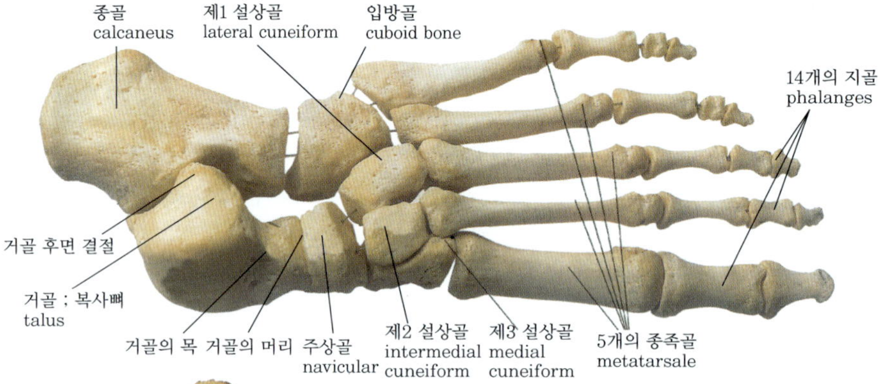

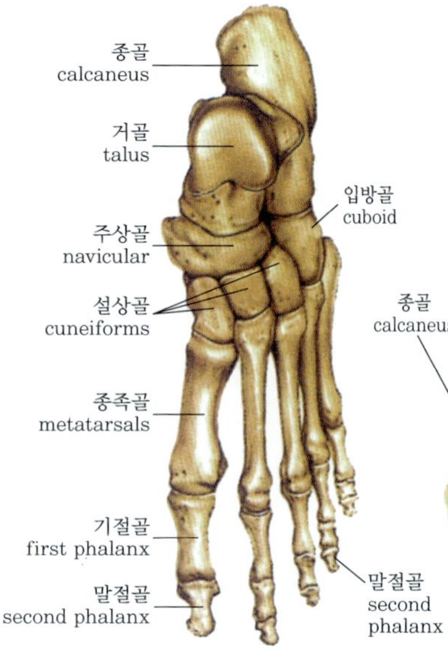

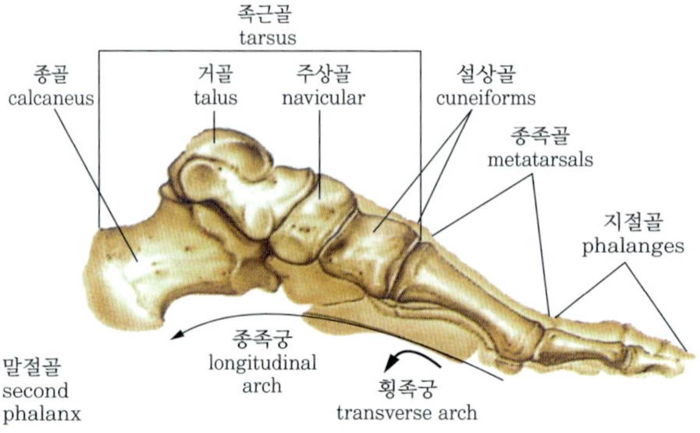

　전체 206개의 뼈 중에서 1/4 가량인 56개의 뼈가 발에 모여 있고 이 뼈들은 두 개의 족궁(아치)에 의해서 신체를 지탱한다. 발은 손에 비해서 크고 무겁다. 손이 기구의 신속한 조작을 필요로 하는 반면, 발은 운동과 보행, 중력의 영향을 받아 뼈가 굵고 크며 관절과 근육은 튼튼한 구조로 결합되어 있다. 뼈의 배치도 몸을 지탱하고 이동시키는 데 적합한 형태를 갖추고 있다.

　손의 뼈는 발의 뼈와 비슷한 형태를 가지고 있다. 손의 뼈는 물리적 가동성과 기능이 잘 발달되어 있고, 요골과 척골, 지골이 발에 비해 길다. 손목의 경우 기능상으로 삼능골, 월상골, 주상골이 각각 관절을 이루고 있는 반면에, 발목(족관절)은 다리뼈(경골)가 거골(距骨)과 관절을 이루고 있다.

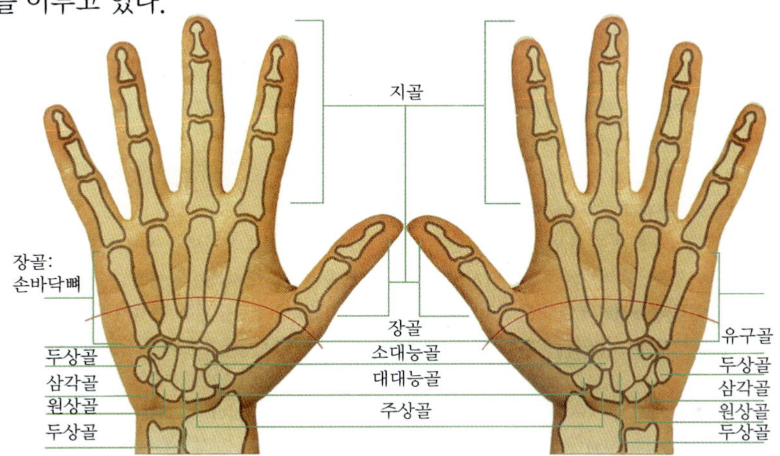

발과 손의 대조표

사지 (四枝)							
	하지	대퇴골	습관절	경골/비골	부골 7개 거골 종골 주상골 입방골 제1설상골 제2설상제 3골	종족골 5개 (척골)	지골 14개 (指骨)
	상지	상완골	주관절	요골/척골	완골 8개 삼각골 원상골 주상골 두상골 유두골 소능형골 대능형골 유구골	종족골 5개 (척골)	지골 14개 (指骨)

② 발과 관절

발의 뼈는 28개(2개의 종자골 포함)로 각각은 관절에 의해 연결되어 있으며, 이를 인대 (靭帶)가 강하게 고정시켜 주고 있다. 발은 부하와 운동에 의해 손상받기 쉽다. 삐거나 인대의 부상으로 염증이나 출혈이 일어나기도 한다. 발의 관절을 이해하면 발이 어떻게 움직이는가를 쉽게 알 수 있다.

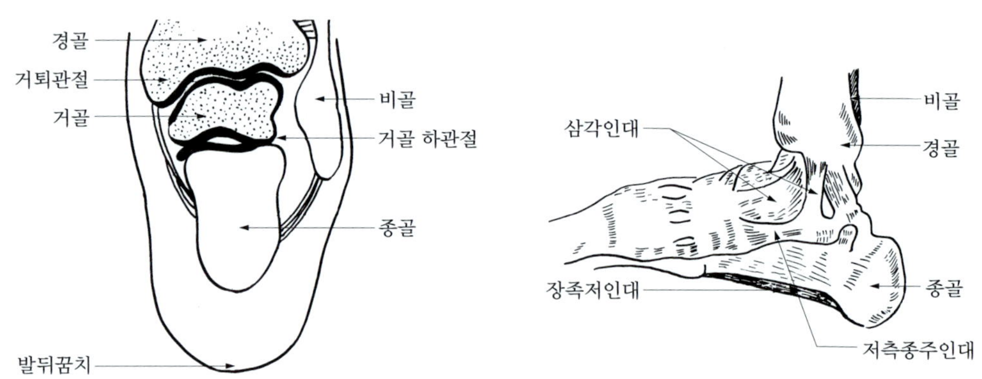

각 족근골을 연결해 주는 관절로서, 거골하관절(距骨下關節), 거종주관절(距踵主關節), 종입방관절(踵立方關節), 횡족근관절(橫足根關節), 설주관절(楔主關節)이 있다. 그리고 족근간 관절에도 족근중족관절(足根中足關節), 중족지절관절(中足趾節關節), 족지절간관절 (足趾節間關節)이 있다.

복사뼈가 있는 거퇴관절과 거골하관절은 회전과 내전, 외전을 일으킨다.

배굴과 저굴의 가동 범위는 20°~45°이다. 거종주관절의 복합성은 수직축을 중심으로 한 경첩운동에 있다. 발의 내전 내반, 외전 외반, 내전 외전은 거종주간관절의 복합적인 작용으로 이루어진다. 또한 체중의 분배 역할도 맡고 있다.

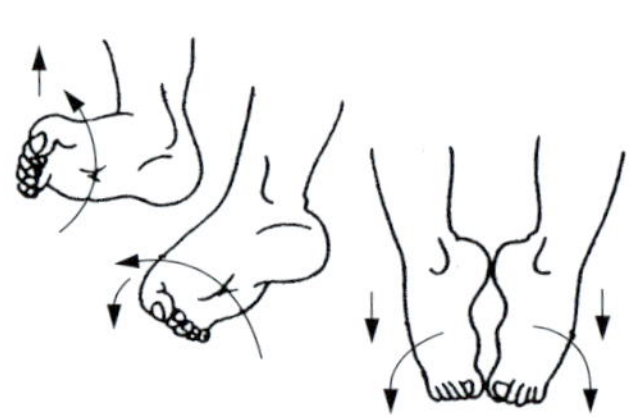

배굴, 저굴

발 관절의 연결

관 절 명	비　　고
거퇴관절 / 거골하관절	다리뼈(경골 / 비골)와 거골 간의 연결
횡족근관절 / 설주관절	족근골(중골 / 거골 / 주사골 / 입방골 / 설상골) 간의 연결
거종주관절 / 종입방관절	종골과 입방골, 거골과 주상골 간의 연결
설주관절 / 횡족근관절 / 족근증	족관절 / 중족간관절 / 설상골, 입방골, 중족골 간의 연결
족지절관절	중족골과 각 지절골과의 연결

③ 다리와 발의 근육

발의 운동은 다리근육에 의해서 지배된다. 발의 모든 근육은 다리근육에 연결되어 있다.

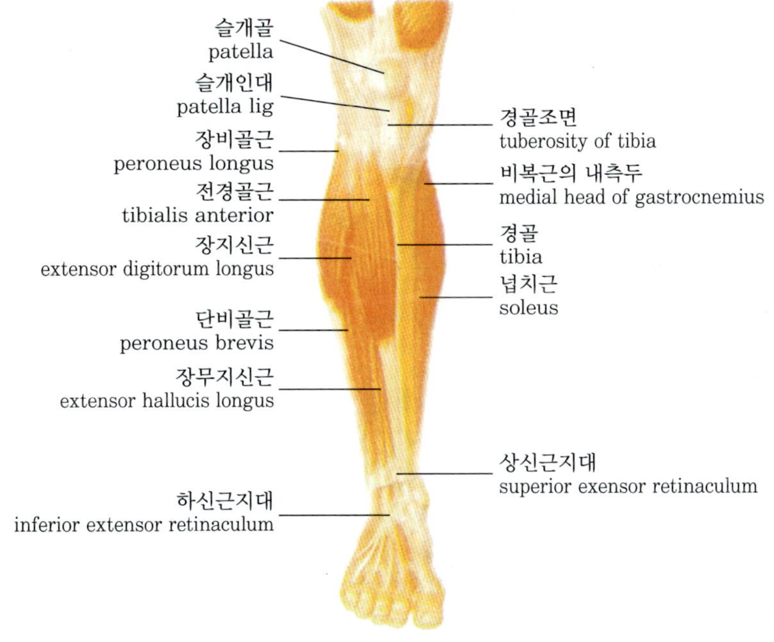

전하퇴근

　다리의 근육은 크게 신근, 비골근, 굴근 등으로 나뉘어지며, 발의 운동은 이들의 근육에 의하지 않고는 이루어 질 수 없게 되어 있다. 즉, 앞쪽의 4개의 신근과 뒤쪽의 7개의 굴근, 옆쪽의 2개의 비골근은 각각, 다리의 **뼈**를 수직으로 고정하거나, 거퇴관절과 거퇴하관절을 보강하고 발의 아치와 보행 또는 발가락의 운동에 관여한다.

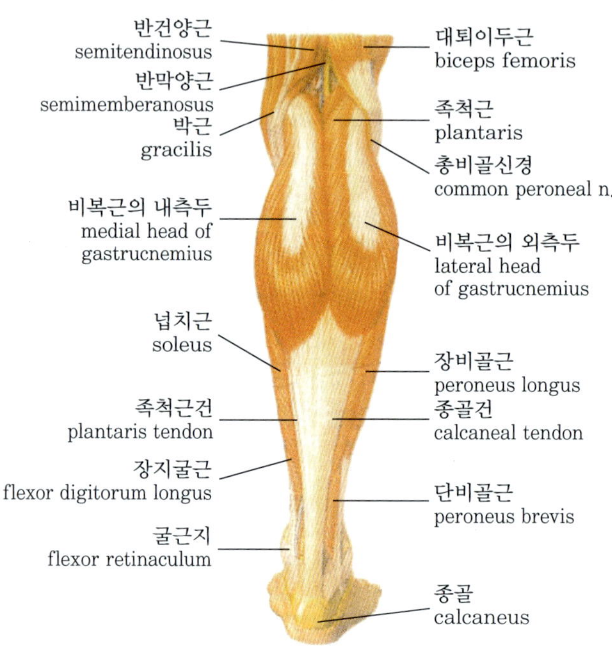

후하퇴근

다리 근육의 역할 비교

구 분	내 용	역 할 비 교
신근	작 용	심비골신경에 의해 경골과 비골전면에 위치하고 발의 배굴과 발가락의 저굴, 신전작용을 일으킨다.
	근 육	전경골근, 장무지근 / 장지신근 / 제3비골근
비골근	작 용	천비골 신경에 의하여 지배되고 종아리 바깥쪽에서 발바닥으로 연결되어 있다. 발의 외반 작용을 일으킨다.
	근 육	장비골근 / 단비골근
굴근	작 용	종아리 뒤쪽 대퇴골 아래에서 경골과 비골 뒤쪽까지 연결되어 있고 경골신경에 의해 지배된다. 발가락을 저굴시키거나 혹은 서있거나 보행시 발뒤꿈치를 세워 일으키는 작용을 한다.
	근 육	하퇴삼두근 / 비목근 / 비목어근 / 족저근 / 슬와근 / 자무지굴근 / 장지굴근 / 후경골근

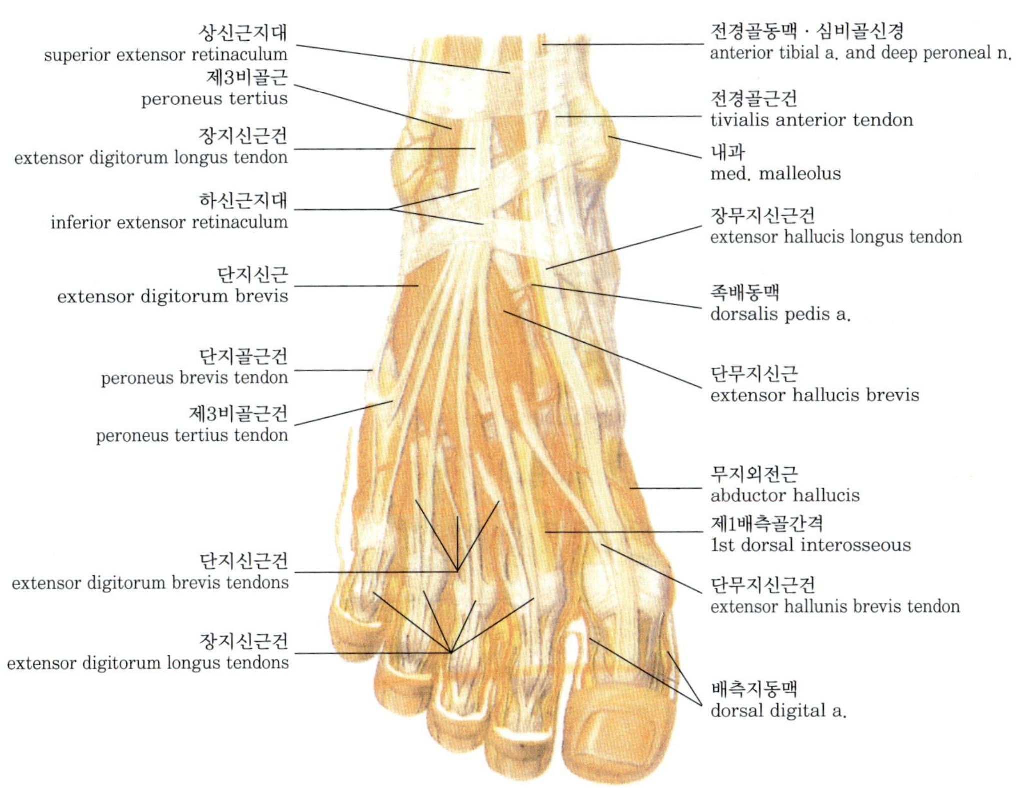

발등의 근육

　　발의 근육은 발바닥 쪽의 굴근과 발등 쪽에 분포된 신근이다. 발의 모든 근육은 다리의 근육과 연결되어 있고 저굴(신전)과 배굴의 기능을 갖고 있으며 발가락을 뻗치거나 뒤로 젖히기도 하고, 보행, 달리기, 발꿈치 들기 등 발의 여러 가지 운동에 다리의 근육과 함께 결합되어 기능을 수행한다.

④ 발의 신경

　　하지는 좌골 신경이 주축이 되어 총비골 신경과 경골 신경으로 나뉘어진다.

　　총비골 신경은 대퇴이두근 내측면을 따라 슬와부에서 비측비피 신경(종아리 외측면의 피부에 분포)과 심비골 신경, 천비골 신경으로 갈라진다.

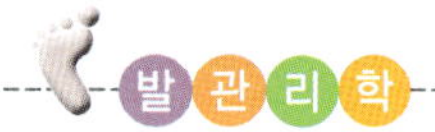

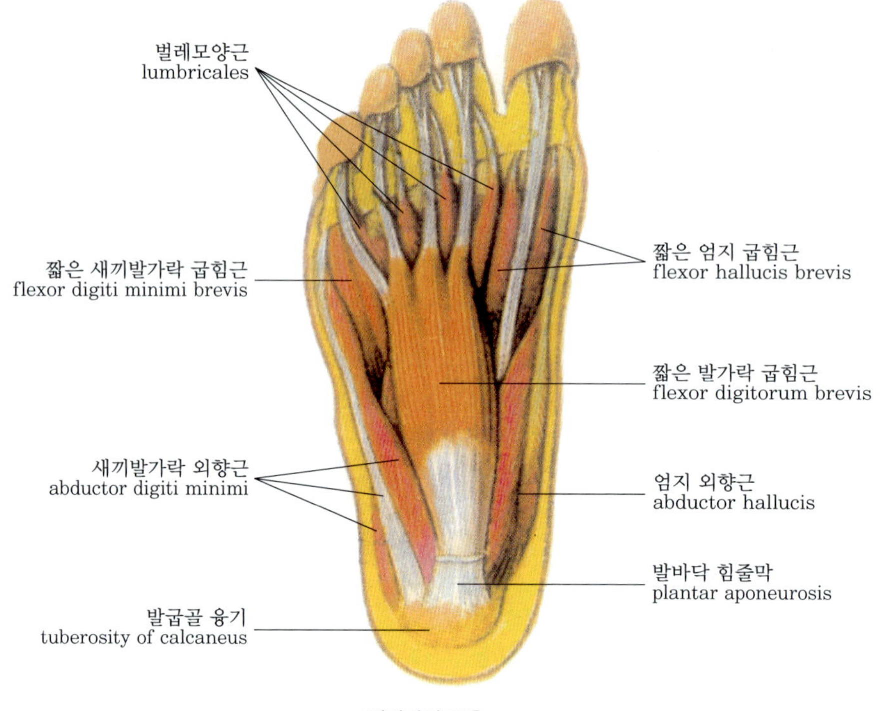

발바닥의 근육

발의 근육과 역할 비교

구 분	내 용	역 할 비 교
신근(伸筋)	작 용	발등에 위치하고 주로 신전(神殿)을 일으키며 심비골 신경에 의해 지배된다.
	근 육	단무지신근 / 단지신근 / 족배골간신근
굴근(屈筋)	작 용	발바닥에 위치하고 굴곡(배굴)작용을 일으키며 주로 경골 족저 내외측외신경에 의해 지배된다.
	근 육	무외전근 / 단무굴근 / 소지대근 / 단지굴근 / 척방형근 / 충양근 / 족저골간근

심비골 신경은 장비골근과 장지신근을 따라 다리의 앞쪽에서 전경골 동맥과 함께 발등에 분포한다.

천비골 신경은 심비골 신경의 바깥쪽을 따라 발등에 다다른다. 경골 신경은 슬와부의 중앙에서 종아리 뒤쪽의 깊은 곳을 후경골 동맥과 함께 안쪽 복사뼈 아래를 지나 발바닥으로 내려온 뒤 내측족저 신경과 외측족저 신경으로 갈라져 발가락까지 분포한다.

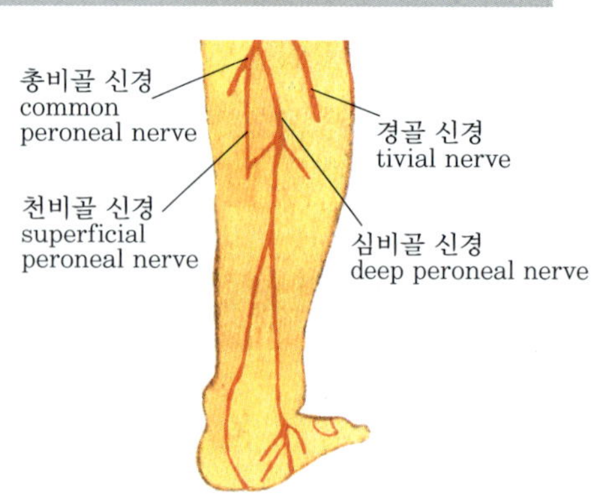

다리와 발의 신경

발의 신경과 역할비교

신 경		비 고
경골 신경	내측족저 신경 외측족저 신경	다리의 뒷면과 굴근 발바닥의 피부와 근육을 지배된다.
총비골 신경	비측비피 신경 심비골 신경 천비골 신경	다리의 바깥쪽과 신근, 굴근 발등의 피부와 근육을 지배한다.

⑤ 발의 혈관

혈관은 동맥관과 정맥관으로 분리된다. 하지의 맥관(脈管)은 대퇴동맥에서 슬와동맥으로 흘러 전경골 동맥과 비골 동맥, 후경골 동맥으로 나뉘어진다.

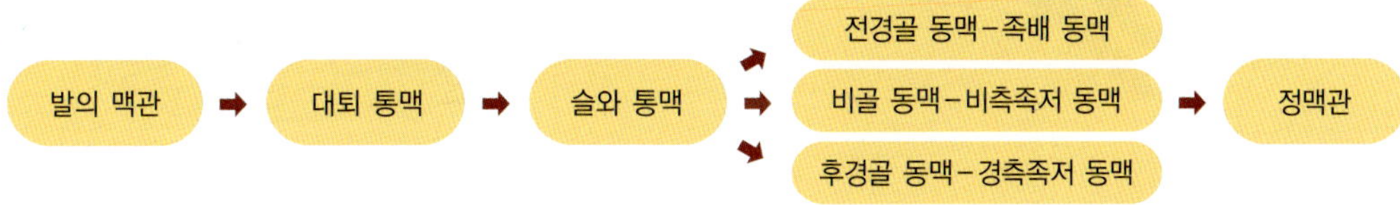

전경골 동맥은 하퇴부에서부터 깊숙이 분포되어 있고 전경골 동맥과 후경골 동맥은 복사뼈 아래쪽에서 쉽게 만져진다. 대개 동맥은 깊이 흐르기 때문에 잘 촉진되지 않는다. 동맥은 소동맥과 모세혈관을 통해 소정맥망으로 분리되어 정맥관을 따라 심장의 방향으로 올라간다.

정맥관은 혈류의 역행을 막기 위한 정맥판이 존재하며 정맥의 흐름이 정지되거나 역류할 경우 종아리에 정맥류가 나타나게 된다.

② 발의 역학적 구조

① 족 궁

발은 체중을 지탱해 주면서 생체를 보호하여 균형과 자세를 바르게 유지시켜 주는 뼈와 관절의 근육과 인대, 혈관과 신경으로 조합된 정밀한 기관이다.

발의 기능은 이와 같은 각 기관과의 독특한 구조와 협력으로 이루어진다.

발이 일생동안 체중을 지탱하면서 생체의 이동과 운동 등의 역할을 무리 없이 수행할 수 있는 것은 발의 역학적 구조에 의해서이다.

발의 구조는 체중을 흡수하고 지면으로부터 충격을 완화시키는 아치(족궁)가 잘 발달되어 있다.

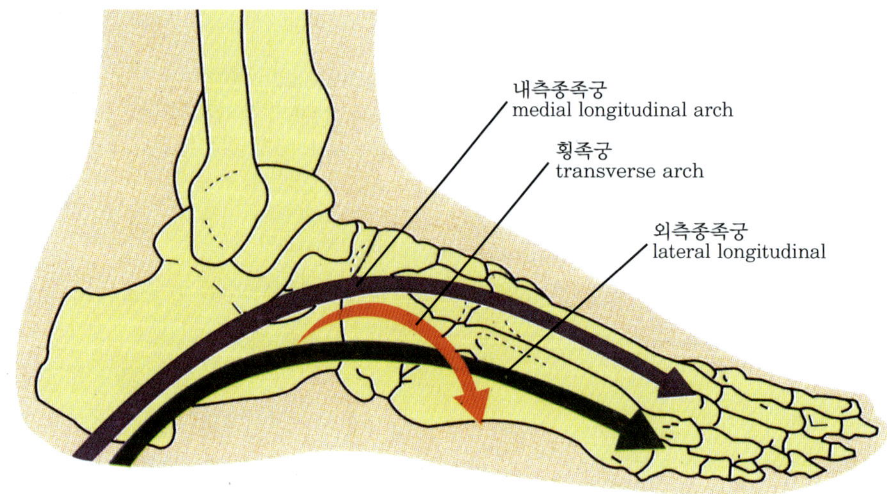

발의 궁형(弓形)은 56개의 인대(靭帶)와 38개나 되는 단단한 힘줄에 의해서 고정되어 있으며, 과도한 체중이나 무리한 운동, 잘못된 신발이나 골격 또는 근육 등의 손상에 의해 궁(아치 : arch)이 와해되는 경우 편평족(평발)이 된다.

족궁은 중골에서 주상골, 설상골, 입방골에서 중족골까지 연결하는 아치이다. 횡궁은 1번 중족골부터 5번 중족골까지 잇는 아치이다.

해부학적으로는 족궁의 중요성이 그다지 알려져 있지 않지만 생체역학(bio mechanics)에서는 매우 중요한 의미를 가지고 있다.

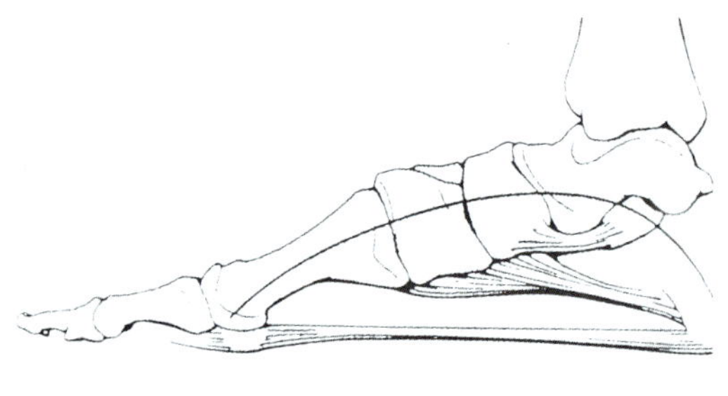

족궁의 정상

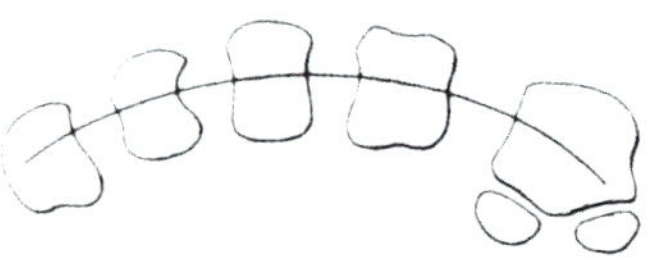
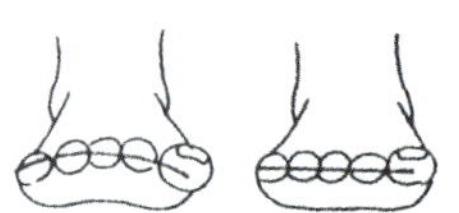

횡궁의 정상과 비정상

역학적으로 체중은 수직선으로 발뒤꿈치 **뼈**(거골과 종골)에 걸린다. 발은 체중의 부하를 안정시키기 위해 중족골과 발가락 쪽으로 체중을 분할시킨다.

② 체중의 분할

수직으로 떨어지는 체중을 효율적으로 분산시켜 주기 위해 발꿈치의 중앙에 걸린 부하는 주상골과 설상골과 입방골을 통해 중족골 쪽으로 분할된다. 중심축의 수직과 발바닥의 수평이 안정적으로 이루어지는 각도는 13도이다. 발과 철도의 H빔 레일의 각도는 일치하는 현상을 보인다.

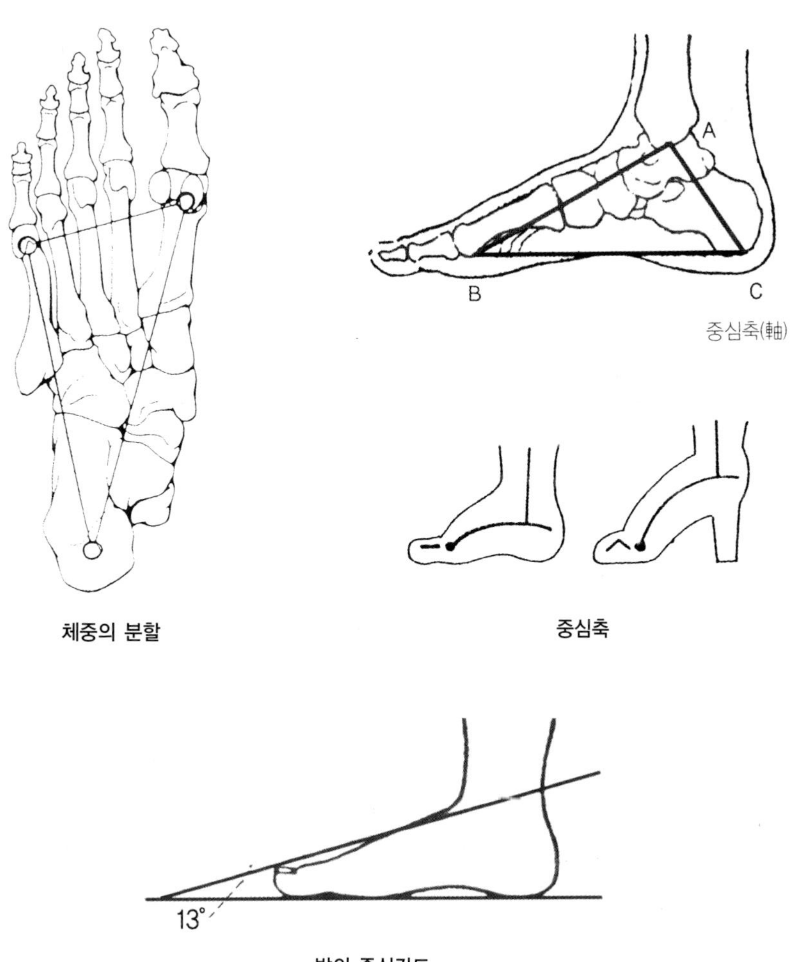

체중의 분할

중심축

발의 중심각도

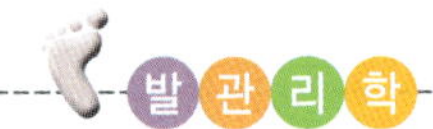

③ 체중의 중심점

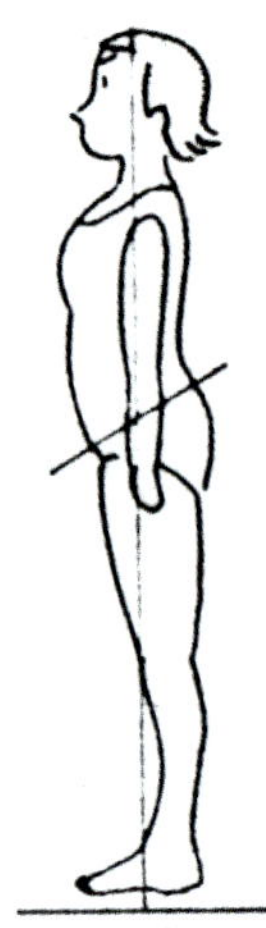 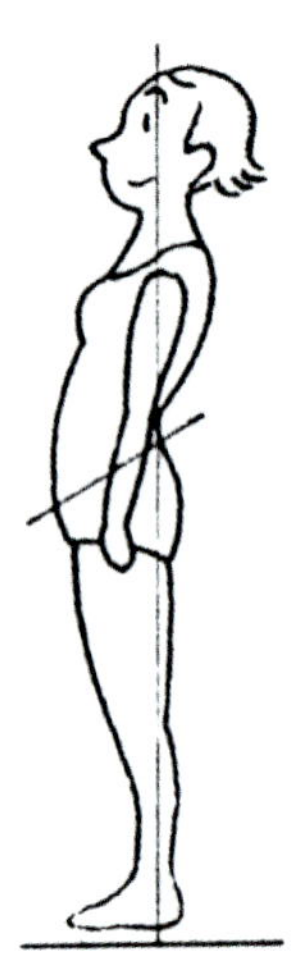 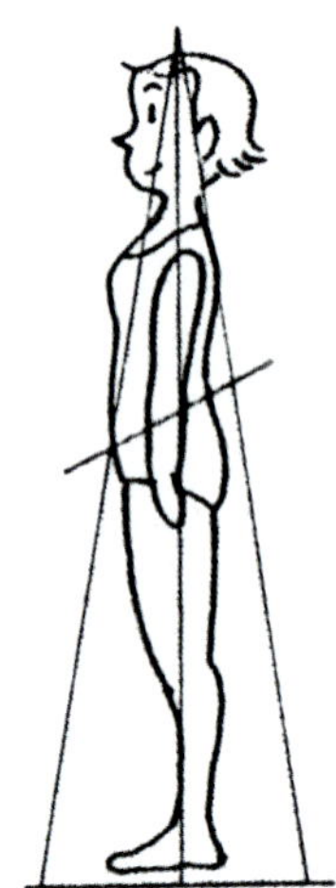

　발의 궁형(아치)이 무너지면 중심점(中心點)에 변화가 생겨, 자세를 왜곡(歪曲)시킨다. 발목과 무릎을 약하게 하고 골반을 후만시키며 허리는 전만시킨다.

　척추는 골반의 상태에 따라 측만증을 일으키고 등이 굽거나 목이 심하게 전만된다. 직립했을 때 발뒤꿈치는 체중을 수직으로 지탱한 뒤 분산할 수 있도록 설계되어 있다. 만일 발뒤꿈치를 높이거나 족궁에 장애가 있을 경우 중심축의 변동에 의해 안정되어 있던 부하가 중심점을 이탈하게 된다.

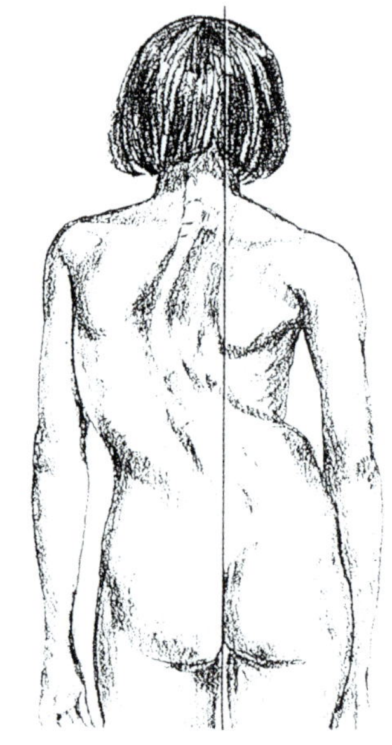

　발의 아치가 잘 발달되어 있을 때는 발목(족관절)과 무릎(슬관절), 골반이 균형을 잘 이루고 있다.

　아치가 하수되어 발바닥이 오목하게 들어가 평발이 되거나 중심축이 이탈되었을 때는 생체를 심각한 불균형 상태에 빠뜨린다.

불균형의 상태

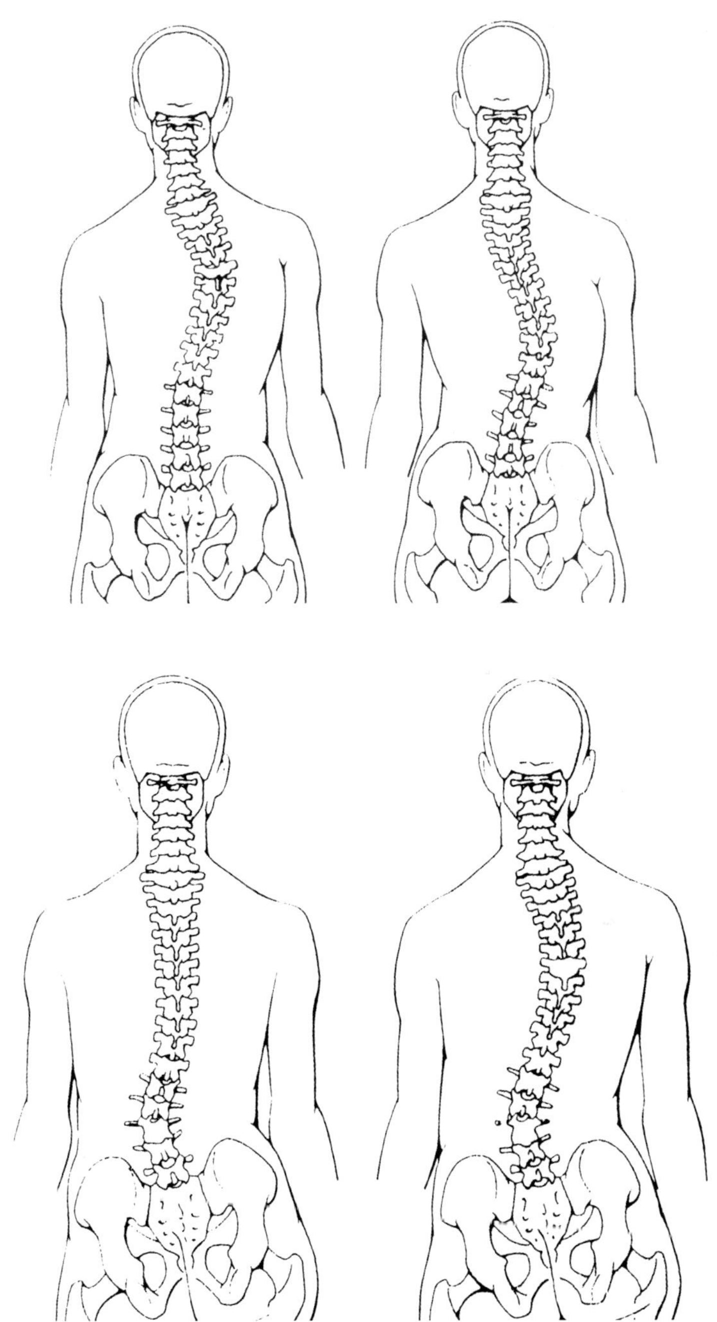

균형과 불균형의 상태

④ 발의 고장과 역학 반사

발의 역학이란 체중을 지탱하고 직립 이동하는데 적합한 고유의 족궁과 생체 내의 힘과 운동, 에너지가 상호 작용하는 반사학적 관계를 말한다.

미국의 발 의사였던 몰톤(Morton)은 그의 저서 『인간의 발』에서 이러한 발과 신체와의 역학성을 연구했던 학자이며, 소울(Dr. william M.scholl)은 1940년 그의 저서 『The feet and their care』에서 "근육과 골격의 배치상 발의 고장은 위로 파급되면서 발이 떠받치고 있는 신체의 각 부위에 이상을 일으키는데, 두통, 허리와 목의 병, 소화기계의 장애, 내분비계의 이상과 만성피로, 하지의 고장 등에 이르기까지 전반적인 문제들이 이에 해당한다."고 하였다.

발의 역학적 전달 체계는 발의 고장에서부터 시작된다. 오른쪽 발이 고장인 경우 그 부담에 따라 반대측 왼쪽발의 족관절(ankle)에 과부하가 걸려 고장을 일으키면서 복사뼈(거골)를 중심으로 한 뒤꿈치와 그 주위에 동통(疼痛)을 유발한다.

이를 보완 감소시키려하는 작용은 다시 그 반대쪽 발의 무릎에 부담을 주게 되고 관절을 약하게 하거나 통증을 일으킨다. 이는 다시 위로 파급되면서 골반변위, 척추측만, 어깨와 목의 사경(斜傾)을 일으키게 되어 몸이 삐뚤어진다. 이 과정에서 대장의 하행결장부는 좌측늑골과 좌측장골에 눌려 장해를 받아 장의 연동력을 저하시켜 대변의 정체를 일으키고, 반면 우측늑골은 우측장골과의 간격이 확대되어 주위의 간장에 큰 부담을 주게 된다. 간장병은 우측 발 고장인 사람에게 많이 발생한다. 계속하여 역학적 반사는 좌늑간 신경통과 우측 폐의 고장, 심장과 좌견비통, 편도선염과 머리까지 파급된다.

결국 질병은 약점(弱點)으로 집중되며 질병을 일으키는 원인이 된다.

발의 고장이 이와 같이 전신에 반사하면서 일으키는 증상은 머리에서부터 발끝까지 이르며 머리카락이 일찍 세거나 대머리 탈모증 등은 우측 발의 고장인 사람에게서 많이 보이는 증상이다.

얼굴의 눈, 코, 입, 귀, 피부, 편도, 목(식도), 경추, 갑상선샘의 병은 발의 잘못된 고장을 바로 잡으려고 하는 두부(頭部)의 항상성에 의해 일어나는 역학적 충돌이 직접적인 원인이다.

발은 코와 부비강, 기관지와 폐를 잇는 폐직기관 전체에 영향을 미친다. 폐결핵 환자의 무릎은 관절에 금이 나 있다.

눈은 발과 가장 멀리 있으며 심장보다 위에 있다. 발의 부종은 눈을 빨리 고장나게 하는 큰 원인이다.

올빼미가 다리를 다치면 동공과 홍채에 출혈이 나타난다.

이와 같이 발의 고장은 역학적 반사경로에 의해 전신으로 그 영향이 미치게 된다.

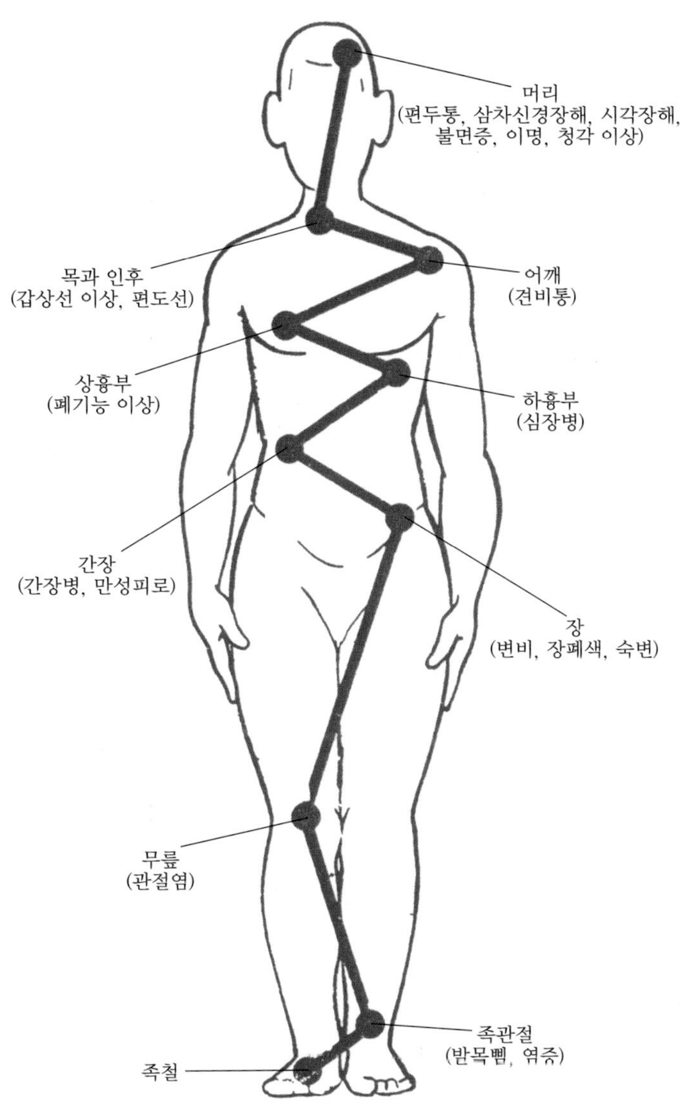

1-2 발 건강론

1 발과 건강

건강한 정신과 육체를 가지기 위해서는 인생에 대한 긍정적인 태도와 자세가 중요하다. 생각이 육체를 지배한다는 이론은 고대의 의학자들에 의해 정립된 철학적인 사고이다.

현대 발 반사요법의 어머니 유니스 잉햄(Eunice Ingham ; 1879~1974)도 "부정적인 사고방식을 가지면 생체에도 부정적 영향을 미치게 된다."고 경고하였다.

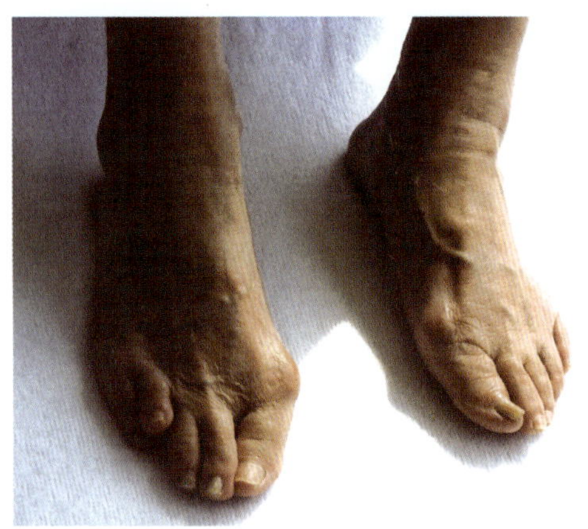

발의 고장으로 변형된 발

사람은 누구나 완벽한 건강을 추구할 권리와 잠재력을 가지고 있다. 그러나 건강은 상당한 노력과 헌신이 없이는 얻어낼 수 없다.

건강이란 단지 생체의 어느 한 부분에 국한된 것이 아니고 육체와 정신, 영혼이 한 몸이 되어 진정한 마음의 평화와 행복이 유지되는 것이기 때문이다.

발은 생체와 정신과 영혼을 지탱하고 있는 토대로서의 역학적 균형과 내면이 고스란히 투영되는 놀라운 힘과 능력을 갖고 있다.

누구나 스스로가 걸어온 발자취를 통해 삶의 여정을 알 수 있듯이 발의 건강하고 불건강한 상태를 보고 육체와 정신의 상태가 어떤가를 알 수 있다.

① 발의 건강과 문화

발의 건강과 아름다움을 추구하는 문화는 고대로부터 현대에 이르기까지 일관되게 전해져 왔다. 중국의 예기(禮記) 옥조(玉條)에는 "손은 공손하지만 발은 정중한 것이다."라고 손과 발을 매우 귀(貴)한 개념으로 표현하였다.

일본에서는 2300년 전의 석가모니 부처의 발바닥으로 추정되어지는 그림이 발견되기도 하였다.

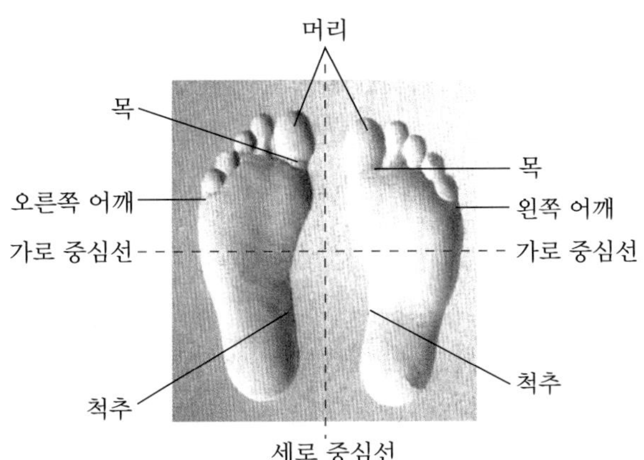

유니스 잉햄은 1935년 인체 지도를 발에 그대로 옮겨 표시하였다.

　성경에서도 발과 관련된 내용을 많이 찾아볼 수 있다. 신약 성경 누가복음 1장 79절에는 "죽음의 어둠 속에 앉아있는 저희를 비추어 주시고 저희 발걸음을 지켜 주시어 평화의 길로 인도하여 주시리라."고 적고 있다.

　예수 그리스도는 제자의 발을 씻겨 주면서 사랑과 믿음과 용서, 화해를 몸소 실천하였다.

　중국 고대의서인 황제내경에는 "황제시대 때 관지법(觀趾法)이 있었다."고 적고 있으며, 중국의서 염철론(鹽鐵論)에서도 "수족(手足)을 움직이는 것이 곧 오장육부를 양생(養生)하는 방법"이라고 전하고 있다.

　고대 그리스의 철학자이면서 의학자였던 히포크라테스(Hipocrates : BC460~375)도 관찰과 경험을 중시하였으며 질병이 일어난 곳을 마사지로 치료하였다.

　고대 중국의 춘추전국시대(BC722~221) 때는 화타의 족심도(足心道)와 전족(纏足)이 성행하였다고 한다.

　5천년 전 이집트의 사카라에 있는 앙크마흐의 무덤 벽화에서 발견된 상형문자는 손과 발을 치료하고 있는 두 쌍의 남녀가 묘사되어 있다. 한 쌍은 손을 지압하고 있고 다른 한 쌍은 발을 마사지하고 있다.

　상형문자를 해독하면 "통증을 없애주시오."라고 환자가 말하자 "그렇게 해드리지요."라고 치료술사가 말한다.

　역사적으로 발은 건강과 용맹의 상징이면서 여성의 심볼이었다.

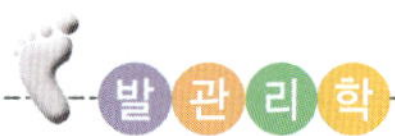

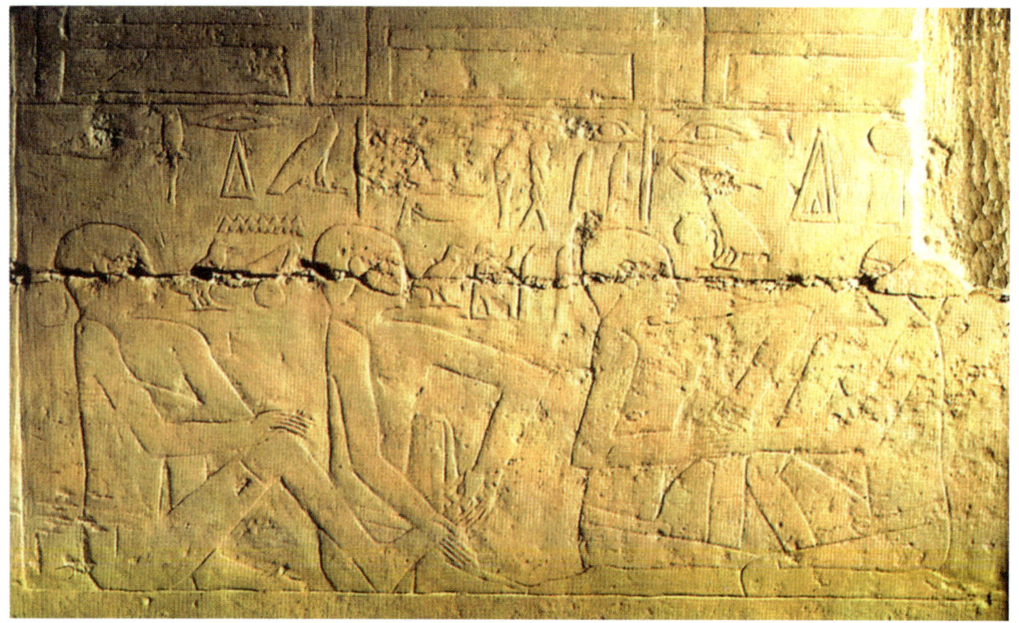

기원전 2500년 전의 사카라 무덤 벽화

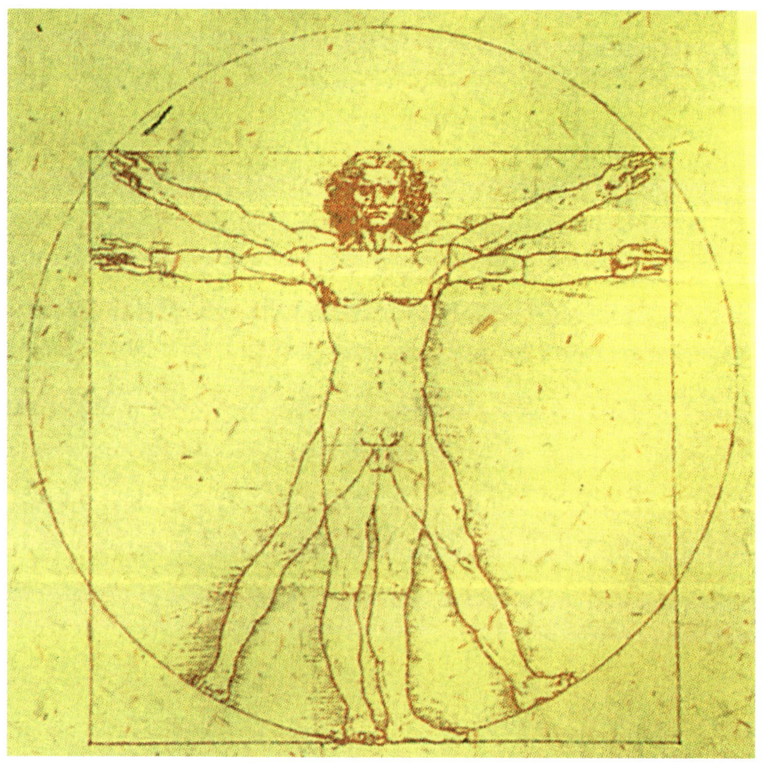

그리스 신화에 등장하는 트로이 전쟁에서 아킬레스 장군은 발꿈치에 화살을 맞고 전사하기에 이르렀고 아킬레스건은 약점을 일컫는 의미로도 사용되고 있다.

그리스의 발이라는 어원은 둘째 발가락이 길었던 여신을 칭하는 말이었다. 그러나 신화에서는 둘째 발가락을 남성의 힘으로 상징한다.

중앙아시아 민족에서는 발에 키스하는 것이 성인에 대한 복종과 충성을 나타내는 상징적 의미를 가지며, 성전에서는 신성한 법당을 더럽히지 않기 위해 신발을 벗고 깨끗한 발로 들어가게 되어 있기도 하다.

중국에서는 여성의 발을 성의 심벌이라고 여기고 발을 작고 아름답게 가꾸고 성적 매력을 높이기 위해 전족을 하는 관습이 이어져 내려오기도 하였다.

르네상스시대에는 독보적인 인체해부학 연구로 유명하며, 세계적인 명화 모나리자를 그린

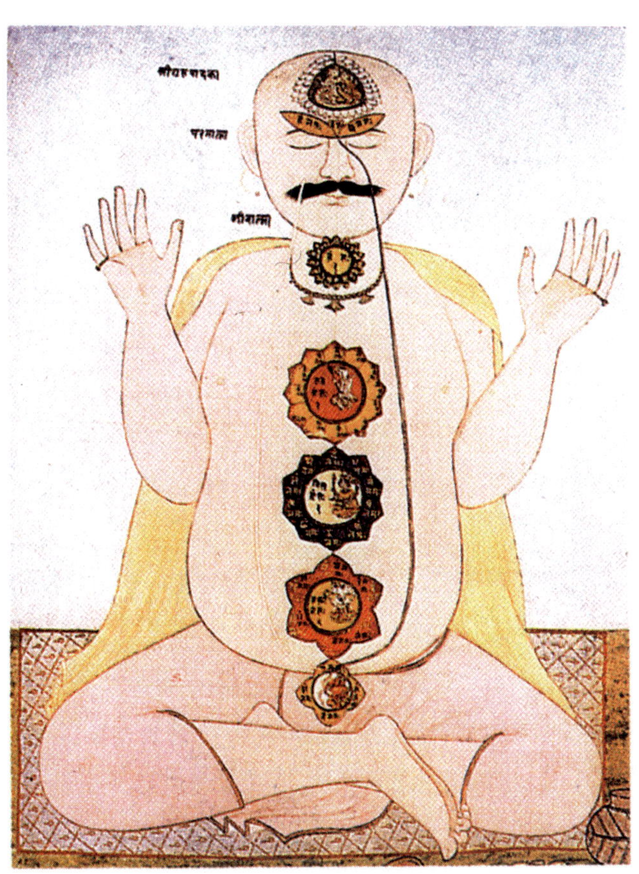

불멸의 화가 레오나르도 다빈치는 사람의 발을 일컬어 신의 걸작이라고 극찬하기까지 하였다.

② 동양의 족상법

발의 아름다움을 동양의 족상(足相)에서는 자연의 상호작용인 음과 양의 철학적 관점으로 정의하였다. 넓적다리를 용(龍), 장딴지를 호(虎)라고 보고, 상상(上相)은 용이 길고 호가 짧은 것을 말한다.

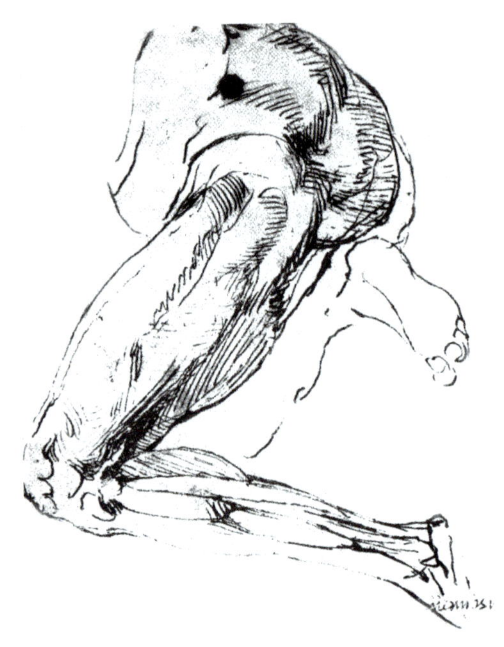

비트로미우스적 인간, 건강하고 상(相)이 좋은 다리 (레오나르도 다빈치 作)

부귀한 발은 발등의 근육이 잘 발달되고 뼈가 노출되지 않은 발이 대길(大吉)하다. 발이 너무 크거나 반대로 너무 작은 것은 천(賤)하고 흉(凶)하게 본다.

발의 피부가 거칠지 않으면서 부드럽고 뼈가 튀어나오지 않으면 길하고 피부가 두터워 보이고 너무 통통해 보이는 발은 반천한 상이라고 하였다. 발등에서 발가락에 이르기까지 나있는 부드러운 체모(털)는 아주 귀한 발이지만 털이 뻣뻣하고 거칠어 보이는 것은 나쁜 상이다.

■ 발에도 명당(明堂)이 있다.

발바닥의 한 중앙인 명당은 움푹 들어가 있으며 솟아오르는 힘의 샘이라는 의미의 용천(湧泉)이라고 한다. 이곳의 형체는 평평한 듯 완만하게 융기된 살집에 의해 윤곽이 뚜렷해 보여야 길하다. 평평하며 명당이 드러나 보이지 않거나 살이 거칠어 굳은살이 있다면 천(賤)하고 흉(凶)한 상이다.

족상에서 무늬는 우매빈천(愚昧貧賤)을 가늠할 수 있다.

가로로 난 주름이나 십자문은 매우 흉한 상이지만 세로 주름이나 소용돌이 무늬는 매우 귀한 상이다.

최고의 족문은 금륜문(金輪紋)이며, 귀갑문(龜甲紋 : 거북이 등모양)도 장수와 명예를 얻는 길상문(吉相紋)이다.

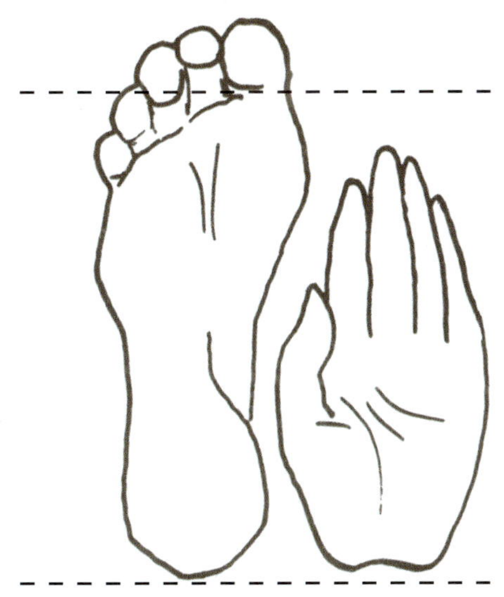

손바닥과 발에는 일정한 문양이 나타나 있다.

평평한 발(평편족)은 흉(凶)하고 반대로 높은 발(까치발)은 가난하고 천하며, 엄지발가락이 적당하고 보기 좋으면 길(吉)하다. 가운데 발가락이 길면 우두머리(총수 ; 總首)가 될 운세이다.

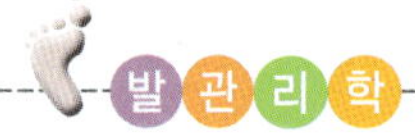

③ 발바닥의 문양

발바닥의 무늬는 5종류로 나뉘어진다.

삼차문(三叉紋 : 세 갈래로 갈라지는 모양), 무지구문(拇趾球紋 : 엄지발가락 아래 제 1번 중족골머리 부분의 모양), 소지구문(小趾球紋 : 새끼 발가락 아래 제 5번 중족골 머리 아래쪽에 나타난 모양), 종문(踵紋 : 뒤꿈치에 나타나있는 모양)이 있다. 이 중 삼차문은 가장 전형적인 모양으로써 제 1번 중족골 미리 부위를 둘러싸고 있는 커다란 삼차문과 발가락과 발가락의 사이 또는 그 아래 분지의 명당 부분에도 작게 나타나기도 한다.

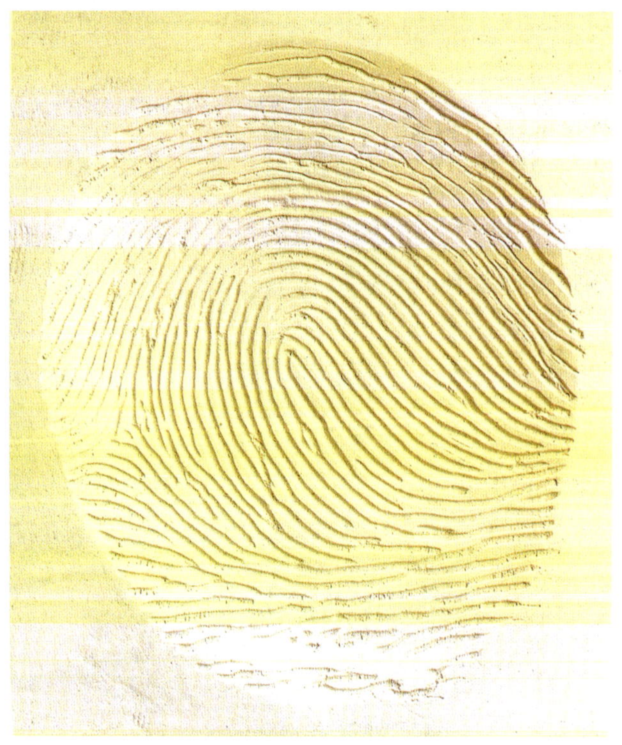

발가락의 문양

둘째 발가락과 셋째 발가락과 넷째 발가락 사이, 넷째 발가락과 새끼 발가락 사이의 삼차문은 선 하나가 빠트려져 있을 경우도 있다. 이 부위는 영어의 O자형, U 발뒤꿈치의 종문은 말발굽 모양의 무늬가 나타나 있다.

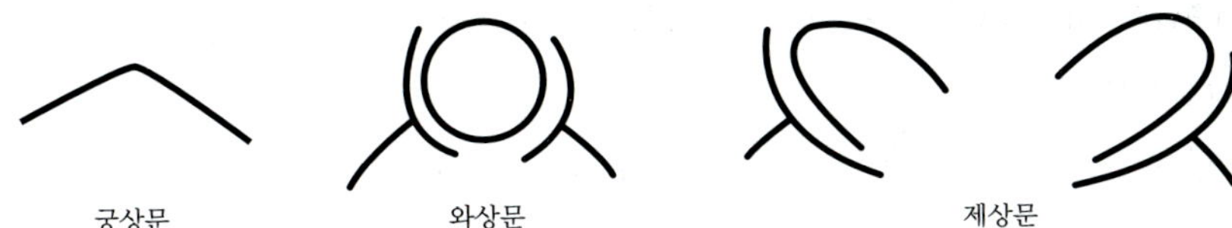

분포의 비율

말발굽문A (제상문)	활모양문 (궁상문)	소용돌이문 (와상문)	말발굽문 (제상문)
60%	20%	15%	5%

④ 지문(趾紋 : 발가락의 무늬)

발가락의 무늬를 지문(趾紋)이라고 한다.

4종류의 문양이 있다.

⑤ 족문 분석법

족문분석이란 발바닥의 형태를 평면 종이 위에 복사시켜 생체 역학적 균형과 발이 변형 또는 반사점의 상태를 파악하는 것이다.

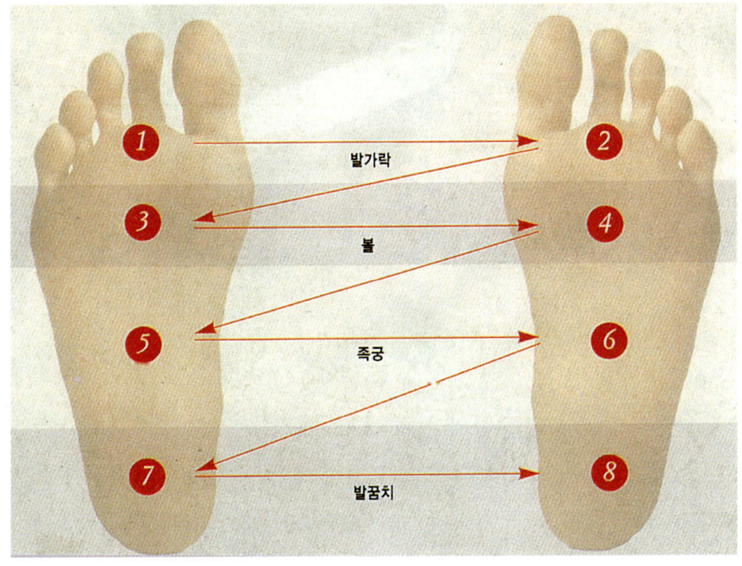

족문 분석 형태를 발가락과 볼, 족궁, 발꿈치를 관찰한다.

자세 또는 역학적 균형을 정확하게 판단할 수 있으며 뼈의 배치 및 아치의 상태와 반사점에 나타난 명암을 통해서 상응기관과의 대응관계나 전체적인 건강의 상태를 유추하는 이른바 통계점 분석법이다.

족문 복사기를 사용하면 비교적 쉽게 발바닥을 파악할 수 있다.

평발(편평족)은 반사점과 생체에 부정적 영향을 미친다. 평발의 경우 족궁이 지면에 닿으므로 피로와 통증이 심하게 나타난다.

발바닥이 아픈 증상에서 장딴지와 무릎의 통증까지 이어지기도 한다. 이것은 보행에도 간접적 영향을 미친다. 지면으로부터 충격을 효율적으로 흡수하지 못하기 때문에 척추 건강에도 해가 된다.

또한 너무 오랫동안 서 있게 되면 아치를 지지하던 인대가 약해져 손상이 오거나 하수되어 발은 심한 스트레스를 받게 된다. 발바닥의 통증은 족궁의 하수가 진행되고 있다는 것을 의미한다.

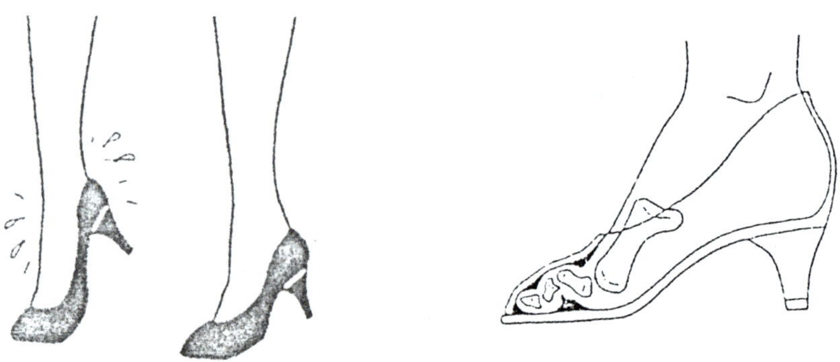

높은 굽 신발로 인해 유발되는 발가락 기형

■ 평발의 상태

평발은 신경과 혈관 부위에도 간접적 영향을 미쳐 그 부분의 반사점에 불필요한 압력과 자극이 가해져 상응기관에 스트레스를 일으키게 한다. 평발의 원인은 유전적 요인 외에 발에 지나치게 무리를 주거나, 오랫동안 질병을 앓게 될 경우, 또는 청소년기의 영양 부족이나 과체중일 때도 나타날 수 있다.

하이아치(high arch;족궁이 지나치게 높은 상태의 궁)는 발의 관절과 근육이 경직되어 운동 능력과 유연성이 떨어진다. 유전적 요인이 대부분이나 잘못된 신발(굽 높은 신)에 의해서도 나타날 수 있다. 중족골의 머리 쪽에 통증이 나타나며 특히 1번 중족골의 머리 쪽에 굳은살이나 티눈을 일으킨다.

족궁이 지나치게 높을 경우 발가락의 모양과 위치가 비정상적이 되는데 망치발가락 또는 의곡족(claw foot)이라고도 불린다.

족궁에 변화가 생긴 발은 아름다운 발이 아니다.

발의 아치에 문제가 생기면 목(승모근)과 등에 통증을 일으킨다. 더욱 방치하면 척추와 흉부에까지 나쁜 영향을 미치게 된다.

⑥ 아름다운 발의 비고

	비　　　고
아치(족궁)	평발이나 하이아치는 비정상이다.
피부 색깔	검거나 혹은 창백해서는 안된다.
피부 경결	발가락, 발꿈치, 발바닥, 복사뼈 주의에 굳은살이나 각질이 있으면 안된다.
발톱의 문제	무좀 발톱, 부서지는 발톱, 가로 또는 세로로 울퉁불퉁한 발톱, 상처난 발톱은 건강하지 못하다.
발과 발가락의 크기	발가락이나 발은 지나치게 길어서는 안되고 짧아서도 안된다.
피부 위생과 미관	무좀, 습진, 피부병 등에 창상 자국이 나타나 있으면 안된다.
발가락 또는 발의 변형	발과 발가락의 상태가 온전해야 한다. 특히 외반무지 혹은 해머토, 오버랩토 등은 안된다.
발톱의 상태	발톱의 형태와 관계없이 다듬기, 가꾸기 상태가 좋아야 한다.
각선미	O, X자형 다리는 발건강을 해친다. 허벅지는 길고 종아리가 짧아야 한다.
보 행	안짱걸음이나 팔자걸음은 무릎과 골반, 허리가 약한 증거이다.

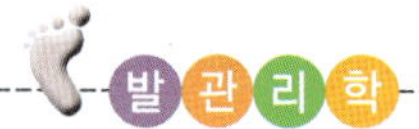

2 건강한 발

① 가동범위

　발의 구조와 기능이 완전한 상태일 때 건강한 발이라고 한다. 발의 기능은 주로 운동성에 달려 있으며 특히 족관절(발목)의 가동범위가 가장 중요하다. 발꿈치를 수직기점으로 한 상태에서 배굴(培屈)했을 때 20°, 저굴(抵屈)시켰을 때 45°의 가동역 범위 한도를 가지고 있어야 건강한 발이다. 위 상태에서 내반 각도는 30°, 외반각도는 20°가 정상이다.

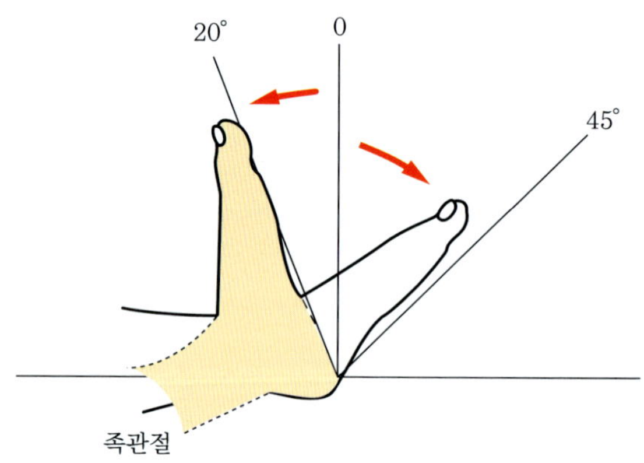

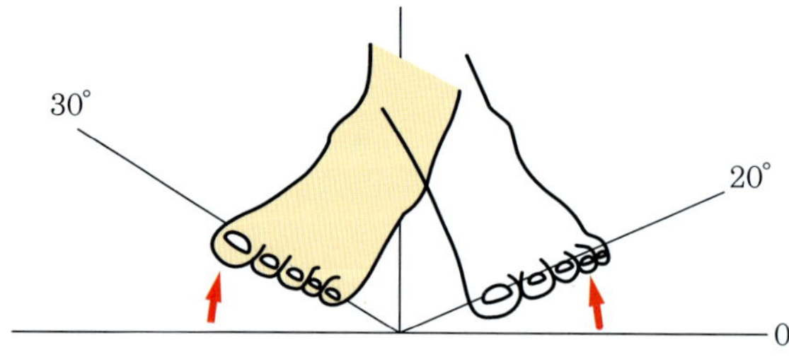

족관절의 가동범위

고관절과 슬관절의 가동역도 발건강과 관련이 있다.

무릎과 골반의 운동 상태가 부적절할 경우 발의 기능을 떨어뜨리는 원인이 된다.

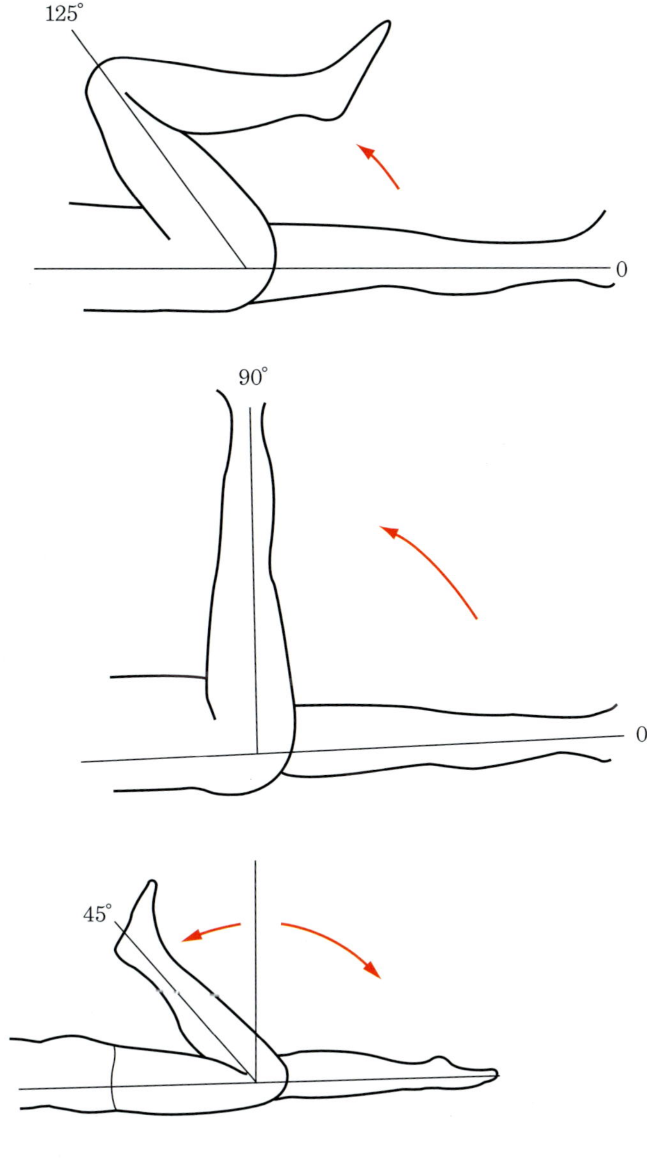

고관절의 가동범위

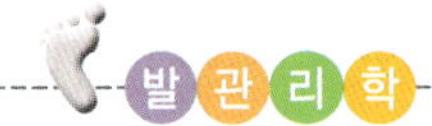

건강한 발의 비고

항 목	내 용	기 능 비 고
1	가동역 검사	슬관절, 고관절, 족관절이 정상 가동범위 이내에 들어야 한다.
2	순환 검사	발의 체온이 따뜻하고 정맥류가 없어야 한다. 발이 차거나 정맥류가 있으면 순환장애가 있다는 증거이다.
3	액취, 다한증	끈적이는 땀이나 냄새가 나지 않아야 한다. 자율신경이 안정되어 있지 않으면 긴장상태에 놓이게 된다.
4	족지의 상태	발의 임파울체, 부종, 염증이 없어야 한다. 모르톤씨병 또는 쏘오렐씨병, 알버트씨병, 수종 등은 눌렀을 때 통증이 있거나 눌렀던 자리가 폭 들어가 있게 된다.
5	신장과 체중	신장과 체중의 함수관계는 발건강에 중요한 기준이 된다. 표준체중 = 신장 − 100 × 0.9
6	균형테스트	두 팔을 앞으로 편 상태에서 한쪽 발을 들고 다른 한쪽의 발로 각각 1분간씩 안정적으로 서 있을 수 있어야 한다.
7	근력 테스트	벽에 등을 기대고 무릎을 90°로 굴신시킨 상태에서 1분간 안정적으로 유지할 수 있어야 한다. 이때 두팔은 앞으로 쭉 편 상태여야 한다.
8	발가락 검사	발가락과 발가락의 사이와 길이나 크기가 적정한지를 검사한 다음 발가락 벌리기. 젖히기, 굽히기를 검사한다.
9	발의 크기	두 발의 크기와 폭이 동일한지를 검사하고 있다.

③ 발의 운동

① 19종류의 운동요법

■ 상하운동

발목을 잡고 상하로 운동시켜 통증을 없애고 발의 불균형을 회복시키는 운동법이다. 상하운동은 발관절이 어긋나거나 복사뼈 주위의 염증이 있을 때에도 효과적이다. 특히 혈액의 환류(還流)를 촉진시켜 발의 피로와 노폐물의 배출을 원활하게 한다.

■ 선형(扇形 : 부채꼴) 운동

발목을 잡고 좌우의 방향으로 발을 움직여주는 운동법이다. 발의 부종과 중족골 머리부위의 염증(모르톤씨병)을 치유하는 데 활용한다.

■ 회선운동 (回旋運動)

발목을 잡고 발목(발관절)을 오른쪽 방향과 왼쪽 방향으로 반복적으로 회전시키는 운동이다. 발목이 자주 삐거나 피로할 때 효과적이다.

■ T자 운동법

양 발꿈치를 모아 바깥쪽으로 발을 T자형으로 벌려주는 운동법이다. 종아리의 비복근, 가자미근을 운동시켜 심장으로 올라가는 정맥혈의 환류를 촉진시켜 주고, 울혈(정맥류)을 예방한다.

■ 각유법

양쪽 발을 20~30cm 높이의 의자에 올려놓고 다리와 발을 전체적으로 안쪽과 바깥쪽으로 교대로 강하게 스스로 비틀어 주는 운동법이다. 발의 피로를 회복시켜 주고 미용에 효과적이다.

■ 고전법 (股展法)

바닥에 양발을 벌리고 다리를 편 채로 180° 이상의 각도로 쭉 벌려 주는 운동법이다. 다리를 건강하고 튼튼하게 해 주면서 골반과 생식기 계통을 강화시켜 준다.

■ 도립법 (倒立法)

양팔로 땅을 딛고 두 발을 위로 세우는 운동법으로, 내장과 위의 하수를 예방하고 변비를 치유한다. 특히 팔을 강화시킬 뿐 아니라 뇌일혈, 뇌빈혈, 폐렴, 대머리 등을 예방하기도 한다. 도립법은 3~5분이 적합하다.

■ 각탕요법 (脚蕩療法)

대략 42°C 정도의 물에 발을 발목까지 담그고 20분간 발한(發汗)을 촉진시키는 건강법이다. 발의 모세혈관을 확장시켜 혈류량을 증가시키면서 심장의 기능을 높인다. 노폐물 배출을 원활하게 하여 몸을 피로하지 않게 하며 3독(毒)을 제거한다. 3독이란 심독(心毒 : 마음의 독소), 수독(水毒 : 음식물에서 발생한 독), 어혈(瘀血 : 혼탁한 혈액)을 말한다.

■ 각반(脚絆)요법

폭 5cm, 길이 30cm 정도 가량의 각대(끈)로 발목과 무릎을 묶은 채 2시간 정도, 또는 밤새도록 고정시켜 주는 운동법이다. 정맥류의 예방과 치료에 대단히 효과적이다.

■ 모래밭 걷기

모래사장을 맨발로 걷는다. 잔디밭을 걷는 것도 똑같은 효과를 일으킨다. 발바닥에 분포된 반사구에 자연적인 자극이 가해져 신장과 심장을 강화시키고 각기병(脚氣病)과 복근(腹筋) 강화에도 좋다. 발의 변형을 예방할 수 있고, 천연 발마사지의 효과로 인해 활력이 증강된다.

■ 구보법(驅步法)

구보법이란 20분 정도 보통의 뛰기로 달리는 운동법이다. 어린이의 야뇨증(夜尿症) 치료에 매우 효과적이다. 특히 과잉당질(당뇨)의 연속, 숙취 해독(혈중알콜연소)에 효과가 있다.

■ 보행법(步行法)

걷기법을 말한다. 올바른 보행법이란 적당한 보폭으로 발꿈치부터 중족골, 발가락의 순서로 지면에 수평되게 착지되어야 한다. 그러나 신체불균형이 발생되면 걸음이 바르지 못하게 되어 충격과 마찰을 고르게 흡수하지 못해 관절과 근육, 신경, 혈관 등에 나쁜 영향을 미친다. 보행은 발속의 모세혈관을 운동시켜 혈액의 흐름을 좋게 하고 혈관과 심장을 강화시킨다.

■ 1보법

똑바로 선 상태에서 왼발을 한 걸음 내딛은 다음 오른발을 갖다 붙이고, 반대로 왼발을 뒷걸음으로 내딛고 오른발을 갖다 붙인다. 이 과정을 반복적으로 30회 정도 시행한다. 오랫동안 누웠던 환자의 걷기법 연습으로 적합하다. 이와 같이 3보법, 5보법, 7보법, 9보법으로 계속 늘려 나간다.

■ 롤러스텝 밟기

평면이 울퉁불퉁하거나 핀이 박힌 롤러를 발바닥으로 굴려주면 발바닥의 반사구를 고르게 자극할 수 있다. 빠른 피로 회복에 효과적이다.

■ 골프공 밟기

골프공을 발바닥으로 밟고 서거나 굴리는 운동법으로 아치를 발달시키고, 근육과 인대 힘줄을 튼튼하게 해준다. 특히 혈액순환을 왕성하게 해주기 때문에 고혈압이나 저혈압, 심장병의 예방에 효과적이며, 발의 각선미를 아름답게 가꾸어 준다.

■ 맨발 걷기

부드러운 흙이 있는 밭 또는 강변이나 바닷가의 모래사장 위를 빠른 걸음과 큰 보폭으로 걷는다. 발바닥과 발가락에 가해지는 천연적인 자극과 지압효과가 근육운동과 혈액순환을 촉진한다. 발의 피부호흡이 원할해져 심리적인 안정감이 나타난다.

■ 각력운동

각력(脚力)운동이란 다리의 근력을 강화시켜 피로를 빠르게 회복시키고 변비를 치료하고 생식기능을 튼튼하게 해주어 임신을 돕는 방법이다.

천장에 튼튼한 고리와 줄을 이용하여 3~10kg의 무게를 매달고 이를 두 발로 매일 1분간 60회 속도로 굴신(屈伸)시켜 들어올린다.

이 운동은 열이 나는 환자는 삼가야 한다. 목에는 7cm 정도 높이의 경침을 베는 것이 효과적이다.

■ 완력운동법(腕力運動法)

천장에 매달린 5~10kg의 무게를 두 손으로 들어 올리는 운동법이다. 1분에 60회의 속도로 매일 실천하면, 기관지의 병, 천식, 폐의 병을 치료하는 데 도움을 준다. 이들 환자는 최초에는 기침을 심하게 하지만 꾸준히 실천하면 서서히 사라진다.

■ 하지유연운동법(下肢柔軟運動法)

발과 다리는 무거운 체중과 보행, 운동 등으로 긴장되어 있거나 경직되어 있다. 이를 유연하게 해주는 운동이 유연법이다.

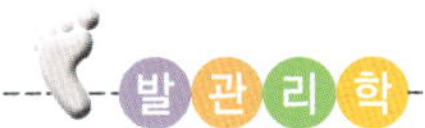

■ 앉은 자세에서의 굴신운동

누운 자세에서 각각의 다리를 들어올려 최대한도까지 굴신시킨다. 주의할 점은 들어올리지 않는 다리는 평면 바닥에 반드시 밀착시켜야 한다.

다리를 들어올려 굴신시킨 상태에서 발을 상하로 운동시킨다.

❹ 발을 보면 건강이 보인다

① 발의 중요성

발이 중요하지 않다고 생각하거나 발과 신체 각 기관들이 서로 멀리 떨어져 있어 아무 관련이 없다고 생각하는 것은 잘못이다.

2천3백 년 전의 중국 고대의서인 『황제내경』에는 황제시대 때 관지법(觀趾法)이 있었다고 적고 있다. 이는 오늘날의 '발 진단법'이다.

중국의 장자에는 "至人之息以踵衆人之息以喉 - 지인지식이종중인지식이후", 즉 도를 크게 깨친 사람은 발꿈치로 숨을 쉬고 중인(衆人)은 목구멍으로 숨을 쉰다고 설하였다. 고대 의서나 현대의학을 막론하고 병자의 치료에서 손과 발을 중요시 않는 예는 거의 없으며 사지(四肢)를 부지런히 움직이는 것이 병을 쉽게 낫게 한다는 것을 믿었다.

현대의학자들의 결론은 "발의 고장이 전체를 지배한다."는 것이다.

발걸음이 바르면 우리는 그를 정중한 사람이라고 말한다. 어떠한 생각을 하고 어떠한 성격을 가지고 있으며 어떠한 일을 하든 그 모든 습성은 몸에 배어 있는 자신도 모르는 사이 발에 반영되어 나타난다.

■ 건강한 발

건강한 발은 선과 윤곽이 뚜렷해야 한다. 발이 너무 크거나 작아서도 안되고 발의 아치(발 안쪽의 오목한 부분)가 너무 높거나 또는 너무 낮아서는 더욱 안된다.

발가락은 알맞게 발달되어 있으면서 발가락과 발가락의 사이 또한 적당해야 하고 발톱은 너무 길거나 혹은 너무 짧거나 말려 있거나 치켜져 있거나 두꺼워서도 안된다. 색깔은 선명하여 살아있는 듯해야 하고 검거나 어두운 빛깔이 나타나서는 안된다. 피부는 거칠어 있거나, 트거나 혹은 각질이나 상처가 있으면 안된다.

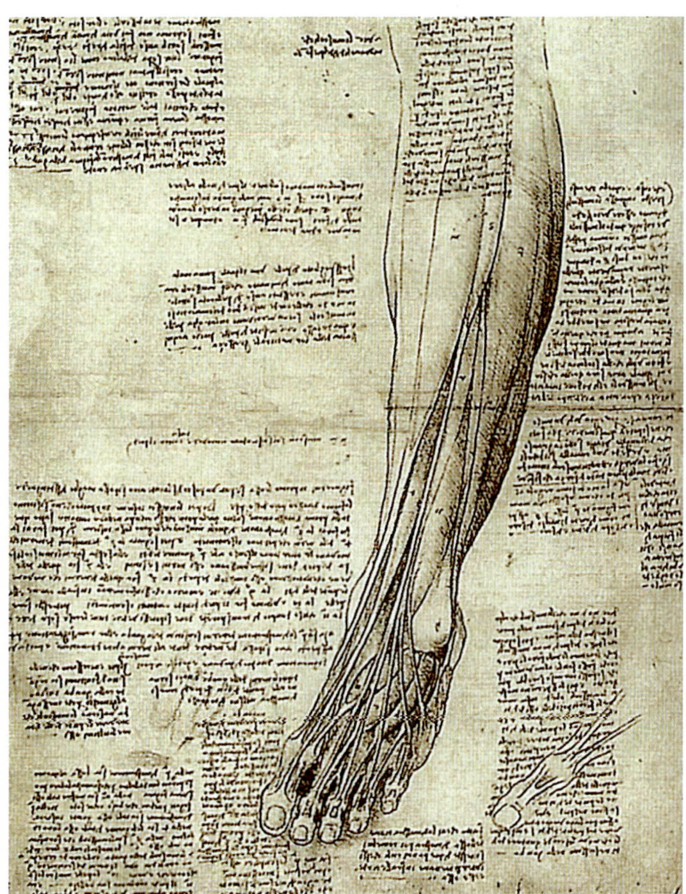

레오나르도 다빈치는 인간의 발을 신이 창조한 최고의 예술작품이라고 극찬하였다.

■ 발톱의 상태는 건강과 관련이 있다.

발톱은 발가락을 보호하기 위해 각화된 피부의 한 부분에 불과하지만 사람의 얼굴처럼 저마다 발톱의 모양과 색깔이 다르다. 보통 발톱의 상태는 반사점과 경락(에너지의 통로)을 함께 여과시켜 파단한다.

발톱의 색깔이 검거나 혹은 너무 희면 큰 병이 있다는 것이고, 표면이 거칠거나 가로 또는 세로줄이 나있다면 큰 병을 앓았거나 앓게 될 징조이다. 조근(발톱뿌리)의 하얀 반달이 너무 작거나 전혀 없는 경우라면 혈액이 건강하지 못하다는 증거이다.

특히 발톱 무좀은 분비샘(호르몬)의 불균형이 있는 것을 나타내 준다.

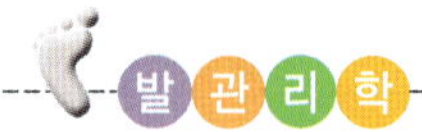

엄지 발톱은 간 기능과 관련이 있고 둘째 발가락 발톱은 심장과 소장 혹은 눈과 관련이 있다. 가운데 발가락 발톱은 위장과 비장, 넷째 발가락 발톱은 폐와 대장 혹은 귀와 관련이 있다. 새끼 발톱은 신장과 방광의 상태를 나타내고 특히 여성의 출산과도 깊은 관계가 있다.

발톱은 선분홍색의 투명한 빛깔을 가지고 있는 것이 가장 건강하다.

■ 발의 모양과 나의 성격은?

발의 모양은 발가락과는 관계없이 전체적으로 보아 알맞은 발, 길다란 발, 넓적한 발, 짧고 작은 발, 커다란 발로 나눈다.

알맞은 발은 길지도, 넓적하지도, 작지도, 크지도 않은 발이지만 스스로 좋은 운을 개척해 나가면 발의 모양도 변한다.

긴 발은 가정보다는 바깥쪽 일을 중요하게 생각하고 독선적이며 남녀를 막론하고 바람기가 있어 나돌아 다니는 것을 좋아한다. 그러나 공사 구분이 명확하고 자기관리에 철저하기 때문에 실패하지 않는다.

넓적한 발은 소설가, 화가와 같은 지능적 창조적 아티스트형으로 호방하고, 낙천적이며 승부근성과 성취욕이 강하다. 이런 경우에는 정치가, 법관, 변호사, 의사, 교수 등의 직업을 가진다.

짧고 작은 발은 건강한 체질을 타고난 천부적인 강인한 성격으로 진취적으로 도전적이

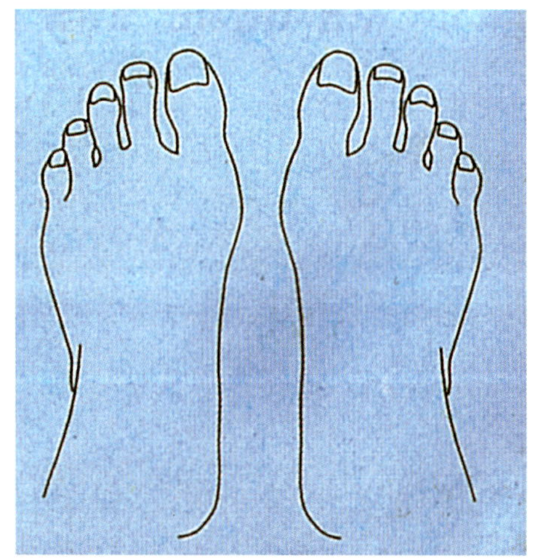
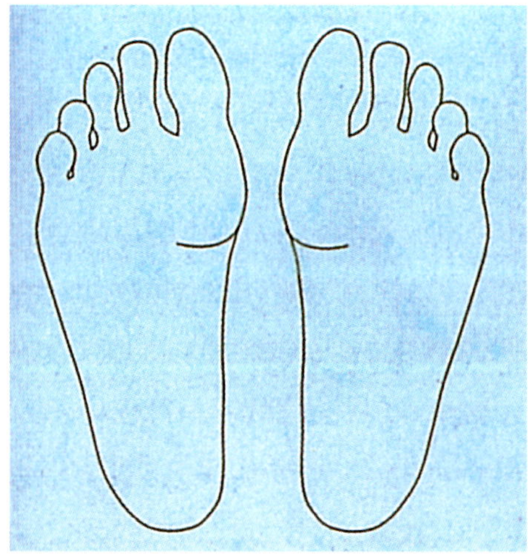

발의 문제를 체크하고 관리하는 그림

며 개척자적 정신이 강하다. 두뇌 회전이 빠르기 때문에 어떠한 악조건에서도 반드시 생존
한다. 이런 사람은 자신의 운에 따라 큰 일을 하거나 큰 뜻을 이룰 수 있으며, 지도자가 될
수 있다.

　아주 커다란 발은 보통 도둑놈발이라고 하는데, 여기서 도둑이란 뜻은 배포와 담력이
크다는 뜻이다. 남의 물건과 재산을 통해 이재를 얻는 장사, 식당업, 중개업, 중매인, 경매
인, 무역업, 사채업 등으로 대성한다.

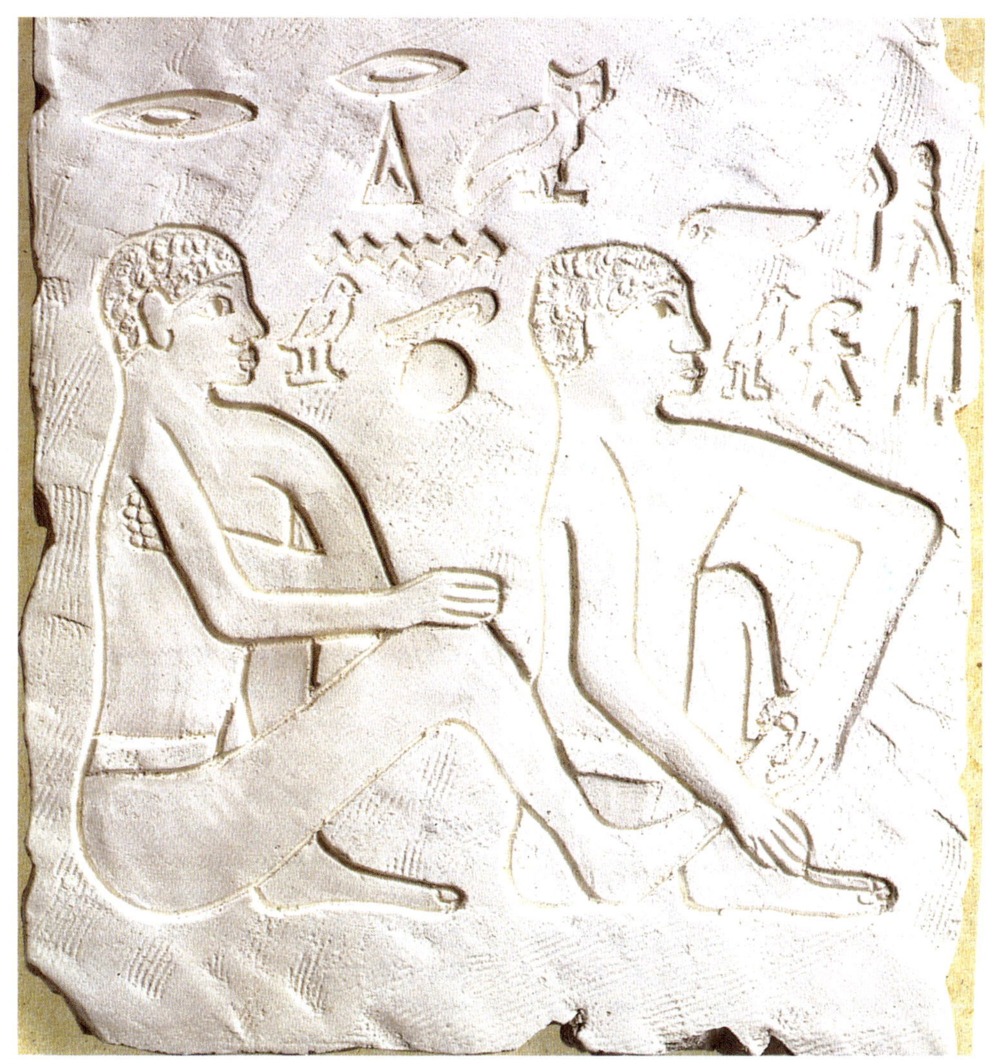

② 발마사지는 언제부터 시작되었는가

경험과 관찰을 통해 질병을 치료하기 시작한 것은 2천5백여 년 전에 불과하다. 그러나 발마사지는 이보다 훨씬 이전인 기원전 2,500년 전에서 2,330년 전부터 있었다. 고대 의술에서의 질병 치료수단은 주로 손을 사용하여 누르거나 문지르는 안마술(按摩術)이었다.

이러한 수(手) 기술은 인체의 각 기관과 조직을 선(경락)이 여러 곳의 반사점과 상호 연결되어 있어 이를 자극하면 질병이 치유된다는 원리인데, 이를 알게 된 치료술사들에 의해서 오늘날까지 전해져 왔다.

이집트 고대도시 사카라에서 발견된 앙크마호라고 하는 의사의 무덤 벽화에서는 상형문자와 함께 발과 손을 마사지하고 있는 두 쌍의 사람이 묘사되어 있다.

사카라에서 발견된 상형문자(기원전 2500년)는 손과 발을 치료하고 있는 남녀를 묘사하고 있다. 왼쪽에 있는 환자는 오른쪽 손을 무릎 위에 올려놓고 왼쪽 손은 겨드랑이에 끼고 있고 치료술사가 그의 발을 마사지하고 있다. 다른 한 쌍은 서로 마주보고 있으면서 통증이 있는 손을 만지고 있다.

③ 발마사지의 놀라운 효과

발마사지는 긴장을 완화시키고 인체에 활력을 주고 스트레스를 감소시키면서 전체적인 균형까지 회복시켜 주는 아주 놀라운 효과가 있다.

■ 신경을 강화시킨다.

생명이 흐르는 신경은 마치 거미줄처럼 전신에 분포되어 뇌의 메시지에 따라 몸을 컨트롤하고 있다.

발마사지는 자율신경조직과 연결되어 있다. 발을 마사지하면 자율신경에 있는 불순물이 제거되거나 개방되어 체내 기관과 근육, 내분비선 계통을 활성화시켜 주는 효과가 있다.

■ 체내 노폐물(침전물)을 제거한다.

순환하지 않고 정지되어 있는 것은 죽은 것이나 다름없다.

혈액은 우리 몸 안의 10만 km나 되는 동맥과 정맥을 하루 1천 번 이상 순환하면서 산소와 영양을 세포에 공급하고 독소와 노폐물을 제거한다.

이와 같이 순환하는 혈액의 양은 하루 10만 리터나 된다.

발마사지는 혈액이 심장으로 되돌아서 올 수 있도록 돕는다. 순환작용에 의해 몸 안에 쌓인 독성 물질과 침전물은 자연분해되어 몸 밖으로 배출된다.

■ 호르몬을 왕성하게 해준다.

성장을 촉진시켜 주는 성장 호르몬과 생명을 유지하는데 꼭 필요한 갑상선 호르몬, 스트레스에 대처할 수 있도록 도와주는 부신호르몬, 혈당을 조절해 주는 인슐린 호르몬, 남성과 여성에게 중요한 역할을 하는 성호르몬은 강력한 생체 화학물질로써 이 가운데 그 어느 것 하나라도 이상이 생기면 우리 몸은 심각한 영향을 받는다.

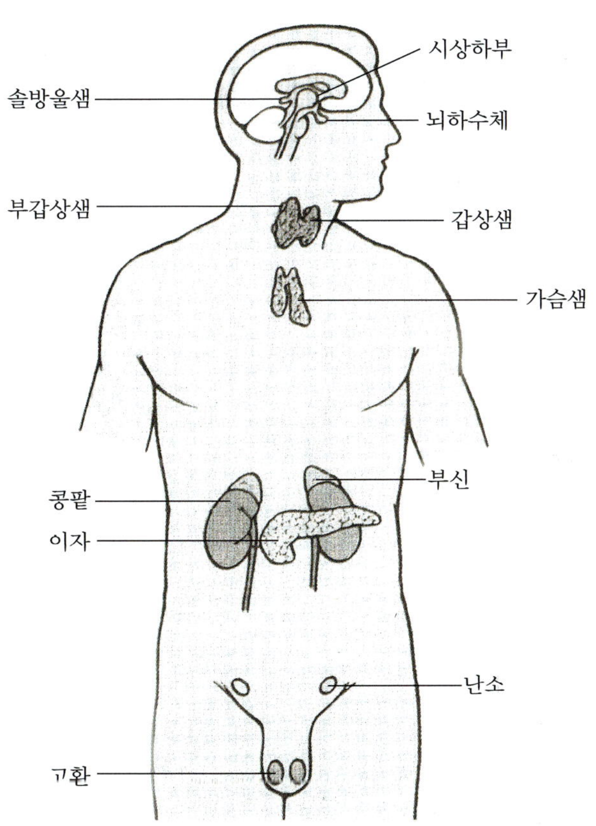

발마사지는 호르몬 샘을 지배하는 뇌와 이 모든 것을 연결하고 있는 신경에 자극을 주어 호르몬의 분비를 왕성하게 해 준다.

갑상선, 부신, 생식선, 췌장, 뇌하수체 반사점을 마사지하면 호르몬의 분비가 왕성해져 전신에 활력을 준다.

■ 통증을 치료한다.

발마사지는 몰핀보다 10배나 강력한 엔돌핀을 만들어 낸다.

뇌하수체에서 만들어지는 엔돌핀은 통증을 감소시키거나 치료하는 데 효과가 있다. 발마사지를 하게 되면 대뇌가 엔돌핀을 더욱 많이 생산할 수 있도록 도와준다. 통증이 줄어들거나 중단됨으로써 우리 몸의 긴장은 최대로 이완된다.

발마사지를 하게 되면 두 가기 방법에 의해 통증이 줄어든다. 우리 몸 안에서 많은 엔돌

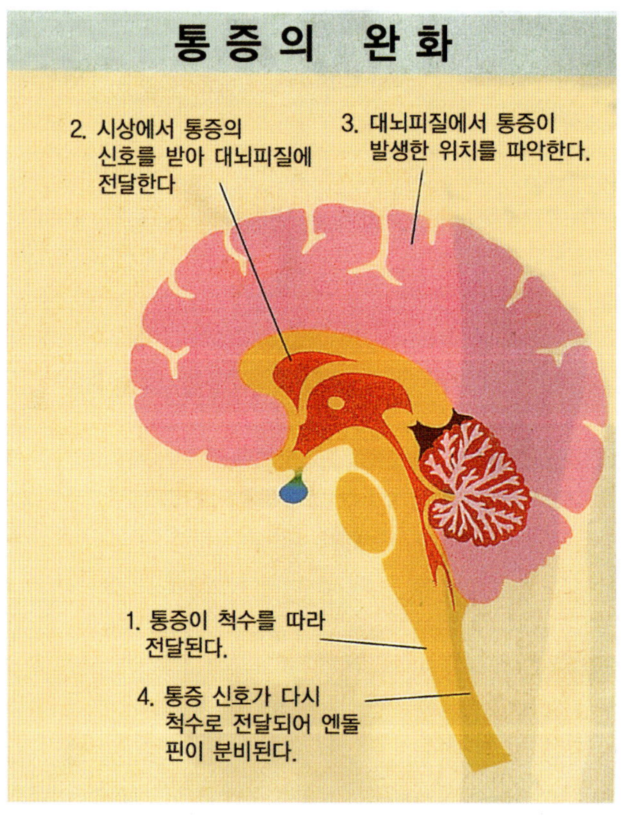

핀이 생성하도록 돕거나 통증이 전달되는 경로를 막아준다.

■ 말기 질병에 도움을 준다.

에이즈나 암과 같은 말기 질병에 다다른 환자에게 발마사지는 고통을 덜어 주는 효과와 함께 삶에 위안을 준다.

호흡을 편안하게 해주고 소변과 같은 배설 기능을 원활하게 해주면서 근육 경련이나 불면증에도 도움을 준다.

발마사지는 하루하루를 힘들어 하는 말기 환자의 몸과 마음을 편안하게 해 준다.

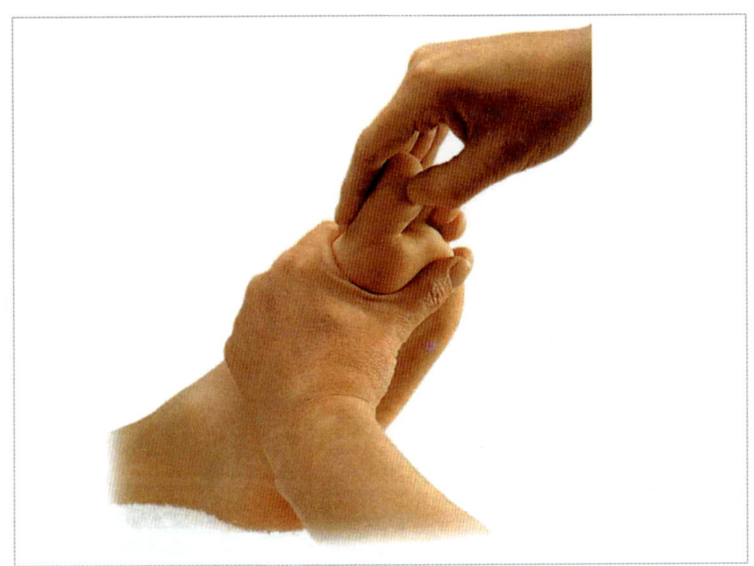

■ 병을 예방하는 발마사지

현대인의 생활 주위에는 건강을 위협하는 요소가 곳곳에 도사리고 있다. 오염된 대지와 공기, 물, 음식, 스트레스까지 가세한 요소들이 우리 모두를 위협하고 있다.

발마사지는 우리 몸의 항상성(恒常性)을 유지시켜 주는데 유익하다.

발마사지를 받는 이가 젊거나 노인이거나 그 효과에 즐거워하고 만족하는 것은 자신의 건강에 도움이 되고 있다는 증거이다.

엄지 발가락과 둘째 발가락 사이와 발목의 복사뼈 지점을 마사지하면 질병에 대한 저항력과 자연치유력을 높이는 효과가 있다.

발마사지를 주기적으로 받게 되면 자신의 건강에 이롭다.

④ 발과 건강

■ 머리는 차고 발은 따뜻하게 하라 – 두한족열(頭寒足熱)

머리는 차게 하고 발은 따뜻하게 한다.

옛 선조들은 한(寒)과 열(熱), 즉 차가운 기운과 뜨거운 기운의 조화와 균형이 우리 몸 맨 아래 발과 맨 위 머리에서 이루어지고 있다고 믿었다. 몸이 추우면 발을 따뜻하게 하여 체온을 유지시켜 주고, 몸이 더울 때 얼굴에 부채질을 하여 더위를 식혀 주는 것이 좋다.

발마사지는 우리 몸이 행하는 이러한 능력과 힘을 도와 평상시대로 유지시켜 준다.

손, 발이 찬 사람들은 발을 뜨거운 물에 담가 마사지를 해주면 좋다.

발바닥의 한가운데 용천과 복강신경총을 마사지하면 몸을 따뜻하게 유지시켜 주는 효과가 있다.

발과 머리의 한 중앙인 배꼽을 기해단전(氣海丹田)이라고 하는데 이 부분에 기(에너지)가 모인다.

■ 각탕요법(脚蕩療法)

각탕요법은 열을 내리거나 몸속의 노폐물과 독(毒)을 배출시키는 오래된 건강법이다. 고열이나 열을 동반한 몸살, 요독증, 발의 부종, 신장병에 특히 좋다고 알려진 것으로 오래 전부터 민간요법으로 이용되어 왔다.

각탕요법은 뜨거운 물에 발을 담가 정체되어 있던 발의 모세혈관을 확장시켜 혈액의 흐름을 원활하게 해 주는 방법으로, 발을 40~42도 정도 되는 물에 발목까지 담근다. 15분 정도 경과하면 서서히 목과 이마 등에서 땀이 흐르는데 이 때 각탕요법을 마친다.

온도를 조절할 수 있는 각탕기를 사용하면 편리하며 아로마를 첨가시켜 호흡하면 더욱 효과적이다.

발과 가장 가까이 있는 자궁과 성 호르몬을 분비하는 생식선, 성기 등 주위에 울체되어

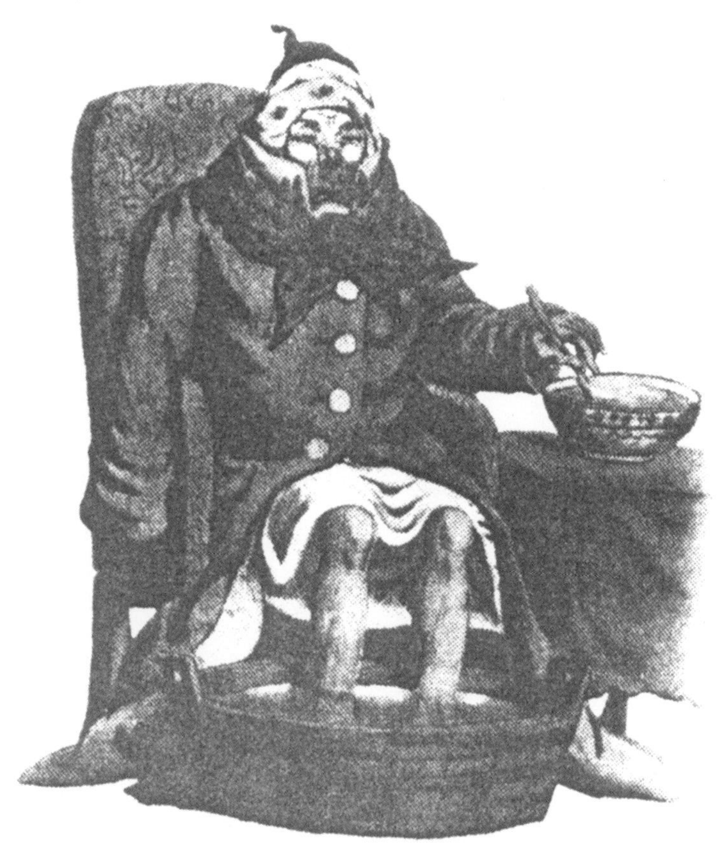

19세기 경의 감기환자 – 각탕요법을 하고 있다.

있던 나쁜 기운과 독소를 몸 밖으로 배출시켜 준다.

발이 차면 대뇌로 혈액 공급이 원활하지 못하게 되어 머리가 아프거나 잠을 잘 수 없다.

이 때 각탕요법으로 발을 따뜻하게 하고 몸을 녹여 주면 뇌의 기능이 정상화되어 머리가 맑아질 뿐만 아니라 집중력도 한결 높아지고 숙면을 취할 수 있다.

매일매일 각탕요법을 해주면 수독(각종 음료수로 인해 생긴 독)과 식독(가공 식품의 섭취로 생긴 독), 심독(스트레스로 인해 생긴 독) 그리고 어혈(瘀血 : 혈액이 혼탁하여 생긴 독)이 발바닥의 땀구멍을 통해 몸 밖으로 빠져 나간다.

■ 발과 손을 흔드는 모세관 운동법

발과 손은 모세혈관이 가장 많은 곳이다.

심장을 나온 피가 다시 심장을 향해 순환하기 위해서는 모세혈관의 힘이 절대적으로 필요하다. 모세혈관 운동법은 혈관의 수축과 확장을 도와 완전한 혈액순환을 돕는 건강법이며 발의 상처나 심장병 등 순환기 질병을 치료할 수 있다.

경침(오동나무 배게)을 목에 받치고 누운 다음 두 발과 양손을 수직으로 하늘을 향해 뻗고 2~3분간 미동을 시켜준다.

하루 2번씩 실천하면 몸 안 곳곳에서 정체되어 있던 울혈과 침전물을 부수어 배출시켜주고 발의 염증이나 발목의 고장을 치료하는 데 효과가 있다.

사지에는 35억 개가 넘는 모세혈관이 분포되어 있어 흔들어 주거나 마사지해 주면 미세혈관의 통로가 개방된다.

■ 모래땅 걷기법

맨발로 모래땅 위를 걸어 보자. 모래의 자연적인 감촉과 자극이 발바닥의 반사구에 가해져 심장과 신장의 기능이 강화된다.

발의 운동이 뱃살 근육에 전달되어 장의 운동이 활발해 지면서 위장과 내장 기관도 튼튼해진다. 매일 30분씩만 걷는다면 모래땅 걷기는 만병통치약과도 같다.

30일 후에는 혈당이 떨어지고 고혈압이

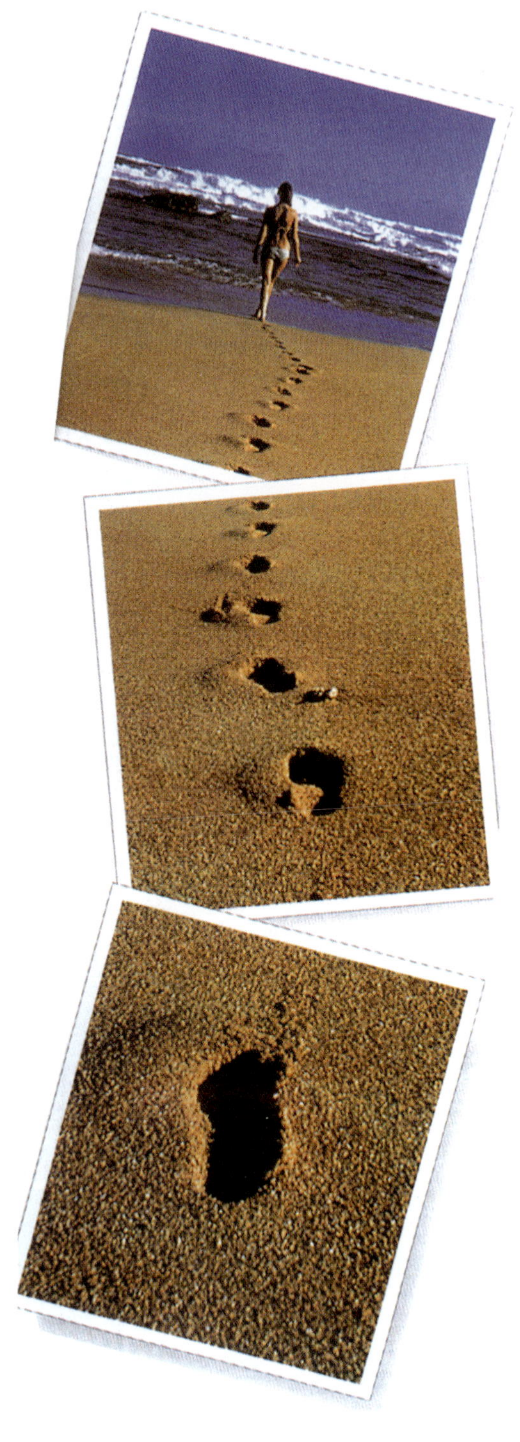

낮아지며 골다공증이 치료된다. 3개월 후에는 협심증이나 동맥경화와 같은 심장병의 공포에서 완전 해방되고 뱃살도 대부분 빠져 나간다. 30분은 약 3000보를 걷는 시간이다.

걷기 운동만이 수명을 연장시키는 유일한 방법이다.

오직 걷는 운동 하나만으로도 현대 의학이 고치지 못한 생활습관병을 극복한 사람들이 많다. 이 가운데는 불치병으로 알려진 암세포가 사라진 이도 있다.

요통과 관절염, 신경통, 임포텐츠, 소화불량, 위궤양, 만성 위염, 신장병, 폐의 병, 기관지의 병들도 걷기로 치유가 잘되는 질병들이다.

정원이나 가정에 자갈길을 만들어 맨발로 걸어보자. 지름이 8~12mm 정도의 구슬로 자갈밭을 만들어 하루 10분씩만 걸어도 매일매일 모래땅을 걷는 것과 똑같은 효과를 볼 수 있다.

■ 기(氣)의 샘 용천(湧泉)

에너지가 끊임없이 샘물처럼 솟아 나온다는 곳, 민중 의학에서는 용천을 가리켜 '기의 샘'이라 한다.

발바닥 한가운데 용천을 두드리면 부신과 신장의 반사점이 자극되어 머리를 맑게 하고 스트레스를 해소하는 데 도움을 준다.

지압 룰러를 밟아 자극해 주면 자연적인 발마사지 효과를 얻을 수 있다.

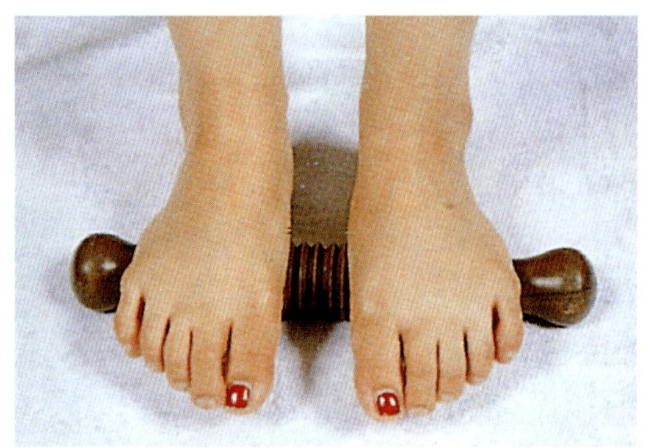

지압 룰러를 밟아 발을 자극해 준다.

■ 눈은 1천 냥 발은 9천 냥

발이 중요한 이유는 자신의 몸을 떠받치고 있으면서 걸을 수 있다는 것이다. 발은 나무의 뿌리와 같다. 뿌리가 약한 나무는 튼튼하게 자랄 수 없기 때문에 기울어지거나 비바람에 쓰러질 수 있다.

발이 내 몸의 뿌리라고 한다면 척추와 대뇌를 비롯한 모든 기관과 조직들 중 그 어느 것도 발의 지배를 받지 않는 것이 없다.

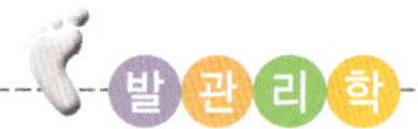

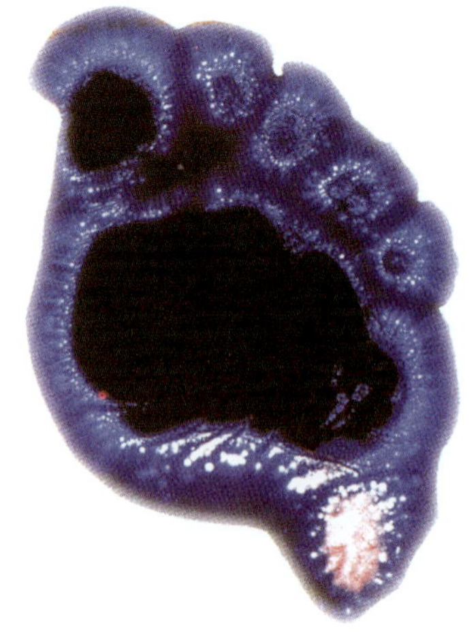

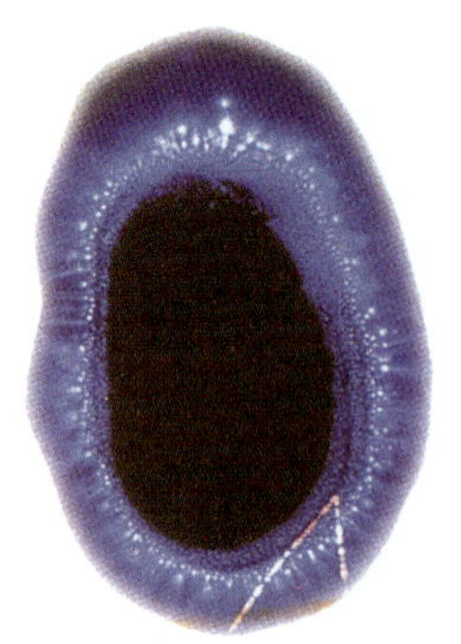

키를리안(kirlian)으로 밝혀낸
기(氣 에너지) 형상

건축에서도 기초가 얼마나 중요한가?

허술하게 기초 공사를 하게 되면 이내 금이 가고 기울어져 버릴 것이다.

몸이 아프면 발도 아파서 서거나 걸을 수 없어 눕게 되고 마는데 이는 발이 우리의 몸과 깊은 관련을 가지고 있다는 것을 나타내 주는 증거이다.

환자의 95% 이상은 발에 고장이 생겨 잘 걸을 수 없다. 등산을 하거나 운동회를 마치고 난 뒤 눈이 충혈되거나 눈곱이 생긴다.

근시나 난시가 있는 사람은 대개 발의 고장을 가지고 있다.

다리가 부러진 올빼미의 동공(눈동자)에 출혈이 생긴다는 것은 잘 알려진 사실이다.

둘째 발가락과 셋째 발가락 사이에 있는 눈의 반사점을 자극하면 눈의 피로를 쉽게 풀어줄 수 있다. 발가락을 뒤로 젖힌 다음 반사점을 누르거나 마사지 해준다. 처음에는 부드럽게 누르다가 나중에는 점차 강하게 누른다.

눈의 반사점은 서로 반대편에 위치한다. 오른쪽 눈의 반사구는 왼쪽 발에 있고 왼쪽 눈의 반사구는 오른쪽 발에 있다.

⑦ 발의 호흡과 나체요법(裸體療法)

■ 맨발로 땅 위를 걷는 자연 마사지

발바닥에 고른 자극을 주고 호흡하게 하는 것이 훨씬 효과적인 방법이다. 집안에서는 가급적 맨발로 다니는 것이 좋다.

맨발 호흡과 함께 나체요법을 실천해 보자. 피부 호흡을 도와주어 감기를 예방할 뿐 아니라 질병을 앓고 있는 사람이 이를 실행하여 나은 예가 많이 있다.

나체요법은 몸에 아무 것도 걸치지 않은 상태에서 전신에 공기를 직접 닿게 하여 전신 호흡을 이루어지게 하는 것이다.

해가 뜨기 직전이나 해가 진 시각에 행하는 것이 좋지만 병약자는 가장 따뜻한 시각인 정오경에 한다.

방의 창문을 약간 열어 두고 전신을 감쌀 수 있는 가볍고 얇은 모포와 시간 조절을 위해 탁상용 시계를 함께 준비한다. 반듯하게 선채로 또는 의자에 앉은 자세로 전신을 감싼 담요를 벗었다가 감싸는 동작을 1분 간격으로 10회간 1일 2회(아침, 저녁)가 좋다. 하지만 환자인 경우는 하루도 쉬지 않고 꾸준히 반복하는 것이 좋다.

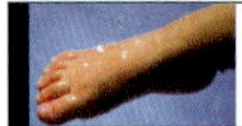
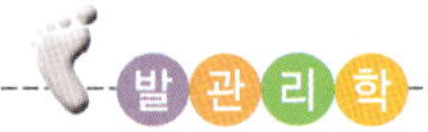 발관리학

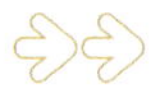 1-3 발의 장해와 분석

◀ 발의 장해와 분석

발을 보고 색깔과 울혈, 손상, 변형 등을 관찰하는 것을 시진법(視診法)이라 하고, 온도나 경결 상태 등을 만져보고 판단하는 것은 촉진법이라 한다.

일반적으로 발의 변형은 생체가 쇠약해지고 손상되고 있다는 표현이다. 그리고 어떤 변화, 예를 들어 색깔, 형태, 조직의 긴장 및 온도의 이상 변화가 나타나고 이것이 수주간 지속될 경우에는 반사구에 이상이 생겨 신체의 어떤 부위가 이상이 있는가를 의심할 필요가 있다.

① 발의 관측 방법

■ 골격의 구조에 이상이 있는지 유의한다.

발의 아치는 체중을 보호하는 한편 체중을 지지한다. 발의 골격구조에 변화가 있으면 반사구 내의 에너지 분배에도 이상이 생긴다는 것을 인지해야 한다.

즉 골격구조의 배열의 변화와 신체의 관련 부위와의 장해는 밀접한 상관관계가 있다고 할 수 있다.

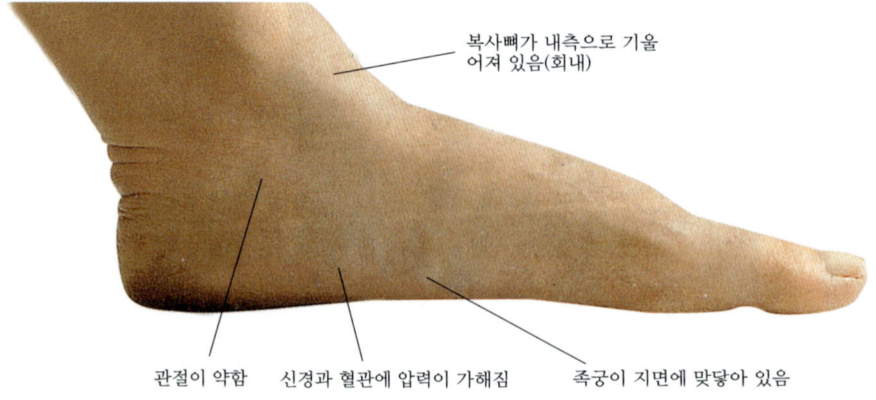

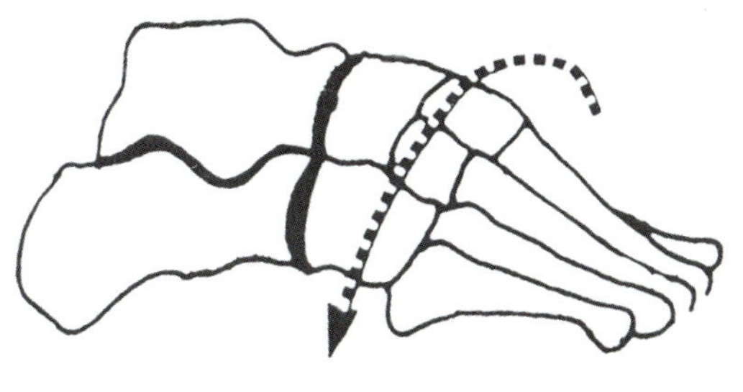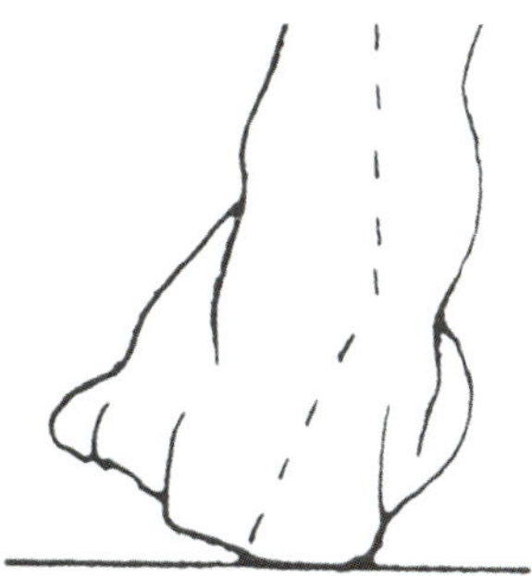

예로써 평발은 순환기 계통에 영향을 주며 이것이 양측에 모두 있을 때는 간장과 담에 장해가 일어나고 왼발에만 있는 경우는 심장에 문제가 일어난다.

평발은 충격을 흡수하지 못하기 때문에 척추에 영향을 줄 수 있다. 무지외반된 변형은 경추와 갑상선 반사구에 영향을 미친다.

엄지 발가락과 기타 발가락의 변형은 머리 및 치아의 반사구의 이상을 표기한다. 발톱 혹은 발톱 형태와 조직의 이상은 마리 반사구의 이상을 강하게 나타낸다. 안쪽과 바깥쪽의 복사뼈 주위의 손상이나 충혈은 골반과 고관절의 이상과 관계있다. 손상된 설상골은 장의 질병을 나타내 주는 표시이다.

■ 조직의 상태를 파악한다.

발의 임파 울체라든가 수종은 발목이나 양 복사뼈 있는 곳, 그리고 아킬레스건 부위나 발등 관절 등에 많이 나타난다.

이곳은 골반과 흉부 장기의 반사구의 이상에 의해 나타난다. 그리고 발목, 발등, 발가락 부분에 유연한 결절이 생기기도 하는데 이는 류머티스일 수도 있다.

■ 표면 상태는 병을 나타낸다.

발에 나타나는 이상과 변형은 그 자체보다도 그것이 어떤 반사구와 관련이 있는가 하는 것이 더 중요하다.

예로써 좌측 다섯째 발가락 관절 부위에 생긴 티눈은 어깨 손상을 표시하고 우측 두 번째, 세 번째 발가락 사이의 티눈은 우측 눈의 이상을 나타낸다.

그 밖에도 발이 갈라지거나 발가락 사이의 사마귀, 무좀, 외상, 티눈, 악취, 땀, 정맥류,

궤양, 각질, 부종, 상처, 물집, 발톱 변형, 색깔, 구조의 변화 등이 있다.

반사구 주위에 나타난 정맥류, 궤양은 직접 손댈 수 없다. 발바닥에 검은 사마귀가 있는 것은 흑색 종양 일 수도 있다. 이 사마귀는 정상피부와 경계가 뚜렷하지 않고 주위로 확산되는 듯이 보이는 경우가 많다.

발톱 부위에도 흑색 종양이 생긴다. 이런 것들은 악성화의 속도가 빠르므로 속히 전문의의 치료를 받도록 권고한다.

② 발의 고장과 체모(體貌) 관측법

발을 자세히 관찰하면 다양한 특성과 장해가 발견된다. 신체 각 부위의 발이나 체모(體貌 : 몸의 모양)에 그대로 나타난다.

■ 오른쪽 발의 불균형(장해)

- 오른쪽 발이 왼쪽 발보다 대체적으로 크다.
- 안색이 검거나 흑색이며 피부가 거칠다.
- 코가 오른쪽으로 굽어 있어 콧날이 바르지 못하다.
- 양 눈썹 사이의 세로 주름이 오른쪽에 치우쳐 있다.
- 음식물을 오른쪽으로만 씹기 때문에 턱이 두텁다.
- 머리가 오른쪽으로 기운다. 평상시에도 기울어져 있다.
- 의자에 앉을 때 오른쪽 다리를 항상 왼쪽 다리 위로 포개어 앉는 버릇이 있다.
- 오른쪽 발이 방바닥으로 쓰러져 있다.
- 식욕이 왕성하고 활동적이며 호탕한 성격을 가진다.
- 뒷걸음질할 때 왼쪽 다리가 먼저 나가는 습관이 있다.
- 앞걸음질할 때는 오른쪽 다리가 먼저 간다.
- 계단은 오른쪽 다리가 먼저 오르는 습관이 있다.
- 일어설 때 오른쪽 다리가 먼저 일어난다.
- 뒤돌아 볼 때 고개가 왼쪽으로 돌려진다.
- 왼쪽의 편두통이 자주 일어난다.
- 왼쪽의 치아가 약하고 치통이 생기기 때문에 볼이 부어 있다.
- 양반다리로 앉을 때는 항상 오른쪽 다리가 안으로 들어간다.

- 무릎으로 비스듬히 옆으로 앉을 때는 오른쪽으로 앉는 습관이 있다.
- 왼쪽 발 무릎을 세워 앉는 습관이 있다.
- 무릎을 꿇고 앉을 때는 오른쪽 발이 왼쪽 발 위에 포개어져 있다.
- 옆으로 누울 때는 항상 왼쪽 방향으로 향해 눕는다.
- 구두 주걱을 사용할 때 항상 오른발은 안쪽에서 대고 왼발은 바깥쪽에서 댄다.
- 왼쪽 발에 무좀이 잘 생기는 편이다.
- 얼굴의 대칭이 왼쪽으로 심하게 기울어져 있다.
- 바지와 스커트의 벨트 라인이 오른쪽으로 올라가 있다.
- 왼쪽 귀가 더 나빠지거나 이명증이 있다.
- 오른쪽 구두 굽이 왼쪽보다 많이 쉬 닳는다.
- 바지 또는 스커트는 오른쪽 발부터 먼저 입고, 벗을 때는 그 반대편의 왼쪽 발부터 벗는 습관이 있다.
- 오른쪽 발이 쉽게 삐거나 약하다.
- 오른쪽 발 무릎이 약해져 통증이 있다.

■ 왼쪽 발의 불균형(장해)

- 얼굴색이 붉거나 안색이 매우 좋은 편이다.
- 코가 왼쪽으로 굽어 있어 콧날이 삐뚤어져 있다.
- 양 눈썹 사이의 세로 주름이 왼쪽에 있다(단 세로 주름이 3개 이상이면 심장이 약함).
- 음식물을 왼쪽으로만 씹기 때문에 왼쪽턱이 발달되어 있다.
- 머리가 왼쪽으로 기운다. 평소에도 고개가 바르지 못하다.
- 의자에 앉을 때 왼쪽 다리를 항상 오른쪽 다리 위로 포개어 놓는다.
- 잠잘 때 얼굴을 오른쪽 다리 무릎 위로 포개어 자는 습관이 있다.
- 식욕이 왕성하지 않고 활동적이지 못하기 때문에 소극적 성격이 된다.
- 뒷걸음질할 때 오른쪽 다리가 먼저 나아간다.
- 앞걸음으로 나아갈 때 왼쪽 다리가 먼저 나아간다.
- 계단은 왼쪽 다리가 먼저 오르고 오른쪽 다리가 뒤따른다.
- 일어설 때 왼쪽 다리가 먼저 일어나는 습관이 있다.

- 뒤돌아 볼 때는 항상 무의식적으로 오른쪽으로 고개가 돌려지게 된다.
- 오른쪽의 편두통이 자주 일어난다.
- 오른쪽의 치아가 약하고 치통이 생겨 항상 오른쪽 볼이 부은 듯하다.
- 양반다리로 앉을 때 왼쪽 다리가 안으로 들어가 있게 된다.
- 무릎으로 비스듬히 앉을 때는 항상 왼쪽을 향해 앉는다.
- 오른쪽 발 무릎을 세워 앉는 습관이 있다.
- 무릎을 꿇고 앉을 때는 항상 왼쪽 발이 오른쪽 발 위에 포개어져 있다.
- 옆으로 누울 때는 언제나 오른쪽 방향으로 눕게 된다.
- 구두 주걱을 사용할 때 오른발은 바깥쪽에서 왼발은 안쪽에서 사용한다.
- 오른쪽 발에 무좀이 잘 생기는 편이다.
- 얼굴의 대칭이 오른쪽으로 기울어져 있어 얼굴이 비대칭이다.
- 바지, 스커트의 벨트 라인이 왼쪽으로 훨씬 올라가 있다.
- 오른쪽 귀에 장해가 있다.
- 왼쪽 구두 굽이 쉬 많이 닳는다.
- 바지나 스커트는 왼쪽 발부터 입고, 벗을 때는 오른쪽부터 벗게 된다.
- 왼쪽 발이 쉽게 삐거나 다친다.
- 왼쪽 발 무릎이 약해지거나 통증이 있다.

❷ 발의 장해

① 절름발이

절름발이는 발의 장해 가운데 가장 보편적으로 두드러지게 나타나는 것이다. 원인은 고관절이나 대퇴부 또는 하퇴부, 족관절의 고장이나 신경의 마비 등 다양하다.

보행 시 동통(疼痛)을 제어하기 위해 무의식적으로 건전한 다리 쪽에 있는 체중을 실리게 함으로써 절룩거리게 된다.

뇌성마비나 뇌출혈, 중풍으로 인해 심하게 떠는 절름발이가 있고, 짝짝이발로 인하여 수직으로 절룩거리는 경우도 있으며, 골반이 해부학적으로 바르게 배치되지 못한 경우, 혹은 상체를 똑바로 세워 유지시킬 수 없는 경우에도 발을 절룩이게 된다.

건강한 쪽 발에 과부하가 걸리지 않도록 하고, 오랫동안 서있거나 걷는 것을 피하고 잘못된 발의 관절이 경직되지 않고 혈액순환이 원활해지도록 정맥 마사지를 해주면 효과적이다.

② O자형 다리와 X자형 다리

가장 흔한 발의 장해로써 X자형 다리는 무릎의 관절이 밀착되면서 위의 대퇴부와 아래의 하퇴가 바깥쪽으로 휘어있는 상태이고, O자형 다리는 발목을 밀착하고 선 상태에서 무릎관절이 원형으로 휘어진 상태이다.

이 모두 선천성(先天性)의 경우와 후천성인 경우가 있는데, 태아가 모체에서 강제체위(强制體位)에 있을 때와 후천적 원인으로 생후 1년 안에 잘 걸리는 꼽추병에 의한 경우가 있으며, 비타민D 부족에 의해 영양실조로 뼈가 연약해져 있을 때 너무 무리한 보행연습을 시키거나 세워 놓으려고 할 때에도 문제가 생긴다. 꼽추병의 원인은 비타민D 부족과 산모가 염분 또는 비타민C가 부족한 모유(母乳)를 수유해 주었을 때에 나타난다.

골격이 형성되는 성장기에 무리하게 서있거나 오랜 시간 걷지 않도록 유의하여야 한다.

③ 발과 발가락의 기형(畸形)

발과 발가락의 기형이 증가하고 있다. 선천적인 원인과 후천적인 장해로 인해 생길 수 있으나 선천적 기형으로써 발가락 과다증(발가락이 6개인 경우)의 경우, 이는 정형수술로 치료할 수 있다.

선단비대증인 경우 발가락의 모양이 비대해져 미관상 보기 흉한 기형도 있다. 발가락이 부족한 경우와 일부 또는 전체 너무 작은 예도 있다.

특이한 기형은 발가락이 붙은 경우와 발가락이 탈구(脫臼)되는 것, 말발굽발, 발꿈치발, 내반족, 외반족, 편평족(扁平足) 등의 기형이 있다.

발가락의 뼈가 1개 혹은 2개인 경우도 나타난다.

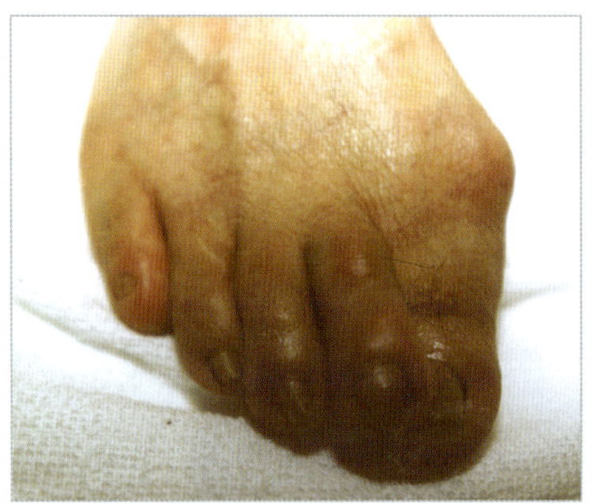
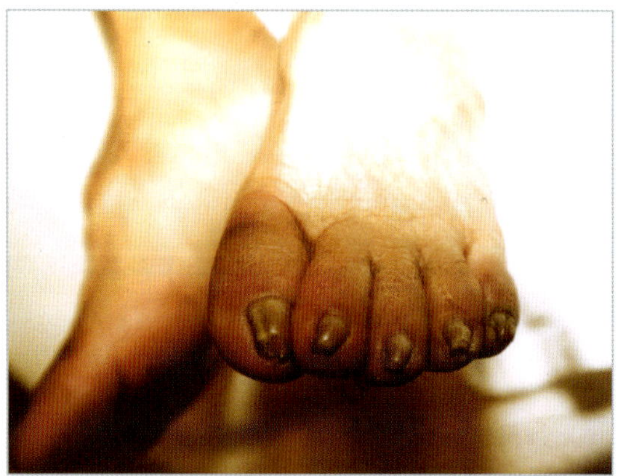

④ 편평족(扁平足) – 평발

발의 장애 중 가장 많이 나타난다. 편평족은 외반족인 경우이다. 발목의 안쪽이 내려앉고 바깥쪽은 올라가 아치(족궁)의 장심이 하수(下垂)되어 편평하게 된 상태이다.

직립의 경우 체중이 발꿈치로 내려오면 이 힘은 발의 뼈를 따라 발 앞쪽으로 분산되는데 이를 체중의 3점 분산이라고 한다.

이 때 높은 굽 신발을 신었을 경우, 체중의 중심(重心)이 앞쪽으로 가중(加重)됨으로써 발의 근육이 긴장하고 염증을 일으키는데 이럴 때 편평족화 된다.

선천적으로 평발이 된 예도 있다. 편평

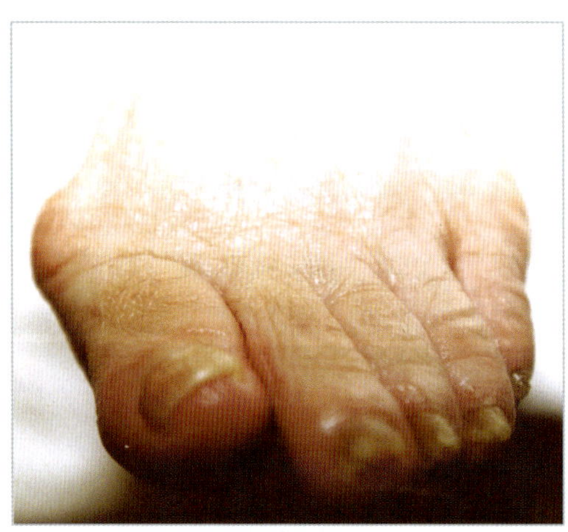

평발에 의한 발가락의 기형

족이 진행될 때 여러 가지 증상이 나타난다. 발이 자주 붓거나 발바닥 아치 부위 또는 바깥쪽 복사뼈 주의에 동통이 일어나기도 한다. 발바닥 앞쪽(중족골뼈의 머리부위)에 굳은살이나 못이 박히는 증상이 나타날 때 교정판을 사용하면 평발을 예방할 수 있다.

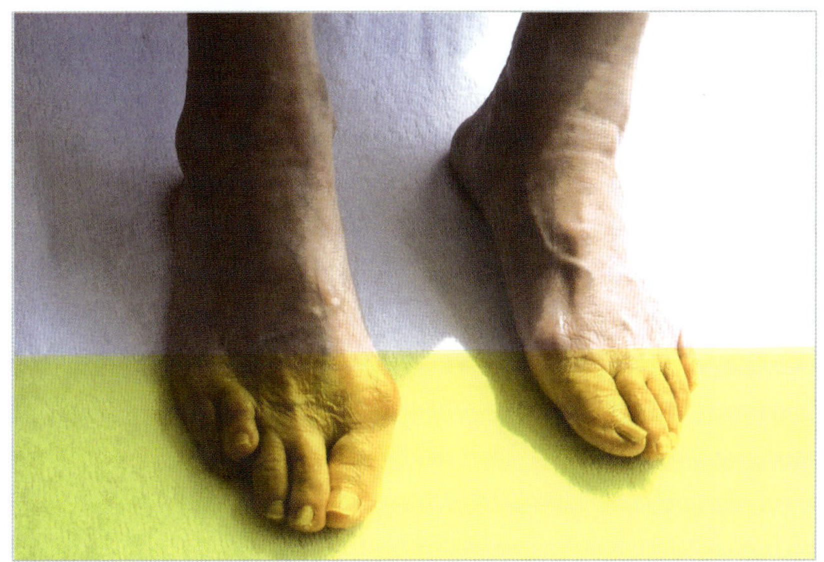

평발은 발의 장해를 유발시킨다.

⑤ 짝짝이발

어느 한쪽의 발이 길거나 짧아져 있는 장해이다. 원인은 골반의 불균형이나 무릎의 고장, 또는 발목(발관절)의 고장, 내반족이나 외반족일 때 척추 측만증이나 경추의 불균형일 때 나타난다.

등을 벽에 밀착시켜 두 다리를 쭉 뻗어보면 어느 한쪽 발이 길거나 짧아져 있는지의 상태를 스스로 확인할 수 있다.

발의 기울어진 선각(旋角)을 판단할 수 있다. 발이 45° 이하로 기울어진 경우 길어진 다리이거나 고장난 발이다. 대개의 경우 짝짝이발은 신체의 불균형을 유발시키므로 정체법이나 카이로프락틱과 같은 정체요법이 필요하다.

신체불균형에 의해 짝짝이 발이 되면 만성 피로가 생긴다. 발의 고장이 신경반사 경로를 따라 전신으로 파급되기 때문이다.

미국의 의사 윌리엄 M.쇼올(Dr. William. M. Scholl)은 "발의 고장은 전체를 지배한다. 신체의 모든 방면으로 신속하게 전달되어 간다."고 저서에서 밝히고 있다. 직립(直立)하고 있는 신체구조에서 발은 주춧돌과 같은 역할을 한다.

신체를 떠받치고 있는 가운데 어느 한쪽 발이 고장 나거나 다리의 길이가 차이가 난다면, 양쪽발에 걸리던 중심(重心)축이 어느 한편으로 쏠리면서 일정한 역학적 반사경로를 따라 과부하가 걸리는 지점에서 동통을 일으키게 된다. 이러한 역학적 이론은 일본의 자연의학자인 니시가즈죠(西勝造)에 의해서 정립되었다.

⑥ 내반족

전반적으로 발 안쪽으로 내전되면서 발목이 심하게 뒤틀린 상태로써 이 경우 발목 관절이 골절되거나 탈구, 염좌 등을 일으킨다.

⑦ 말굽발(馬蹄足 : 마제족)

발끝이 아래로(바닥) 향하고 있어 발을 직각으로 바로 세우지 못하는 장해이다. 보행 시 발의 옆 부분이 지면에 닿아 체중이 실리게 되어 굳은살과 못이 심하게 박히게 된다. 신발은 앞쪽이 많이 닳는다. 족궁은 하이아치 형태가 되어 발바닥 중앙이 땅에 닿지 않는다.

⑧ 뒷꿈치발(踵足 : 종족)

말굽발의 반대 형태로 발끝이 위로 향하고 발꿈치는 땅에 닿는다. 보행 시 발뒷꿈치 쪽에 지면이 닿아 심하게 닳는다. 족궁은 하이아치 형태가 된다.

⑨ 염좌(捻挫 : 삠)와 탈구(脫臼)

산이나 계단을 오르내릴 때 발을 헛딛으면서 넘어져 발목 관절을 삐거나 관절이 어긋날 수 있다. 이 경우의 발은 내반족 또는 외반족이다. 보행 시 발이 내전 또는 외전되면서 지면에 닿아 문제가 발생된다.

발이 외전되면서 발꿈치가 밖으로 돌아 굽어 삐는 염좌와 발이 내전되면서 발꿈치가 안으로 돌아 굽어 삐는 내전, 내선 염좌가 있다.

　염좌는 근막이나 인대를 손상시킬 수 있으며 아킬레스건이 늘어나거나 심한 경우 끊어질 수도 있다.

　스포츠테이핑으로 염좌 또는 탈구를 예방하거나 치유할 수 있다. 발이 삐어 심하게 부어오를 때는 즉시 병원 치료를 받도록 권유한다. 이 때 심한 염좌는 탈구를 유발시킨다. 발목의 경골과 비골이 뒤편(후방)으로 밀리는 전방 탈구와 경골과 비골이 앞으로 돌출되는 후방 탈구가 있으며, 내반과 외반 탈구도 있다.

⑩ 발관절염

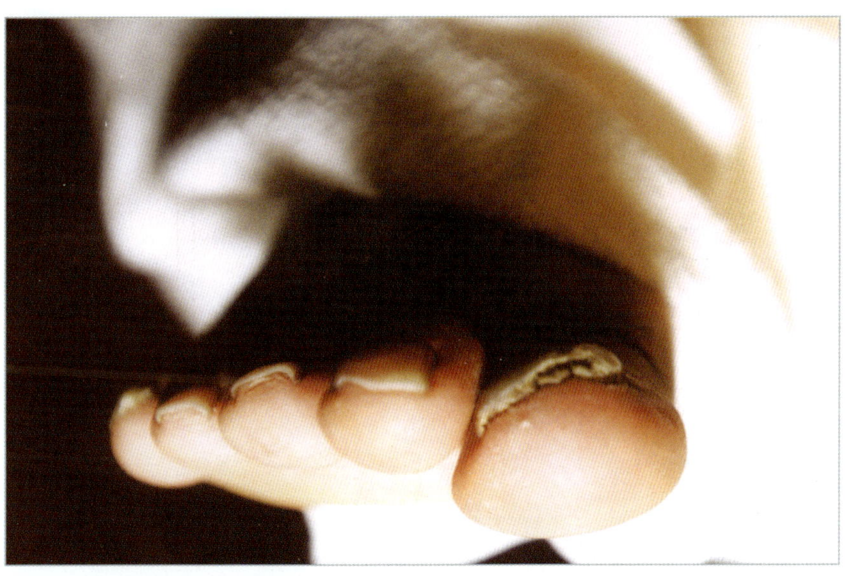

　발관절염은 발목의 복사뼈 주위에서 일으키는 장해로 염좌 또는 탈구에 기인하기도 하지만 임질성, 매독성, 결핵성, 류머티스성 등 여러 가지 원인에 의해서도 나타난다.

　발관절염의 특징은 화농성과 견딜 수 없는 동통이다. 결핵성 발관설염의 경우, 경과가 나빠 관절 주위에 농양이 생길 수도 있다.

　발관절염과 비슷한 통풍(podagra : 포다그라)은 엄지발가락 또는 다른 발가락 관절에 나타나는 질환으로 체액 중의 요산(尿酸)이 관절에 흡착되어 신경과 혈관에 울혈을 일으켜

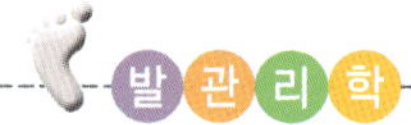

나타난다. 발에 심한 통증과 병열(病熱)을 수반한다.

⑪ 발의 종양(腫瘍)과 궤양(潰瘍)

발의 장해 중 가장 악성인 경우이다.

발바닥으로 내려가는 경골신경의 발목관절 부위에 생기는 신경종(神經腫)과 발바닥에 생기는 지방종(脂肪腫)이 있으며, 그 외 발바닥으로 흐르는 비골 동맥과 후경골 동맥의 동맥류(動脈瘤), 부골 주위에 생기는 연골종(軟骨腫), 골종(骨腫) 등이 있다. 악성의 육종(암)도 생긴다. 궤양이나 못, 사마귀가 세포 암이 될 수도 있다.

발 궤양은 엄지 발가락의 관절 부위에 잘 나타나는데 자칫 발전체의 감각을 마비시킬 정도로 악화되기도 하며 피부나 발톱 전체를 못 쓰도록 농양(膿瘍)을 만들어 궤양을 일으킨다.

궤양이 깊어져 발에 구멍이 뚫리는 발천공증이 되기도 한다.

발 궤양의 가장 큰 원인은 당뇨병이다. 혈액 속의 당이 증가하면 발의 말초모세혈관이 손상되어 궤양이 되는데 일반적인 치료로는 잘 낫지 않는다.

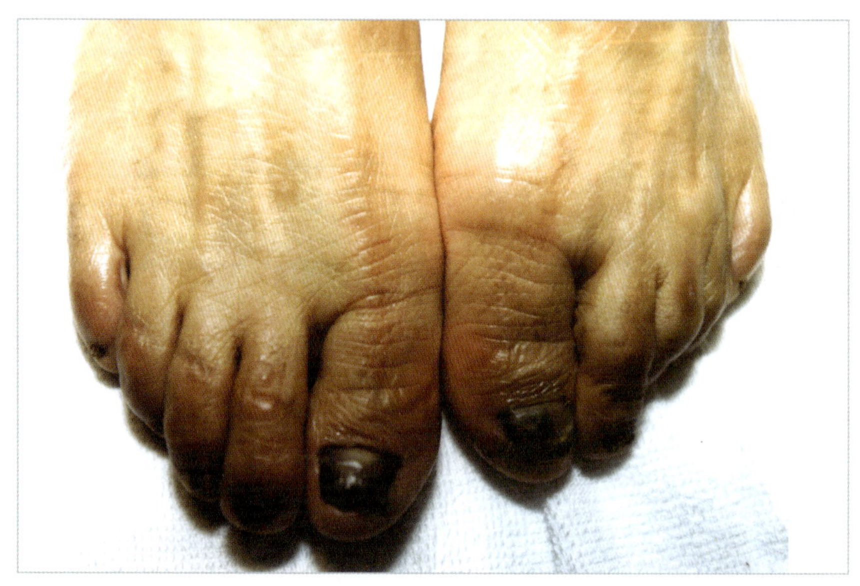

⑫ 발의 정맥류(靜脈瘤) 장해

발의 장해 중 가장 잘 두드러지는 증상이다. 정맥에는 정맥혈의 역류(逆流)를 막기 위한 정맥판이 있다. 정맥판 기능의 상실로 역류가 일어나면 정맥이 부풀어 올라 드러나게 되고 노폐물이 가득 찬 혈액이 공급됨으로써 염증이나 궤양을 유발한다. 정맥 내에 혈전(血栓)을 만들어 폐색(閉塞)을 일으키는 원인이 된다.

❸ 발의 장해와 고장 – 문제성 발 관리

① 발의 장해 분석

누구나 처음 태어날 때는 건강한 발을 가지고 태어나지만 대체로 성인의 80%에 해당하는 사람들은 발 모양이 변형된다. 하지만 우리는 발에 생긴 질병이나 변형의 원인(티눈, 피부경결 – 못, 건막류 – 엄지 발가락 안쪽에 생기는 부스럼 따위)을 맞지 않는 신발 탓으로 여기는 경향이 있다. 발에 맞지 않는 신발도 물론 원인의 일부가 될 수는 있지만 이는 어디까지나 부분적인 원인에 지나지 않는다.

문제가 생긴 발 부위는 몸에 병이 난 부위와 관계가 있다. 단지 무엇이 원인이고 무엇이 결과이냐 하는 문제로, 마치 '달걀과 닭'의 관계와 같다고 할 수 있다. 경락에 생긴 울혈이나 반사점에 생긴 울혈은 그 원인이 내부 요인에 의한 것일 수 있고 외부 요인 때문일 수도 있지만 둘 다 인체의 평형을 깨뜨리는 결과를 가져온다. 그 문제의 원인이 내부 요인으로 인한 것이라면 반사점과 관련된 경락은 과도한 압력과 특히 민감한 반응을 보일 것이고, 티눈이나 피부경결 그 밖의 질병이 더 잘 생기게 될 것이다.

또한 외부 요인들도 내부 요인과 마찬가지로 경락을 따라 울혈이 생기게 만든다. 이처럼 경락에 생긴 울혈을 제대로 풀지 못하면 인체에 퍼져 있는 전체 경락에 나쁜 영향을 주게 되며, 결국 몸 전체의 균형이 깨지게 된다.

인체를 전체 개념으로 파악한다면 반사점과 경락을 조화시킴으로써 기존과는 다른 관점에서 이런 문제들을 해석하고 실마리를 풀어 갈 수 있다. 또한 경락을 고려할 때는 어느 지점에서 증세가 발견되었는가 하는 것이 매우 중요하다.

② 건막류

　건막류는 중족골의 맨 윗부분과 엄지 발가락이 만나는 지점에 흔히 생긴다. 이 지점에 있는 점액낭에 염증이 생기거나 종창이 생기는 것이 건막류이다. 점액낭이란 일종의 액체 주머니로서 섬유 조직으로 둘러싸여 있다. 이 섬유 조직이 관절을 감싸고 있어서 마찰로부터 보호하는 역할을 한다. 점액낭에 염증이 생기면 중족골 관절이 늘어나게 되고 신발로 인한 마찰이나 압력을 받기 쉬워 더욱 악화시키고 피부를 손상시킨다.

　이 경우는 신발이 가장 큰 원인이다. 특히 앞이 뾰족하고 뒷굽이 높은 하이힐은 발을 계속 앞으로 쏠리게 하기 때문에 엄지 발가락이 지나치게 많은 압력을 받는다. 발가락을 조이는 신발 역시 새끼 발가락에 좋지 않은 영향을 끼친다. 새끼발가락이 가운데 쪽으로 계속 쏠리게 되므로 새끼 발가락이 시작되는 지점 바깥쪽에 '소건막류(새끼 발가락에 생기는 혹)'가 생기게 된다. 건막류는 보기에도 안 좋고 느낌도 불쾌하기 때문에 보통 수술로 제거하는 경우가 많다. 맨발로 사는 사람들은 건막류에 걸리지 않는다.

③ 추상족지증

　이 질병은 외반모지증을 동반하는 예가 종종 있다. 중간 관절(medial joint)이 굽어 있을 경우 발가락이 다른 발가락 위로 올라가 맨 위에 위치한 관절(top joint)이 아래로 굽어 생기는 증세이다. 이로 인해 가장 고통을 받는 곳은 둘째 발가락이다.

　발바닥 가운데(족궁)가 많이 들어가 있는 사람일수록 인대의 위치로 인해 추상족지증에 걸릴 확률이 높다. 이런 증세는 신발 때문에 계속 악화된다. 나이가 들어가면서 추상족지증이 더 굳어지게 되면 결국 수술을 해야 한다.

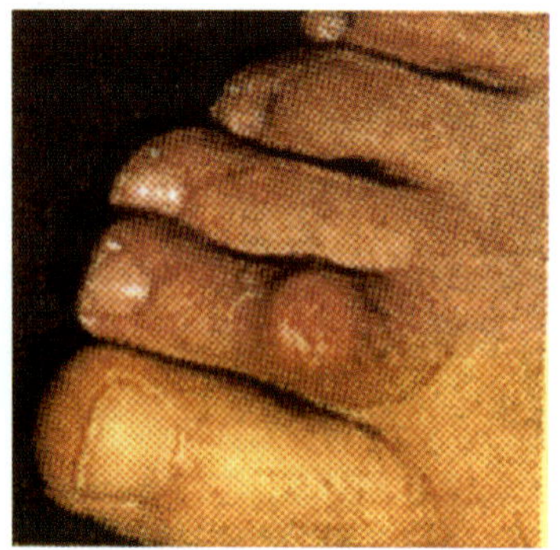

둘째 발가락의 추상족지증

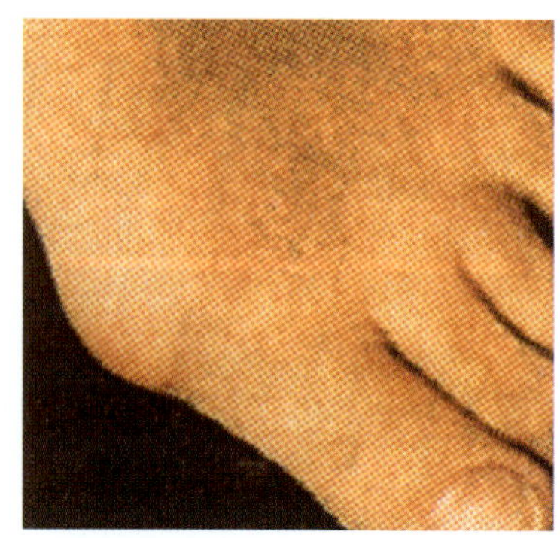

엄지 발가락의 외반모지증

④ 통풍(痛風)

통풍이란 신진대사 계통의 질환으로, 혈액 중에 요산이 과다한 경우와 관계가 있다. 이 병의 특징은 통증을 동반한 염증이 생기고 지관절이 팽창하며 일반적으로 엄지 발가락에 많이 생긴다. 관절 주변에 요산이 쌓이면 염증이 생긴다. 이 병은 주로 남성에게 많이 발병하며 정서적으로 스트레스를 많이 받는 사람에게 걸릴 가능성이 높다.

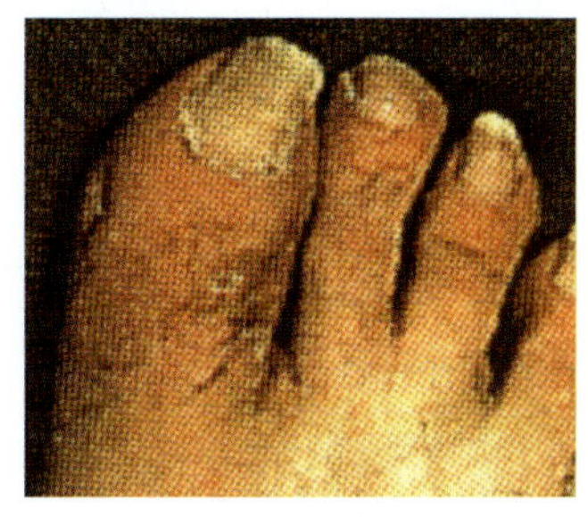

⑤ 피부경결(硬結) – 굳은살

압력과 마찰이 반복되면 피부가 굳어져 피부경결 증세가 나타나게 되는데 이는 일종의 보호 방편이기도 하다. 특히 발은 가장 많은 압력을 받는 부위이고 늘 신발을 신고 있기 때문에 경결현상이 나타나는 것은 매우 흔한 일이다.

피부경결은 평평한 발 표면에서 발생하는 것이고 혈관 또는 신경과는 무관하다. 발가락 윗부분이나 뒤꿈치, 볼과 같이 체중을 많이 받는 부위에서 피부경결이 흔하다. 또한 발가락의 도톰한 부분(특히 넷째 발가락과 새끼 발가락)에 생기기도 한다. 이 부위에 생기는 굳은 피부는 두껍고 날카로워서 마치 '칼날' 같다.

엄지 발가락의 피부도 굳어지기 쉽다. 운동이나 신발로 인해 발가락 외부가 두터워지며 오래 서있는 사람의 경우는 더욱 그러하다. 이러한 피부경결은 체중이 골고루 분산되지 못해서 생기는 증상이다. 압력이 계속 가해져서 이런 증상이 점차 악화되면 통증을 느끼게 된다.

굳어진 부위에 타는 듯한 느낌과 피부 밑이 부풀어 오르거나 울혈이 생기는 것 등은 신경말단을 자극하기 때문이다. 이런 증세가 심해지면 수술이나 발 치료 전문의의 도움을 받아 제거해야 한다. 증상의 발생원인에 대해 제대로 대처하지 못하면 다시 재발하게 된다.

티눈과 피부경결은 발에 생기는 흔한 질환이다. 보통 지속적인 압박이나 마찰이 있을 때, 혹은 발을 지나는 여섯 개의 경락이 균형을 이루지 못할 때 이런 질환이 생긴다.

⑥ 티 눈

보통 발에 생기는 티눈은 피부를 보호하는 방편이 되기도 하는 것으로 근골격계 질환

중에 가장 흔하다. 티눈은 모양이 원추형이고 뿌리는 없으며 대체로 발가락 관절 부위에 생긴다. 발가락이 신발로 인한 압력에 특히 민감하기 때문이다. 압력이 집중되는 지점의 피부는 점차적으로 딱딱해지고 두터워진다. 두터워진 피부의 중앙에 가해지는 압력이 크기 때문에 티눈이 생기는 것이다. 여기다 반복되는 마찰로 인해 그 부위가 더 자극을 받게 되고 혈액 공급이 증가하면 결국 세포의 성장이 촉진된다. 발바닥에도 티눈이 생기기 쉬운데 발바닥은 체중의 압력을 가장 많이 받는 곳이기 때문이다.

이 티눈의 '중심'이 피부조직을 파고 들어가 민감한 조직과 신경말단을 자극하게 되면 살을 찌르는 듯한 통증을 느끼게 된다.

티눈은 굳어진 피부 조직이 원형모양을 이루며 붉어진 피부로 둘러싸여 있다. 이 경우는 성인의 새끼 발가락에 생긴 것이다. 굳어진 피부 조직이 피라미드 모양으로 깊숙한 피부층까지 침투하면 통증을 느끼게 된다.

⑦ 무 좀

무좀은 보통 발가락 사이의 피부가 곰팡이(사상균류)에 감염되어 생기는 질환이다. 발가락 사이는 습하고 온도가 높아서 곰팡이가 번식하기 쉬운 부위이다.

이 곰팡이가 케라틴(피부 표면의 각질)이 되는 것이다. 무좀의 주 증상은 가려움증이다. 각질이 벗겨져 떨어지는 무좀의 경우는 주변 피부가 붉다. 무좀을 일으키는 곰팡이균은 20여 종이 있다.

⑧ 발바닥 사마귀

사마귀는 세균성으로 바이러스에 의해 생기는 것으로 알려져 있다. 피부의 면역력이 저하된 상태에서 나타나며 전염성연속종이라고 부르는 사마귀나 물사마귀가 생기면 피부가 돌출되는데, 그 이유는 피부 조직의 세포 크기가 커지기 때문이다. 주로 발바닥에 사마귀가 생기며 상당한 불편을 느끼게 된다.

⑨ 습 진

습진은 피부 상태가 급성 혹은 만성적으로 감염되어 있는 상태를 말한다.

처음에는 부스럼 같은 발진이 돋다가 짓무르면 딱지가 된다. 감염 부위에는 염증과 불편이 계속 뒤따른다. 감염 부위가 마른 상태로 각질이 벗겨지는 상태는 마른 습진이라 한다.

습진이란 감염 부위가 채 마르기도 전에 계속해서 진물이 나오는 상태를 가리킨다.

⑩ 발톱이 살 속으로 파고드는 증세

엄지 발톱의 측면이 피부를 뚫고 파고들어가는 증세이다. 치료에 방해가 되는 상처가 있는 경우라면 조직 내에 육아(肉芽)가 생겨서 발톱 끝과 측면에 계속 쌓이게 된다.

그렇게 되면 피부조직에서 출혈이 있고 감염되기도 쉽다. 때로 피부경결이 이런 현상을 방지할 수도 있다. 20대 미만에서 주로 발생한다. 발톱의 양 옆면이 살 속으로 파고들면서 통증과 염증을 일으킨다. 발톱을 너무 짧게 깎거나 측면을 깊이 깎을 때 일어난다. 직선으로 깎는 것이 원칙이다. 발톱은 가로(직선이 되도록)로 깎는 것이 제대로 깎는 방법이다. 얇고 부서지기 쉬운 발톱과 습한 피부에 이런 증상이 발생할 확률이 더 높다.

⑪ 발톱이 두꺼워지는 증상

발톱 세포를 만들어내는 중심에 문제가 생기면 발톱이 두터워지게 된다. 발톱이 오랫동안 신발과 마찰된다든지 사고로 발톱에 생긴 상처를 방치하면 발톱이 두꺼워진다.

하지만 한번 이렇게 된 발톱은 원상회복이 불가능하다. 발톱이 자라면서 이상 증세가 더해지기 때문이다. 새로 자라는 발톱은 불편하고 보기 쉽게 구부러지기도 한다. 노인 중에 이런 사람이 많다.

발톱 세포를 만들어 내는 메카니즘에 이상이 생기면 발톱이 두꺼워지거나 기형화 된다.

⑫ 곰팡이균에 감염된 발톱

조사상균증(爪絲狀菌症)이라고도 알려져 있으며 무좀에 동반되는 증상이다. 곰팡이균이 발톱에 침투하여 발톱이 두끼워진다.

여기서 증세가 더 심각해지면 발톱의 색깔이나 질감까지 변한다. 처음에는 발톱의 색깔이 희게 변하거나 노랗게 되면서 고약한 냄새를 동반하며 발톱 가장자리 표면은 오톨도톨하게 마치 모래 같은 질감 상태로 변한다.

이런 증세가 발견되면 되도록 빨리 치료하는 것이 좋다.

⑬ 족저 건막염

힐 바닥 중앙에서 약간 안쪽을 깊고 단단하게 누르면 매우 아픈 증상이 나타나는데 이 것은 발이 역학적으로 잘못 되었을 때 일어나는 증상이다.

이것은 발바닥 안쪽으로 깔려있는 건과 비슷하게 생긴 건막에 염증이 생겨서 나타나는 통증이다.

건막(Plantar fascia)은 발바닥 힐(hill) 뼈 안쪽에 볼록 튀어나온 부분에서 시작되어 발가락 쪽으로 삼각형 모양으로 넓게 펼쳐지는데 이때 발바닥 뒷꿈치가 다리에 비해 안쪽으로 구부러져 있거나(외반/프로내이션), 평발, 까치발, 또는 아킬레스건이 너무 수축되어 있는 경우, 서있거나 보행 시 이 건막이 아치의 무너짐으로 인해 이와 함께 늘어나게 되고 또 이 건막이 힐에 붙어있는 부분을 계속 잡아당기게 된다.

이로 인해 건막이 힐에서 떨어져 나오려하고 힐뼈는 이 건막을 더 강하게 붙잡아 주기 위해 더 많은 뼈를 만들어 주게 된다. 결과적으로 건막이 붙는 힐 주변에 염증이 생기게 되고 또 힐(hill)뼈 부위가 자라나게 된다.

예전에는 이 자라난 힐 뼈로 인해 통증이 생긴다고 믿었지만, 근래에는 건막이 부어서 통증이 생긴다고 믿고 있다. 심한 경우 통증이 힐 부위에서 발바닥 아치 쪽으로까지 번지게 된다.

의학적으로 염증을 가라앉히기 위해 코티존(Cortisone) 주사 또는 염증을 가라앉히는 복용약 등을 처방해 주거나 수술을 통해 건막을 늘려준다.

약이나 수술 없이 더 좋은 효과를 거둘 수 있는 방법은 오소틱의 사용이다. 건막 염증은 무너져 내리는 아치로 인해 건막이 늘어나 생기는 것이고, 아치의 무너짐은 대부분 발목이 안쪽으로 구부러지거나(외반/프로내이션) 아킬레스건이 너무 수축되어 있어 발생하는 것이므로, 오소틱으로 발목의 관절을 균형 있게 해 주거나 아킬레스건을 이완시켜 주고 동시에 아치 부분을 올려주면 완치될 수 있다.

⑭ 아치의 통증(평발, 까치발)

대부분의 아치 통증은 비정상적인 아치 구조로 인해 생기게 되는데, 아치 구조가 비정상적인 경우 아치 통증뿐만 아니라 발 전체는 물론 이로 인한 발목, 무릎, 척추, 목에까지도 문제를 유발할 수 있다.

비정상적인 아치를 크게 두 부류(평발과 까치발)로 구분할 수 있다. 아치의 불편함이나 통증이 생겼을 경우, 일단 그 통증이 족저건막염으로 인한 것인지 잘 구분해야 한다. 일단 족저 건막염이 아니라면, 발을 아치의 높이(평발과 까치발) 그리고 아치의 유연성(유연과 경직)에 따라 구분하여야 한다.

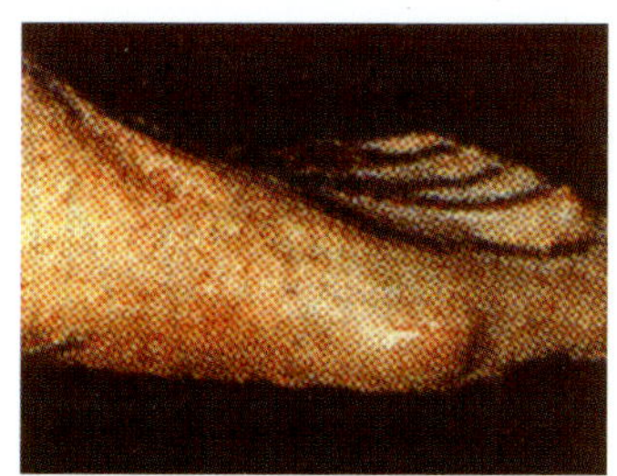

평발로 변형된 발

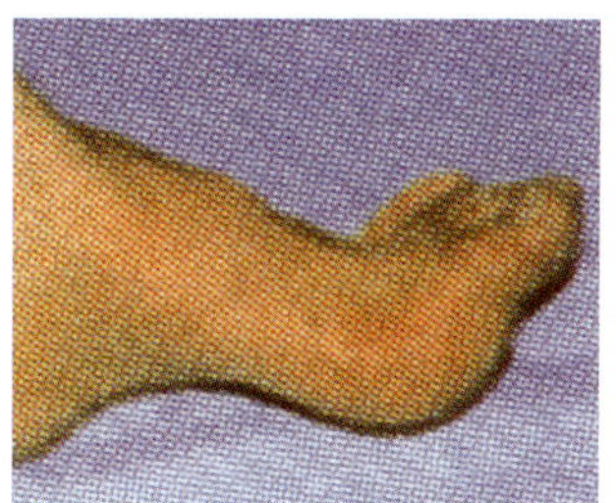

족궁이 지나치게 높아져 있는 까치발

■ 평발(pes planus = flat feet)

• 경직 평발

경직 평발은 아치 부분이 가라앉아 평평한 상태로 경직되어 있는 경우이다.

이 경우 발의 아치를 이루고 있는 관절들이 굳어져 있는 상태이므로 주저앉은 아치 부분에 정상적인 발보다 더 많은 힘을 싣게 되고 이로 인해 발의 아치 부분이 통증을 호소하게 되는 경우가 많다.

관절들이 이미 경직된 평발의 경우 수술도 좋은 치료 방법이 될 수 있다.

그러나, 단지 통증 때문이라면 수술보다는 교정판을 사용하여 발아치 부분의 충격을 덜어 주어서 통증을 줄여 주는 것도 수술 대신 한번 생각해 볼만한 치료 방법이다.

이런 경우 교정판은 아주 부드럽고 연한 재질로 만들어지게 되는데 그 이유는 이미 경직된 기형은 일반적인 방법으로 교정하기 매우 어렵기 때문이며, 치료의 초점이 교정보다는 충격을 줄여주는 것이기 때문이다. 경직 평발의 경우는 극히 드물고, 대부분의 경우는 매우 심한 관절염이 이미 발을 잠식한 경우라 말할 수 있겠다.

• 유연 평발

유연 평발은 발의 아치가 있으나 그 아치가 발에 힘을 딛고 서는 순간 무너져 내리는 평발을 말한다.

이 경우 발의 관절이 너무 유연하거나 불균형하게 배열되어 있어 발에 힘이나 충격이 가해질 때 아치가 무너져 내리는 것이다. 가장 좋은 치료 방법은 아치가 무너져 내리는 것을 막아주는 것이다. 오소틱으로 원래의 아치를 되찾아 주는 것이 가장 좋은 방법이라 하겠다.

■ 까치발(pes cavus)

• 경직 까치발

경직 까치발은 경직 평발의 반대라 말할 수 있다. 매우 높은 아치를 가지고 있지만, 힘이나 충격이 가해질 때 발의 아치가 그대로 있거나 극히 조금만 내려앉은 경우이다. 발아치 부분의 관절들이 매우 경직된 상태이고 대부분의 경우는 그 경직된 관절들의 배열 또한 매우 불균형하게 되어 있다.

발아치 관절의 불균형한 배열로 인해 아치 자체의 통증을 느끼기도 하지만 대부분인 경우는 발바닥 앞부분과 뒷꿈치 부위의 통증을 호소한다. 이는 아치 부분이 너무 높아 모든 힘과 충격이 아치보다는 발 앞과 뒷부분으로 몰리기 때문이다.

• 유연 까치발

매우 높은 아치를 갖고 있지만 힘과 충격이 가해질 때 아치가 정상적인 모양으로 되돌아오는 경우이다. 이 경우 아치 관절들이 많이 움직이기 때문에 아치 통증을 느낄 수 있다.

⑮ 메타탈살지아(metatarsalgia)

'메타탈살지아'는 '족저건막염' '부니온'과 함께 발 문제의 삼두마차라 할 만큼 발에 흔히 일어나는 증상이다. 대부분의 경우 발바닥 굳은살과 이로 인한 통증은 발의 구조상 두 번째나 세 번째 발가락 뒤에 발생하게 된다.

발바닥의 발가락 뒷부분 볼록 나온 부분은 다섯 개의 '메타탈살(metatarsal)'이라는 뼈의 머리부분으로 이루어져 있다. 여러 가지 이유가 있을 수 있지만, 어떤 이유로 해서든지 특정 '메타탈살' 뼈의 머리 부분이 다른 '메타탈살' 머리들보다 더 낮아지게 되는 경우, 그 특정 '메타탈살' 머리 부분이 더 오랜 시간 힘과 충격을 받게 되고 이로 인해 굳은살과 통증을 느끼게 된다.

■ 선천성 또는 후천성 기형

메타탈살 머리 부분이 선천적 또는 후천적으로 발바닥 쪽으로 낮게 기형화된 상태이다.

■ 긴 발가락

발가락은 엄지부터 시작해서 새끼 발가락까지 둥글게 포물선을 그려야 하는데, 이때 어느 특정 발가락이 주변의 발가락보다 너무 길 때 그 발가락의 바로 뒤에 있는 메타탈살 머리 부분이 발바닥 쪽으로 무너지게 된다.

■ 발가락이 발등 쪽으로 구부러진 경우

이 경우 그 발가락 바로 뒤에 있는 메타탈살 머리 부분이 발바닥 쪽으로 낮아지게 된다.

■ hammertoe (망치 발가락)

발가락이 구부러져 있는 경우를 '망치발' 이라고 하는데, 이 경우 구부러진 발가락 뒤에 있는 메타탈살 머리가 발바닥 쪽으로 낮아지게 된다.

'메타탈살지아' 증상은 발가락의 길이와 모양으로 추측할 수 있고, 메타탈살 머리 부분의 굳은살과 그 부분을 손으로 눌렀을 때의 통증 등으로 알 수 있다.

의학적으로 수술이나 약물 투여를 하지만, 오소틱을 사용하여 메타탈살 머리 부분을 원위치로 돌려놓아 통증과 굳은살을 간단하게 예방할 수 있다.

⑯ 몰튼씨 신경통(Morton's neuroma : 발가락 신경 위축증)

발가락이 갈라지는 부분의 신경은 메타탈살 머리들 사이에 있는데, 이 신경이 메타탈살 머리들에 의해 늘리거나 비벼지게 되면 매우 아픈 통증을 느끼게 된다.

이것은 이 신경이 메타탈살 머리에 의해 늘리거나 비벼져서 부어있는 상태이며, 또 신경은 신경대로 자신을 보호하기 위해 마치 종양처럼 더 크게 성장하게 된다.

결국 더 크게 성장한 신경은 메타탈살 머리에 의해 더 많이 늘리거나 비벼지게 되고 이렇게 해서 악순환이 거듭된다. 이것을 '몰튼씨 신경통' 이라 부른다.

다시 말해 몰튼씨 신경통은 발가락 갈라지는 부분(메타탈살 머리들 사이)에 있는 신경이 두 개의 메타탈살 머리들에 의해 늘리거나 비벼져서 생기는 신경의 염증이며 종양이라 할 수 있다. 몰튼씨 신경통은 주로 두 번째와 세 번째 또는 세 번째와 네 번째 발가락 사이에 많이 발생한다. 발 구조학상 메타탈살 머리들은 발바닥 쪽으로 낮아질 때 서로 가까이 모이게 되고 발등 쪽으로 높아질 때는 서로 떨어져 있게 된다.

즉, 발바닥 쪽으로 낮아져 있는 메타탈살 머리를 발등 쪽으로 올려 주는 것이 가장 좋은 치료 방법이라 할 수 있다.

몰튼씨 신경통의 증상은 발가락 사이에 시작되어 발가락까지 내려오는 쏘는 듯한 또는 감전된 듯한 통증과 다섯 개의 발가락들을 한꺼번에 꼭 쥐었을 때의 통증 등으로 알 수 있다.

의학적으로, 자라난 신경 종양을 잘라내는 수술을 하거나 부은 신경 부분에 항염증 약을 주입하거나 복용시킨다.

⑰ 부니온(bunion : 무지 외반증)

부니온은 엄지발가락이 발 바깥쪽으로 기형화(외반)되는 현상이다. 부니온은 유전적인 요소(비정상적인 걸음걸이 또는 비정상적인 발과 발목관절들의 균형)와 환경적인 요소(신발)가 함께 작용해서 발생하는 것으로 알려져 있다.

부니온의 경우 엄지발가락 관절이 구부러지게 되는데 그 원인은 대부분 아치의 기형화(평발 또는 까치발) 그리고 발모관절의 기형화(발목관절의 프로네이션-pronation 또는 수피네이션-supination)에서 찾아볼 수 있다.

아치와 발목관절의 기형상태는 매우 불편한 직립상태와 보행상태를 유발하게 되는데 이렇게 불편한 상태를 고치기 위해 직립 시 또는 보행 시 발가락을 잘못 사용하게 되어 발가락의 기형화를 초래하게 되는데, 엄지 발가락의 기형화를 부니온, 새끼 발가락들의 기형화를 망치 발가락(Hammer toe)이라고 한다. 일단 엄지발가락 관절이 외반되면 엄지 관절을 이루고 있는 뼈 사이에 물렁한 연골조직이 빠른 속도로 닳게 되고 결국에는, 뼈 사이 관절이 뼈로 가득차게 되어 관절이 굳어지고, 관절을 이루는 두 뼈가 서로 붙게 된다. 이런 경우 보행 시 이미 경직된 엄지 관절을 구부리기 위해 자꾸 자극하게 되면 큰 염증과 통증을 유발하게 된다.

의학적으로 부니온은 눈으로 보아 알 수 있고, X-ray를 찍어보면 관절 안까지 자세히 들여다 볼 수 있다. 부니온은 수술 후 거의 대부분 짧게는 3년에서 길게는 15년 안에 재발하게 되는데 수술 후에도 부니온을 유발시킨 원래의 아치와 발목 교정이 되어 있지 않아

역학적으로 부니온을 다시 유발하게 되는 것이다.

⑱ 세사모이드 염증(sesamoiditis)

엄지발가락 관절 발바닥 쪽에 두 개의 작은 뼈가 엄지 발가락 또 하나의 관절을 이루는데 이 두 개의 작은 뼈를 세사모이드(Sesanmoid)라고 한다.

이 세사모이드가 엄지 발가락과 이루는 관절에 염증이 생기는 경우가 있는데 이런 경우 수술 또는 약물 투여보다는 오소틱으로 손쉽게 통증을 덜어줄 수 있다. 세사모이드 염증의 원인은 부니온과 비슷하다.

⑲ 정강이 근육통(shin splints)

다리 앞 근육 군은 뒤 근육 군과 서로 견제하며 발목 균형을 유지하게 해준다. 앞 근육은 발등을 올릴 수 있게 하는 반면, 뒤 근육은 발등을 내려주는 역할을 한다.

보행 중 발이 뒤꿈치에서부터 착지한 후 발 앞부분이 내려갈 때 다리 뒤 근육이 수축하게 된다. 이때 발 앞부분이 너무 빠른 속도로 내려가는 것을 막기 위해 마치 줄다리기를 하듯이 다리 앞 근육이 뒷 근육을 견제하게 된다.

그러나 뒷근육이 너무 강한 경우 앞 근육이 더 많은 수축을 해야 함으로 앞 근육에 통증이 오게 되고 심한 경우 뼈에 붙어있는 앞 근육이 찢어지기도 한다. 걷기나 달릴 경우 발뒤꿈치가 땅에 닿을 때 통증이 가장 심함을 느끼게 된다.

뒷 근육을 늘려주는 신전 운동과 앞 근육을 강하게 해주는 배굴 운동을 권한다.

⑳ 건염(tendonotis – PT & achilles)

일반적으로 발에 많이 생기는 건염은 크게 아킬레스 건염과 PT(posterior tibialis) 건염이나. 아키레스 긴염은 발뒷꿈치 아킬레스건이 붙는 곳에 그리고 PT 건염은 PT건이 다리에서부터 내려오는 발 안쪽 복숭아뼈 뒤에서 시작해서 복숭아뼈 아래로 와 발 안쪽 아치 부분까지 통증을 느끼게 한다.

건염은 특정 근육의 이용도가 너무 높을 때 근육에 연결된 움직임이 상대적으로 많아져 건이 붓게 되는 것이다. 아킬레스건은 뒷꿈치를 올려주거나 발 앞부분을 내려줄 때 많이 사용된다. PT건은 발과 발목을 내반시켜 준다.

발과 발목이 너무 외반된 경우와 발의 아치가 평발인 경우 PT를 많이 사용하여 외반된 발과 발목을 정상 위치로 올려주게 된다. 이런 경우 PT건에 염증이 생길 수 있다.

㉑ 발바닥 외부 통증

발목이 너무 많이 내반되어 있는 경우 발바닥의 외부 부분에 비정상적인 힘과 충격이 가해지게 되는데 이로 인해 쉽게 피로해지거나 통증을 느낄 수 있다.

㉒ 발목이 약하거나 늘어난 발목인대

발목의 바깥쪽 인대는 안쪽 인대에 비해 매우 약하게 이루어져 있다. 이런 이유로 해서 대부분의 경우 발목 바깥쪽을 삐게 된다.

발목 관절이 발 안쪽으로 구부러져 있는 경우(내반), 쉽게 바깥쪽 발목을 삐게 되거나 인대를 늘려 놓게 된다.

㉓ 안짱걸음 · 팔자걸음

안짱 또는 팔자걸음은 대부분 발목 관절의 기형화(내반 또는 외반)에서 시작된다.

발목 관절의 기형은 발 아치의 기형을 초래하게 되며, 이로 인해 안짱 또는 팔자걸음을 유발하게 된다.

㉔ 목과 허리의 통증

발은 직립뼈의 기본 틀이다. 발의 균형이 깨어졌을 때 그 위에 서있는 뼈들(무릎과 척추)의 불균형을 초래할 수 있으며, 이로 인해 머리 통증과 요통 등을 유발할 수 있다.

오래된 두통과 요통 그리고 특별한 이유 없는 두통과 요통을 경험한다면, 한번쯤 발의 균형을 검사해 볼 필요가 있다.

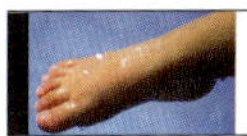 ## 1-4 신발과 건강 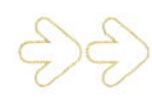

1 신발의 역사

신발은 순수한 우리말로서 신＋발의 합성어이고, 신과 발은 인류역사적으로 서로 불가분의 관계를 갖으며 인간생활의 필수도구로 변천해 왔다.

서양에서 신발은 BC 4000년경 동물의 가죽을 발에 감싸고 이집트 사막을 걷는 것에서부터 시작되었다고 전해진다. 신발은 지혜를 가진 인간의 당연한 문화적 유산임에는 재론의 여지가 없다. 가장 오래된 신발로 기원전 2000년경 고대 이집트에서 발견된 샌들인 '파피루스'가 있다. 재미있는 사실은 세계 신발의 역사는 판자를 발바닥에 고정시킨 고대 이집트의 샌들부터 시작되었다고 한다. 인간의 최초의 옷과 신발은 큰 나뭇잎이나 나무껍질이었고, 다음은 짐승을 잡아먹고 생긴 가죽으로 변천되었다.

열사를 막기 위한 샌들이 더운 지방에서 만들어졌지만, 최초의 폐쇄성 구두인 장화가 추운 지방에서 만들어진 것은 당연한 일이다. 한랭(寒冷)을 막기 위해 발에 감는 천 또는 나무껍질에서 양말이 생기고, 이것과 샌들의 결합에서 장화가 생겼다는 설이 있다.

에스키모인이 현재 신는 장화는 가장 처음에 생긴 장화의 모양에 가깝다. 또 설화(雪靴)나 양말이 진보되어 모카신이 만들어졌다는 설이 있으며, 모카신이란 말은 동(東) 알공킨족(族)의 방언이라는 설이 문헌에 있다. 모카신의 특색은 한 장 또는 두 장의 가죽으로 만들며, 구두 바닥과 등의 구별이 없는 원시적인 것이다. 모카신은 북아메리카의 인디언들이 즐겨 신었다.

신발의 굽(heel)은 기원전 4세기경에 만들어진 그리스의 분묘(墳墓)에 있는 그림을 보면 도살자 같은 남자가 발에 피가 묻는 것을 방지하기 위해서 굽이 높은 신을 신었음을 알 수 있다. 키가 크게 보이도록 하는 수단으로 붙인 힐은 그리스시대에 무대 배우가 신은 코토르노스에서 기원을 찾을 수 있다. 그러나 그것은 현재의 힐과는 달라 구두의 앞과 뒤축 부분의 높이가 같았고, 높은 굽의 구두가 생긴 것은 근세 이후인데, 그것은 바닥 가죽의 손상을 방지하기 위해서, 또 키가 크게 보이도록 하기 위한 필요 외에 승마용 장화에서는 박차를 가할 수 있게 하기 위해 만들어졌다.

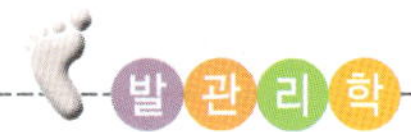

높은 굽의 구두가 맨 처음 나타난 것은 16세기 후반이며 17세기부터 일반화되었다. 중세에는 구두 바닥에 목제 굽을 붙였는데 직접적으로 원조(元祖)가 된 힐은 르네상스시대에 상류사회 여성들이 신었던 초핀이었다고 한다. 처음의 힐은 높이가 2.5cm였다.

우리가 살고 있는 한반도의 경우 신석기시대부터 발의 보호를 위해 신발이 고안되었을 것으로 추정되어진다. 우리 선조들은 오래 전부터 짚, 가죽, 헝겊, 금동, 청동제 등 다양한 소재를 이용하여 신발을 만들어 사용했다.

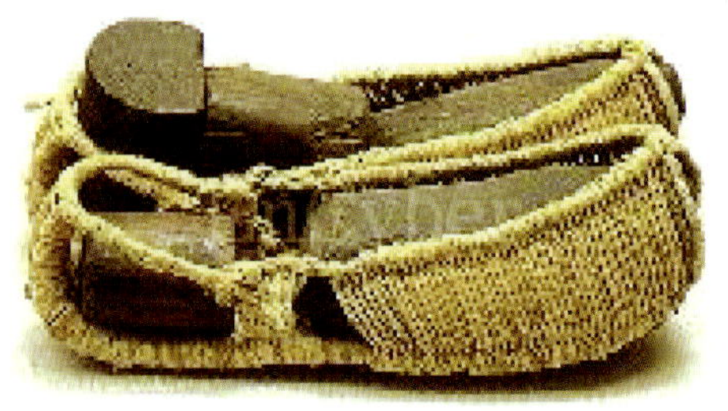

짚 신

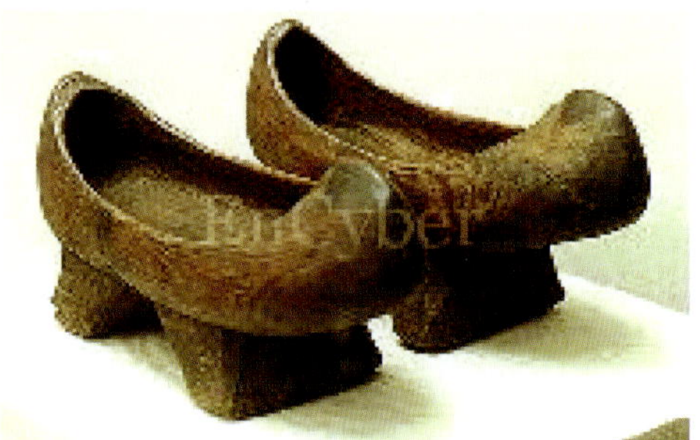

나막신

한반도에서 발견된 가장 오래된 짚신으로는 1995년 부여에서 출토된 것으로, 재질이 짚이 아니라 물가에 나는 '부들' 이었다. 출토 당시에 신발의 길이가 30cm, 너비가 10.7cm에 달하여 화제가 되기도 했다.

신발의 형태와 장식은 인간의 예술 성향을 반영하기도 했다. 기후와 성향에 따라 좌우되기도 하고, 신분이나 계급, 명예를 반영하기도 했다. 삼국시대에는 지배 계급은 목이 긴 가죽신을 즐겨 신었으며, 중간 계급이나 피지배 계급은 짚신이나 목이 없는 가죽신을 삼아 신었다고 한다. 우리가 요즘 추억의 유물로 떠올리는 검정고무신을 최초로 신은 사람은 '순종왕' 었다고 한다. 최초의 고무신은 고무를 재료로 하여 폭이 넓고 굽이 낮으며 남자 고무신은 갖신을, 여자 고무신은 당혜라는 신발을 본떠서 만들었다고 한다.

우리나라에는 1919년 '이하영' 이 '대륙고무주식회사' 를 처음 창설하였다고 하며, 한 때 왕자표 고무신은 아주 유명했었다.

짚신, 미투리, 갖신, 나막신을 신을 때 고무신이 처음 등장하자 크게 인기를 끌었으며,

특히 방수가 잘되어 아주 실용적이었고, 1938년부터 한국전쟁 이후까지 크게 전성기를 이루었다.

　1960년경부터 고무신의 단점을 보완하고 발의 피부와 위생적인 면을 고려하여 운동화가 생산되었고, 그의 대중화 및 구두의 생활화로 신발의 변천사에 커다란 획을 그었다.

　신발에 관련된 유명한 동화로 신데렐라 이야기가 유명하다. 신데렐라 이야기를 살펴보면 주인공의 유리구두가 등장한다. 하지만 프랑스판 원본에서는 유리구두가 아니라 모피구두이다. 이는 프랑스어로 흰 모피가 'vair'이며 유리를 뜻하는 단어가 'verre'인데 두 단어가 서로 혼동되어 일어난 것이라고 한다.

　세계적으로 현재 미국인, 영국인, 독일인, 프랑스인, 이태리인 순으로 신발을 많이 소비한다고 한다.

　우리나라의 신발 관련 제품은 세계적으로 특히 운동화는 가장 우수한 품질의 제품을 만들어 수출하고 있다. 또한 가장 많이 소비되는 신발 역시 남녀노소 구분이 없는 운동화이며, 디자인의 큰 변화는 없지만 기능이 추가되거나 패션적인 요소가 가미되면서 여전히 운동화의 선호도가 높다. 최근 개성이 뚜렷한 신세대를 중심으로 세련된 디자인과 편안한 자유로움으로 힙합 등 새로운 장르의 문화가 신발 패션의 다변화를 추구하고 있는 추세이다.

2 신발의 기능

① 근육 활동성

　신발은 맨발의 활동에서 보다 월등한 근육의 활동성을 나타낸다. 특히 하지근육의 활동량은 비복근의 경우 200% 이상, 전경골근의 경우 90% 정도, 내측광근의 경우 50%, 대퇴이두근의 경우 5% 이상 증가되는 것으로 나타난다(캘거리대학교 생체역학연구 결과).

　물론 이러한 근육활동성은 인체공학적으로 설계된 고급 신발을 착용했을 때의 연구 결과이다.

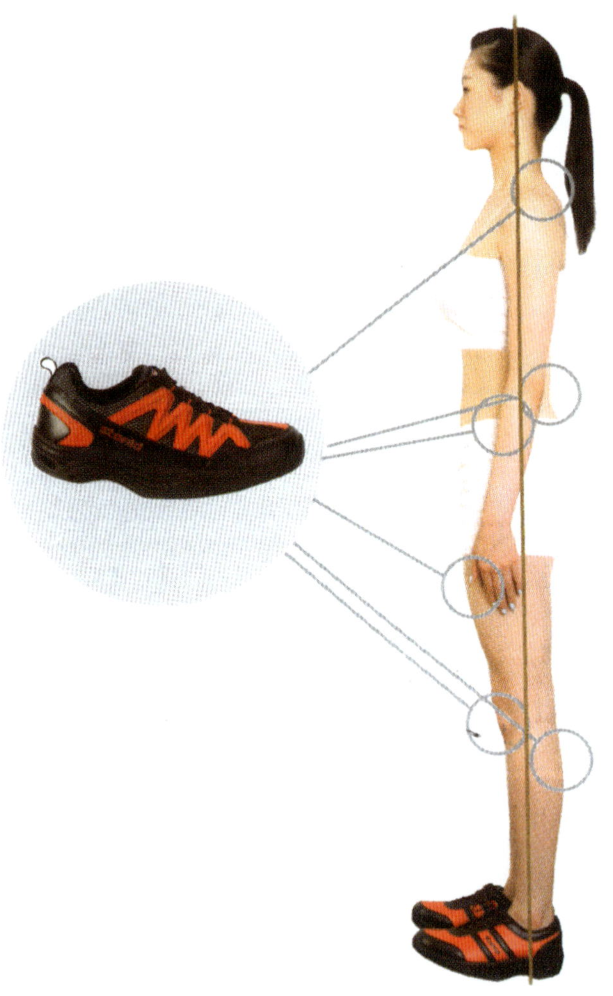

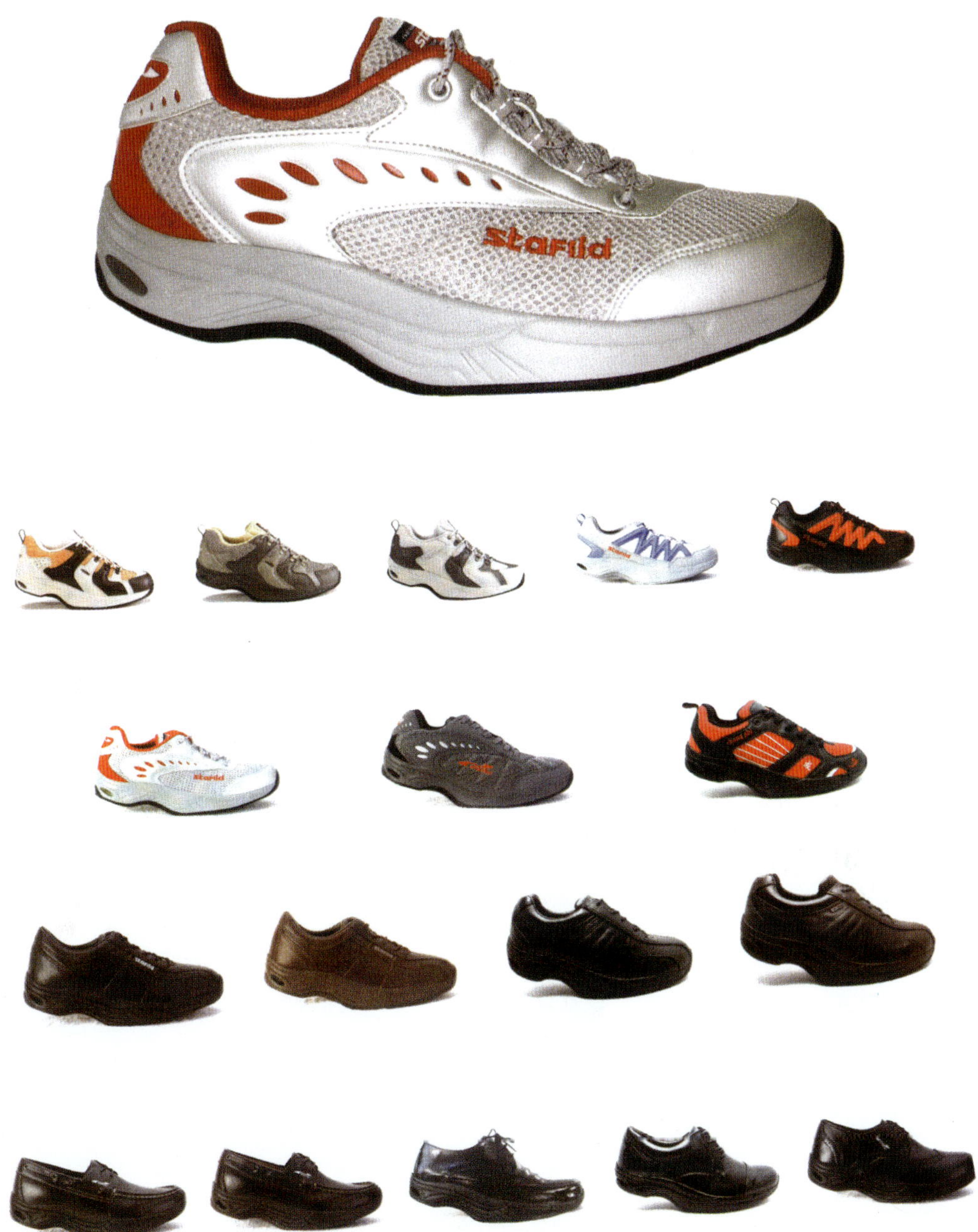

정장구두에서 활동화, 운동화의 종류

② 족관절과 슬관절의 부하 감소(충격흡수작용)

보행과 착지 시 체중과 지면으로부터의 충격을 효율적으로 흡수하므로서 무릎과 발목에 가해지는 충격과 부하를 감소시킨다.

맨발 또는 일반적인 신발을 착용했을 때 발목에서 받게 되는 보통의 부하를 통상적으로 20~50%까지 충격을 완화시켜 주며, 무릎 관절의 경우는 20~25%까지 완화시켜 주는 것으로 나타난다(인체공학적 설계로 제작된 기능성 신발을 착용하였을 경우).

③ 이동성과 추진력 향상

보행 시 인체의 이동성과 추진력은 신발을 착용하였을 때 현저하게 향상된다. 이는 신발의 역학적 구조가 발목의 유연성과 착지성을 보완시켜 주기 때문이며 무릎의 신전과 지면의 반력작용에 의해 추진력 또한 강화된다.

스포츠에서는 기능성 신발의 특성에 따라 운동력, 경기력 향상에도 영향을 미친다.

④ 발의 보호

신발은 발의 부상과 상처를 예방하고 각종 자연적인 위해 요소로부터 발을 완벽하게 보호하는 기능을 가진다.

특히 발에 위해가 발생했을 때 치명적인 위험을 가진 당뇨병, 혈우병 환자에게는 특수한

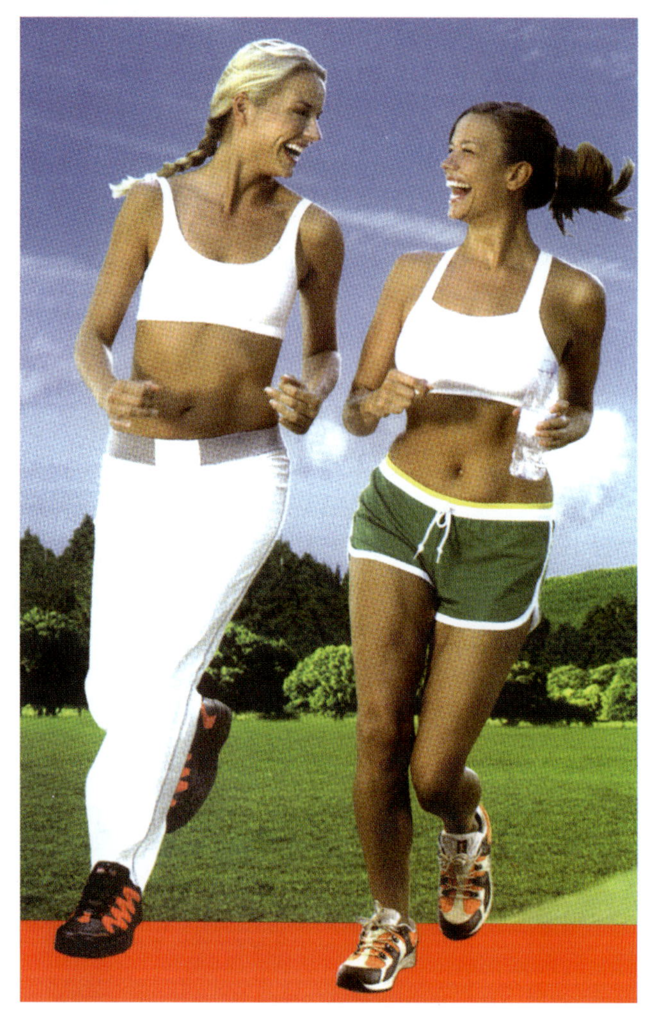

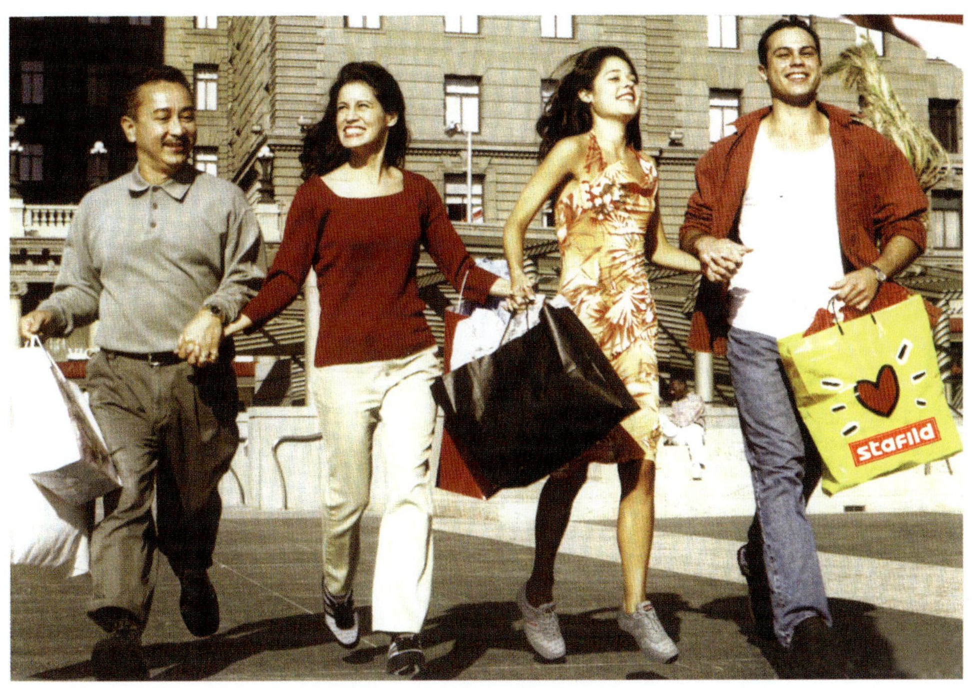
현대인에게 신발은 패션의 일부이다.

신발로부터 발의 보호를 받지 않으면 안된다. 스포츠나레지에서도 이와 같은 특수한 보호 기능을 가진 신발의 기능은 매우 중요하다. 발의 해부생리학적 보호 기능은 족궁의 하수나 발가락의 변형, 기형의 예방에도 중요하다.

⑤ 생체역학적 보호기능

생체역학적으로 발은 척추와 골격기관에도 큰 영향을 미친다. 척추측만증을 예방하고, 역학적 항상성을 유지시키며, 신체 불균형에 따른 근골격계의 변형을 예방하고 회복하는 기능을 가진다.

⑥ 신체 발런스 유지기능

맨발로 서있을 때 또는 높은 굽 구두의 착용으로 나타나는 신체의 쏠림을 바르게 회복 해주는 중심유지기능과 교정기능을 함께 가진다.

신발을 통해 잘못된 자세를 정상적으로 치료하는 오소덕스가 최근 폭넓게 활용되고 있다.

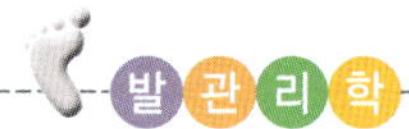

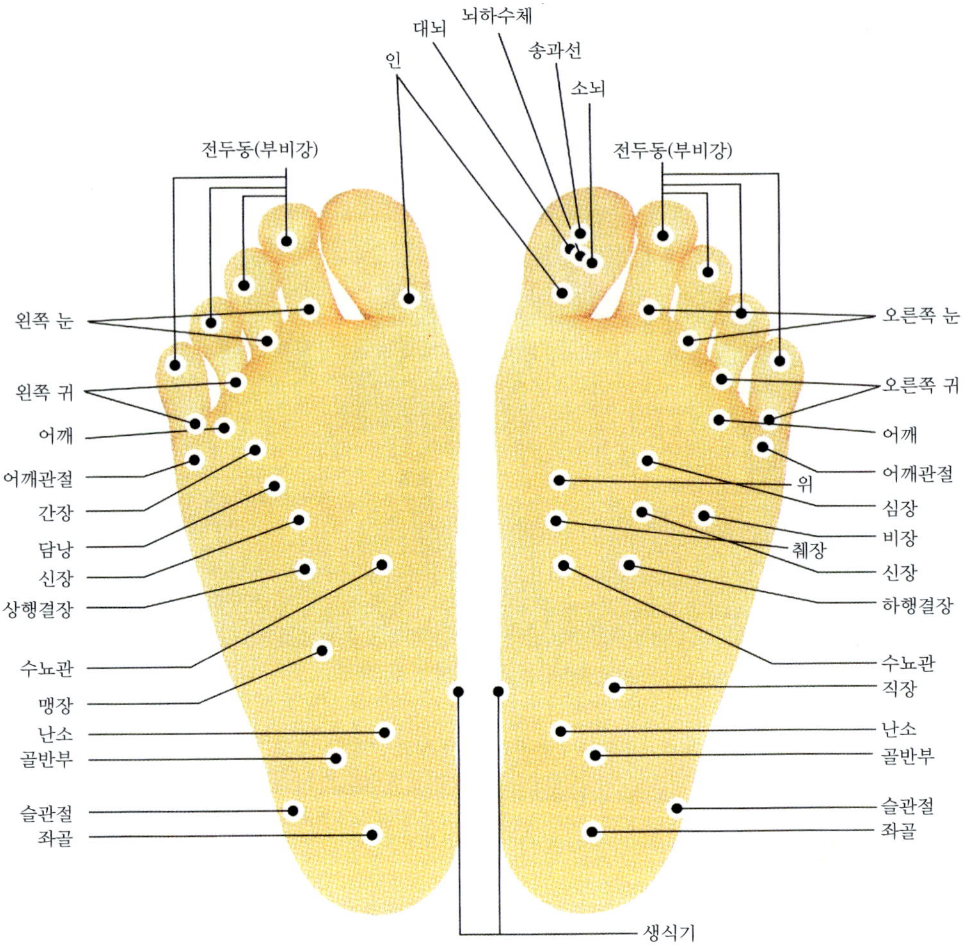

신발은 발바닥의 반사구를 고르게 자극한다.

앞, 뒤 좌우로 기울어진 신체 균형이 신발에 의해서 발런스가 유지되는 생체역학적 연구가 발표되었다.

⑦ 반사구 지압기능

발에 내재된 신경학적 반사구가 고르게 자극을 받아 생리학적 기능이 활성화된다. 발의 반사구는 순환기계, 내분비계, 소화기계, 근골격계 등에 영향을 미친다.

⑧ 통증 완화 효과

인체공학적인 설계로 제작된 신발은 역학적 불균형에 의해서 유발되는 허리와 목, 등, 어깨의 통증을 완화시키고 해소하는 효과를 나타낸다.

높은 굽 신발은 신체의 무게중심을 강제적으로 이동시키기 때문에 복근이 약한 사람은 상체를 앞으로 전만시키고 엉덩이를 뒤로 후퇴시킨다. 이러한 자세는 신체 여러 부위에 통증을 일으킬 수 있다.

⑨ 비만 예방기능

특수기능성 신발을 착용하였을 경우, 비만을 개선시킨다는 학계의 공식적인 연구 결과가 발표되었다.

신발 착용 후 기간이 경과됨에 따라 지방이 감소되는 현상은 뚜렷이 나타난다. 체중과 체지방량, 내장지방레벨, 내장지방 면적, 피하지방량 등이 서서히 감소된다는 사실이 생체역학적 연구 결과로 확인되었다.

⑩ 워킹 효과

맨발에서의 착지 불균형을 자연스러운 3박자 착지오행으로 개선시키고 체중을 고르게 분산시켜 주는 작용에 의해 올바른 보행 습관과 자세를 유지시켜 준다.

■ 신발을 선택하는 방법
- 합성소재가 아닌 천연소재로 제작된 신발
- 밑창이 유연하고 탄력적인 소재로 설계된 신발
- 굽높이가 3cm 이하로 안정되게 설계된 신발
- 밸런스 중심이 안정된 설계로 제작된 신발
- 미끄럼 방지 설계를 채택할 것
- 보행 시 체중과 지면의 충격을 흡수할 수 있는 설계로 제작된 신발
- 통풍 땀의 흡수가 용이할 것
- 발바닥의 자연적인 지압효과로 설계된 신발
- 앞뒤 좌우의 굴곡성과 유연성이 설계된 신발

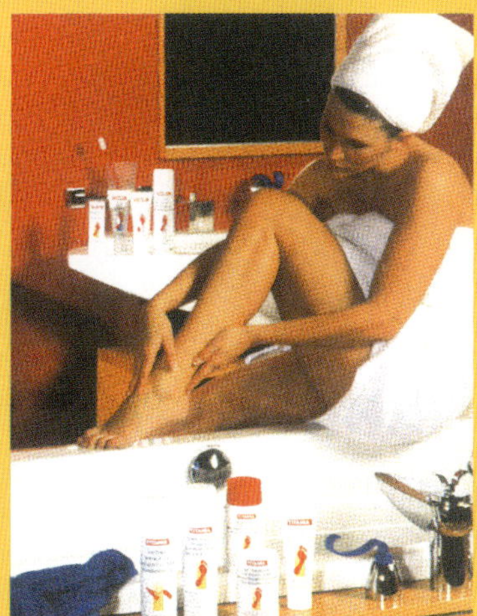

Part Ⅱ

페디큐어

페디큐어 (Pedicure)

 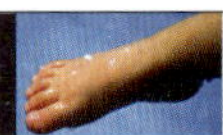

2-1 페디큐어의 기본 개념 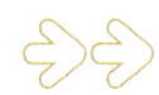

1 페디큐어의 정의

페디큐어(pedicure)란 발(페디：pedi)과 관리(care)의 합성어로 발톱과 발 피부를 다듬고 가꾸어 주는 서비스 직능을 포괄적으로 정의하는 개념을 말한다.

① 용어의 개념

페디큐어의 페디(pedi)는 라틴어의 페누수(penus), 즉 발을 의미하는 뜻의 어원을 가진 영어 foot의 동의어이고, cure란 영어의 관리, 보호의 뜻을 가진 케어(care)의 동의어로서 발피부를 다듬고 가꾸어 주는 전문적이고 독립적인 직무와 기능을 통해 제공되는 서비스의 총칭으로 발관리전문가를 페디큐리스트(pedicurist)라고 한다(한국발관리협회 정의).

반면 네일(nail)은 보편적으로 발톱과 손톱을 지칭하지만 손톱 화장만을 전문으로 하는 직업을 매니큐리스트(manicurist)라고 한다.

② 페디큐어의 직무와 범위

직 무 범 위	업 무 내 용
발톱 가꾸기	발톱 다듬기, 발톱 가꾸기
	발소독 / 발톱정리 / 큐티클정리 / 다듬기 / 표면정리 / 팔리쉬 / 아트 / 디자인
발피부 가꾸기	발피부 다듬기, 팩, 화장
	발 소독 및 풋 스파 / 피부 다듬기 / 팩 / 영양 / 마사지
발의 보호	스트레칭, 패드, 패치, 교정판, 기능성 신발

③ 페디큐어의 역사

근대의 과학적 발톱과 발 가꾸기 역사의 효시는 1800년대로 유럽에서 시작된 전통적 방식의 팔리쉬(에나멜), 즉 손톱 가꾸기에서부터 비롯되었다.

이후 1900년대 초 영국에서 미국으로 전파된 매니큐어는 기구와 에나멜, 컬러의 개발로 빠르게 발전 · 보급되기 시작하였으며, 대중적 수요에 힘입은 매니큐어 산업계는 다양한 에나멜과 컬러, 브러시, 파일, 네일팁, 아크릴릭, 인조 손톱 등을 개발하였다.

1957년 미국인 헬렌 컬리는 미용전문학교에 매니큐어와 페디큐어에 관한 학과목을 개설하였으며, 이를 통해 매니큐어와 페디큐리스트의 전문화시대가 열리게 되었다.

국민 소득과 문화 수준의 향상에 힘입어 선진 각국의 매니큐어와 페디큐어 산업은 급속도로 커다란 발전을 이룩하게 되었으며, 전문 숍과 전문학교가 개설되고 미국 뉴욕주정부에 의해 세계 최초의 네일 기술 면허 제도가 도입되었다.

이상에서 살펴본 바와 같이 페디큐어는 매니큐어와 함께 발전하면서 전문성을 인정받게 된 틈새 미용분야이다.

21세기 뷰티산업은 헤어, 피부 관리, 매니큐어, 페디큐어와 마사지 등 직능별로 다각화되는 단계에 있으며 제도화가 모색되고 있다.

④ 페디큐어리스트(pedicurist)의 자세

■ 고객과 자신을 보호하는 5대 수칙

- 소독과 위생관리를 철저히 해야 한다. 고객의 발과 시술자의 손은 물론 감염과 전염의 경로가 되는 모든 기구와 재료를 반드시 소독하지 않으면 안된다.
- 소모성 또는 전염성 질환, 세균성 바이러스, 중증 장애, 출혈성 질환 등에 노출된 고객에 대한 관리는 절대 삼가야 한다. 특히 당뇨병 환자의 발을 관리하는 것은 고도의 전문성과 주의를 요하므로 이 또한 삼가야 한다.
- 무좀(발톱 무좀과 세균 무좀, 습진)균은 쉽게 전염이 되기 때문에 이에 노출된 고객은 완전한 치료가 이루어질 때까지 대체 관리(페디큐어가 아닌 매니큐어 또는 지압이나 마사지 서비스)로 고객에게 신뢰를 주어야 한다.
- 숍의 조명이 어둡거나 밀폐된 공간에서 근무하지 말아야 한다.
- 시술 시 가운을 착용하지 않거나 숍 이외의 장소에서 관리를 해서는 안된다.

☑ 피부의 구조와 특성

① 피부의 기능

외피계는 생체의 보호, 체온 조절, 배설, 감각, 비타민 D 생성 등에 관여한다. 피부는 인체 내부 환경의 항상성과 각 기관 세포의 정상적인 활동을 위해 협력한다.

■ 보호(protection)

피부는 인체에 침입하는 어떠한 물질 등을 막아내는 역할을 한다. 표피에 있는 케라틴화 된 세포의 여러 층에 의해 인체 내외로 수분 및 수용성 물질의 확산을 차단하는 물리적 장벽을 형성하는 것이다.

■ 체온 조절

높은 환경온도나 운동을 통해 인체는 항상 일정량의 열을 방출하기 때문에 체온은 정상적으로 유지된다. 체온이 상승하면 진피의 소동맥 벽이 확장되어 인체의 표면으로 보다 많은 양의 혈액을 흐르게 하여 내부의 열을 외부로 빼앗기도록 하는 것이다.

반대로 추운 환경에서는 진피의 소동맥이 수축되어 체열을 보존하게 한다. 소동맥의 수축은 외부로 빼앗기는 열을 감소시키기 위해 체 표면으로 흐르는 혈류의 양을 줄이게 된다.

■ 배설(excretion)

땀 분비 기능은 생체를 냉각시키는 외에 배설의 기능도 있다. 소량의 질소 노폐물, 칼슘, 젖산 및 염분 따위가 체외로 배설된다.

인체가 요구하는 변화에 맞추어 땀의 양과 성분은 변한다.

■ 감각(sensation)

피부에는 신경종말과 특수한 수용기가 있어 외부환경과 관계된 많은 정보를 수용해 낸다. 온도 변화, 빛의 접촉, 압력, 통증성 외상 등은 모두 외피계의 수용기를 자극하고 이들 수용기는 특별한 사항에 대해 중추신경계를 통해 이에 대한 적절한 작용을 일으키도록 한다.

■ 비타민 D의 생성

피부는 비타민 D를 생산하는 특수한 기능을 가지고 있다.

외피에 햇빛을 쬐면 피부에 있는 스테롤(sterol ; N-dehydru chulesterol)의 일종이 변환되어 비타민 D_3를 생성시킨다. 비타민 D_3는 생체 내의 칼슘과 인의 수준을 유지시키는 데 관여한다.

② 피부의 구조

■ 표 피

표피는 편평상피세포가 중첩되어 있는 얇은 층으로서 그 두께는 신체의 부위에 따라 차이가 있다. 발바닥의 경우 0.7~1.3mm 정도로 가장 두텁고, 입술이나 눈 주위의 표피는 0.1mm 미만으로 가장 얇다.

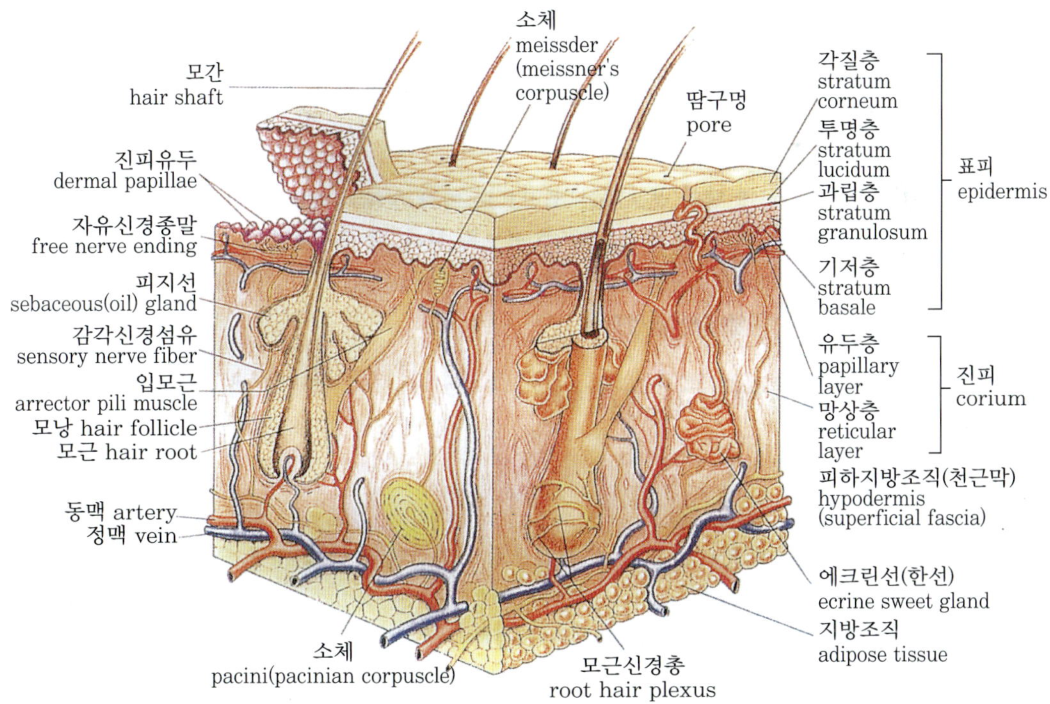

손 또는 발바닥의 지문(趾紋)은 여러 개의 형을 나타내며 유전되기 때문에 개인생체인식에 사용되기도 한다.

피부의 색은 색소와 혈관의 상호작용으로 형성되고 색소는 멜라닌, 카로틴(carotene) 및 혈색소가 있다.

■ 진피(drmis)

표피 아래의 두껍고 단단한 층으로서 0.3~2.4mm 정도의 강한 섬유성 결합 조직이다.

■ 피하지방조직(hypodrmis)

천근막이라고도 하고 진피와 근육을 덮는 심근막 사이의 지방성 결합 조직인 얇은 층을 말한다. 피하 지방조직의 지방세포수는 성별이나 연령, 영양 상태, 신체 부위 등에 따라 차이가 있으며 지방세포가 적당히 분포되어 있을 때 인체의 모습이 균형을 이룬다.

■ 피부의 선

피부에는 한선(sweat gland)과 피지선(sehaceous gland)이 광범위하게 분포되어 있다. 한선은 땀의 분비와 배설, 체온 조절 작용 등에 관여하고 발바닥을 비롯, 손바닥, 겨드랑이, 음낭, 대음순 등에는 잘 발달되어 있으나 귀두부, 결막 등의 피부에는 존재하지 않는다. 땀의 분비량은 1일 700~900g 정도이다.

■ 털

털의 형태는 인종과 성별, 연령에 따라 차이가 있지만 기능에는 영향이 없다. 두피는 가장 많고 음부와 가슴, 팔과 다리 등에 분포되어 있으나 발바닥과 손바닥 유두, 입술 등에는 전혀 존재하지 않는 특징이 있다.

털의 수명은 보통 3~5개월 정도이고 털이 완전 성장하는 데는 3~5년이 소요된다. 머리털, 수염, 음모, 겨드랑이 털의 상징기는 길고 눈썹의 성장기는 짧다.

털은 털유두의 혈관에서 영양을 공급 받는다.

우황은 머리카락 털에 윤기를 나게 하고 단백질이나 비타민 A가 부족하면 머리카락이 부서지거나 갈라지기도 한다.

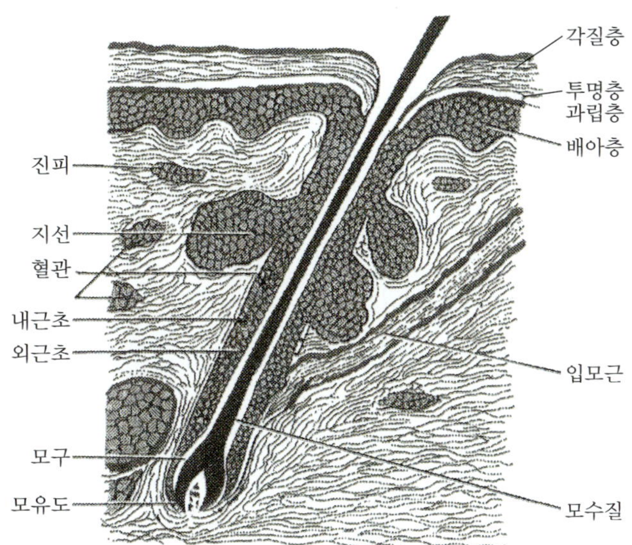

■ 땀 샘

인체의 땀샘은 200~500만 개 가량이며 발바닥과 손바닥, 이마 등에 주로 밀집되어 있다. 땀의 분비와 배출은 긴장, 공포감 등에 의한 신경자극과 기온이나 운동, 자극적인 음식물의 섭취, 또는 의약품 등에 의해서 유발된다.

땀의 역할은 체온 조절과 피부의 산도 유지 및 신장을 돕는 일을 수행한다.

땀의 성분은 99%의 수분과 1%의 나트륨, 칼륨, 염소, 철, 아미노산 등을 함유하고 있다.

• 에포크린샘 : 진피층과 피하지방 사이에 위치한 작은 땀샘으로 맑은 색의 땀을 배출하며 3.8~5.6Ph의 산도를 유지시킨다.

• 아포크린샘 : 겨드랑이, 성기 주위, 유두 주위 등에 분포한 큰 땀샘으로써 소량의 유백색 땀을 배출하며 5.5~6.5Ph의 산도를 유지시킨다.

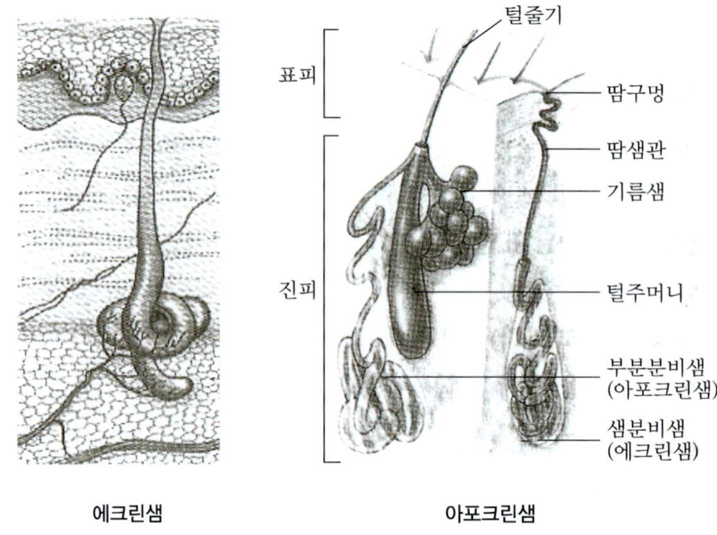

에크린샘   아포크린샘

❸ 네일(nail : 손톱, 발톱)의 구조와 특성

① 발톱의 구조와 명칭

발톱의 구조는 뿌리(조근 : mail root)와 몸(조체 : nail bady), 끝(조연 : free edge)의
3부분으로 나누어진다.

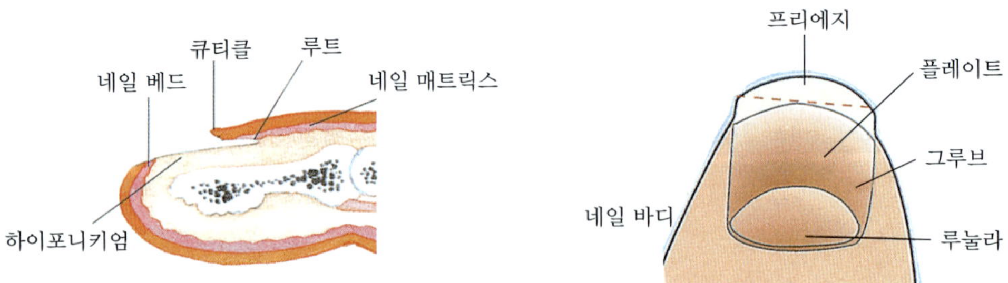

■ 뿌리(조근 또는 root)

발톱이 자라는 성장 뿌리를 말한다. 피부 아래 5mm까지 들어가 있는 조근은 발톱조기의 근원이다. 여기에서 새로운 발톱 조직이 자라나면서 오랫동안 각질화된 발톱을 밖으로 밀어낸다. 네일을 떠받쳐 주어 영양을 공급하는 베드(bed：조상)와 각질 세포의 성장을 조정하는 조모(matrix)이다.

■ 몸(조체 또는 body / plate)

발톱 전체를 일컫는 명칭이며 주성분은 케라틴으로서 여러 층으로 두텁게 형성되어 있다.

■ 끝(조연 또는 edge)

발톱이 자라난 끝 부위를 나타내며 각질화되어 잘려나가야 될 부분에 해당한다.

② 네일 주위의 구조

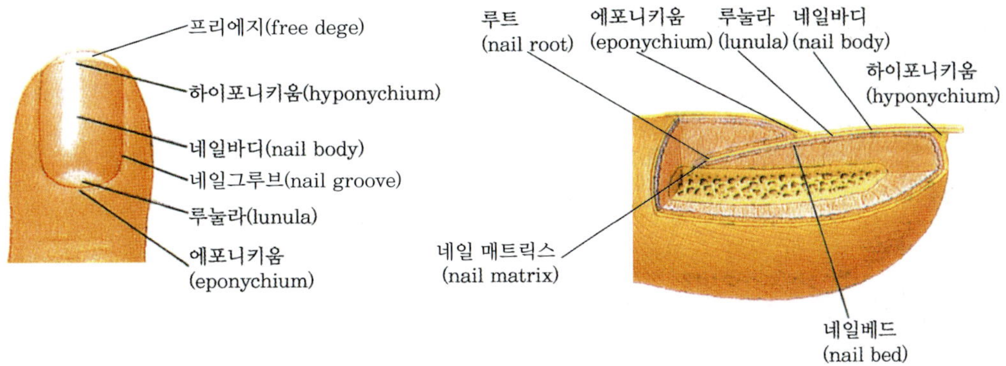

■ 큐티클(cuticle : 조피)

발톱의 뿌리를 보호하고 있는 주위 피부를 말한다. 발톱 다듬기할 때 큐티클을 함께 정리한다.

■ 그루브(Groove : 조구)

네일의 양측면에 깊이 패인 부위의 피부와 경계를 이루고 있는 네일 부위를 지칭한다.

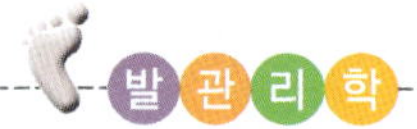

■ 페리오니키움(peropnychium : 조상연)

손톱 주위에 분포된 피부를 나타내는 뜻이다.

■ 에포니키움(eponychium : 조피)

루눌라를 덮고 있는 발톱 피부의 연장된 끝 부분을 말한다.

■ 루눌라(lunula)

네일(발톱)의 뿌리(조근)에서 시작되는 완전 케라틴화 되지 않은 상태의 하얀색 부분을 일컫는다.

③ 네일의 특성

■ 성 분

네일에는 신경과 혈관이 분포되어 있지 아니하며, 아미노산과 시스테인의 함유된 각질화된 케라틴으로서 15% 정도 전후의 수분이 포함되어 있다.

■ 성 장

네일(손톱과 발톱)은 매월 3mm 가량 자라나며 완전 교체되기까지는 약 반 년 정도가 소요된다.

그러나, 네일의 성장은 질병이나 흡연, 스트레스 등 각질 세포의 성장점인 조모(매트릭스)의 손상으로 발육이 더디어지거나 변형을 일으킬 수 있다.

■ 기 능

손톱과 발톱은 피부의 말단인 발가락과 손가락을 보호해주기 위해 각질화된 세포로서 병원균의 침입이나 각종 기구로부터 인체를 보호하는 기능을 가지고 있다.

■ 모 양

무지(拇指)의 발톱은 타원형, 사각형, 원통형, 삼각형, 원형으로 구분할 수 있다.

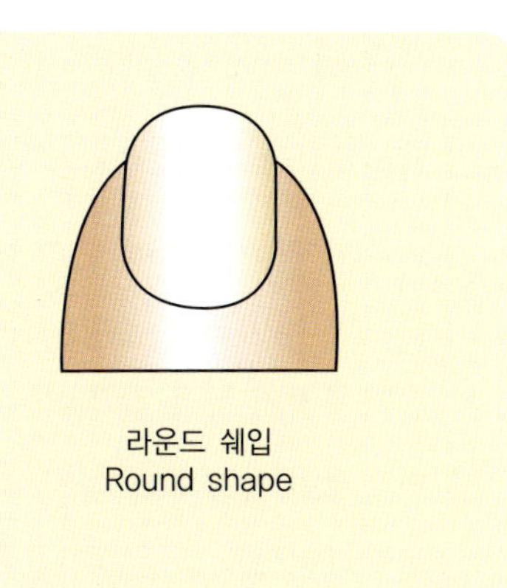
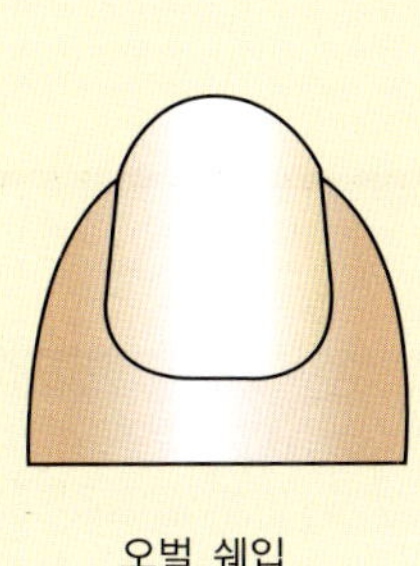
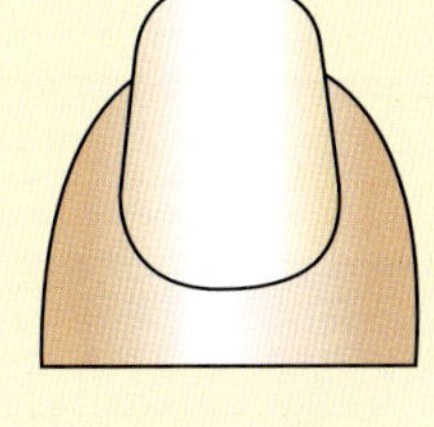

네일(nail : 발톱)의 모양

4 위생과 소독

① 위 생

위생은 공중과 개인의 건강을 보호하고 질병을 예방하기 위해 공중위생관리법에서 엄하게 법률로 조정하고 있다.

페디큐리스트는 고객의 피부와 각종 화학 제품과 기구를 접촉해야 하는 직무와 업무 내용으로 인해 위생관리에 소홀히 할 경우 자신도 모르게 전염성 질병에 감염될 수 있다.

■ 환경 위생

숍(shop)의 시설과 환경이 위생의 기본요소이다.

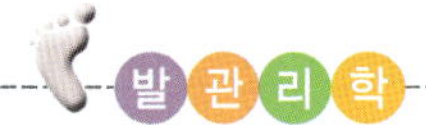

고객과 관리자, 경영자의 건강을 보호할 수 있는 위생관리 기준을 준수해야 한다.

- 칸막이 또는 밀폐시설을 갖추는 것은 공중위생관리법에 저촉된다.

- 외부의 공기가 들어오고 내부의 공기가 나갈 수 있는 환기구 장치나 공기 중의 미생물이나 바이러스 곰팡이균을 살균 또는 유해냄새를 탈취할 수 있는 공기정화기, 또는 공기청정기 등을 갖추어야 한다.

- 소독제와 살균제가 항상 비치되어야 한다. (은용액, 포르말린, 알코올, 소디움 하이포크로라이트)

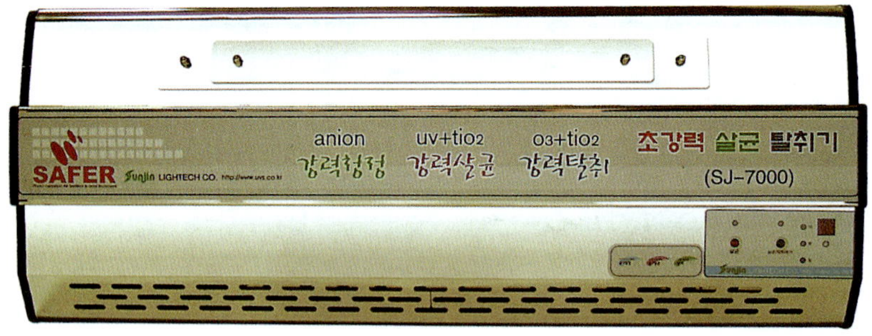

공기 중의 미생물 살균, 탈취기능을 가진 공기정화기 (선진라이테크)

- 기구를 살균할 수 있는 자외선 살균기를 비치하고 사용한 기구와 사용하지 않은 기구를 구분하여 보관할 수 있는 소독기를 비치하여야 한다.

- 숍 실내의 조명은 60룩스 이상이 유지되도록 하여야 하다.

- 정기적인 위생 점검을 반드시 의뢰하여 검사를 받아야 한다.

■ 개인 위생

　개인 위생은 고객에게 전문인으로서의 품위와 신뢰감을 주는 대단히 중요한 요소이다. 또한 외부의 감염이나 침입으로부터 자신을 방어하고, 전염성 질병이나 질병인자에 노출되지 않기 위해서는 반드시 개인위생 관리에 유의하지 않으면 안된다.

- 마스크의 착용 : 마스크는 각질의 분진뿐만 아니라 공기 중의 각종 유해입자를 차단

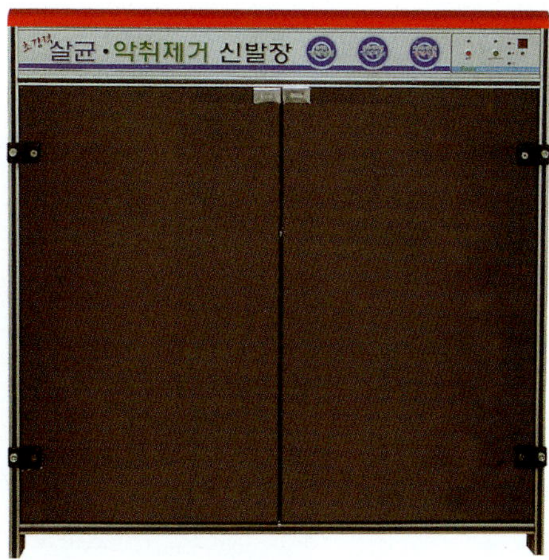

위생업소의 신발장은 살균, 탈취기능을 가진 제품을 사용하는 것이 공중보건 위생에 적합하다.

하고 에나멜과 용매, 용질, 접착제 등의 화학성분에 기관지나 호흡기가 직접적으로 노출되는 것을 방지하는 효과가 있다.

• 가운 : 가운은 고객에게 신뢰감과 안정감을 주면서 작업의 능률과 효율성을 높일 수 있다. 전문인으로서 긍지와 일반의 인식에도 긍정적인 영향을 줄 수 있다.

• 손의 소독 : 시술 전후에는 반드시 손을 소독해야 한다. 특히 눈에 띄지 않는 무좀이나 세균에 노출되었을 때에는 지체없이 소독을 실시하여야 한다.

• 기구의 소독은 스스로를 방어하는 최선의 방법이다. 소독과 살균을 통해 세균에 대해 노출되거나 세균 감염이 일어나지 않도록 유의한다.

• 개인용 기구의 관리 : 자신만이 사용하는 기구를 갖춘다. 기구를 여럿이서 공동 사용할 경우 자칫 관리의 소홀로 인해 감염에 노출될 수 있다.

• 숍 내에서의 주문 식사는 가장 비위생적 : 음식 냄새가 고객에게 불쾌감을 줄 뿐만 아니라 개인의 청결 건강 관리에도 유익하지 못하다.

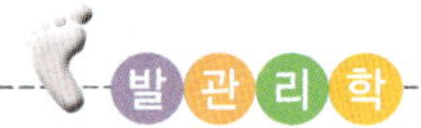

5 발톱의 장해와 질병

페디큐리스트(발관리사)는 고객과 자신의 건강을 위해 발톱과 피부의 장해나 질병에 대하여 높은 지식을 갖추지 않으면 안된다.

고객의 증상과 예후를 판단하고 이에 대처해야 하기 때문이다.

대수롭지 않은 가벼운 피부의 염증이라 할지라도 관리상의 소홀로 자칫 질환을 확산, 악화시킬 수 있을 뿐만 아니라 자신에게도 나쁜 영향을 미칠 수 있다.

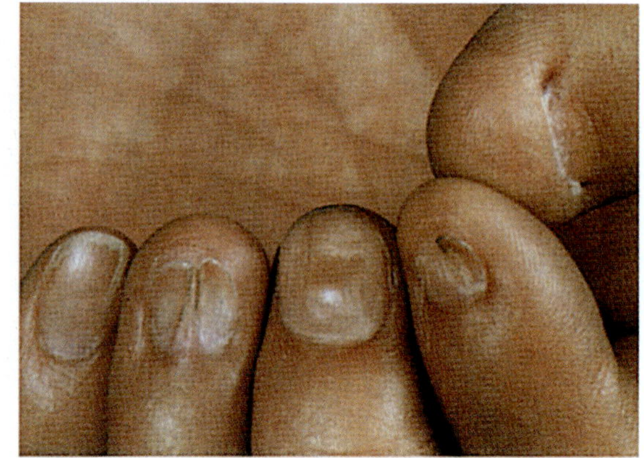

① 오니코시스(onychosis)

손톱과 발톱의 질환을 보통 오니코시스라고 한다. 발톱의 질환은 대부분 의사의 전문적인 치료를 받아야 하는 것이 대부분인 만큼, 페디큐리스트는 결코 고객의 질환을 진단하거나 처방할 수 없다는 것을 명심해야 한다.

그래서 발이나 발톱 등에 장해나 질병이 있는 경우 페디큐어를 한다는 것은 부적절한 행동이다.

■ 오니카 트로피아(onychatopphia : 발톱 위축증)

발톱 몸체 내의 매트릭스(matrix: 조모) 손상으로 인해 발톱의 성장과 생성이 중단되고 점차 없어져 버리게 되는 질환이다.

페디큐리스트가 특별히 제공할 만한 서비스가 없으므로 전문의의 치료를 받도록 권고해야 한다.

■ 오니코 크립토시스(onychocryptosis)

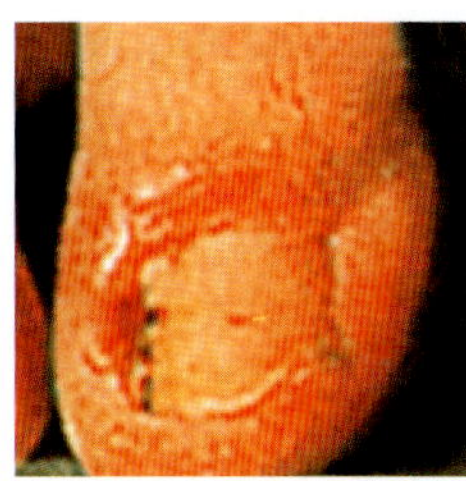

흔히 파고드는 발톱의 질환을 인그로운네일(Ingrownnail)이라고도 한다.

발톱의 그루브(groove)를 파고들어가면서 화농이나 감염증을 일으키게 된다. 꽉 조이는 신발이나 발톱 다듬기의 잘못으로 나타날 수도 있으므로 의사의 치료를 권고해야 할 사안이다.

■ 오니카우시스(onychauxis : 발톱 비대)

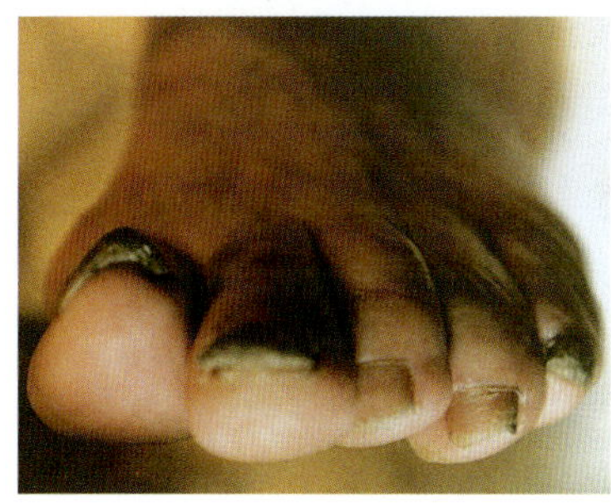

발톱이 점차 두꺼워지면서 부스러지거나 감염으로 냄새가 나는 질환이다. 내과적 질병을 앓거나 세균의 침범으로 일어난다. 유전이 되기도 한다.

버퍼화일로 대처할 수는 있으나 의사와 의논하는 것이 도움이 된다.

■ 오니코파지(onychophagy : 교조증)

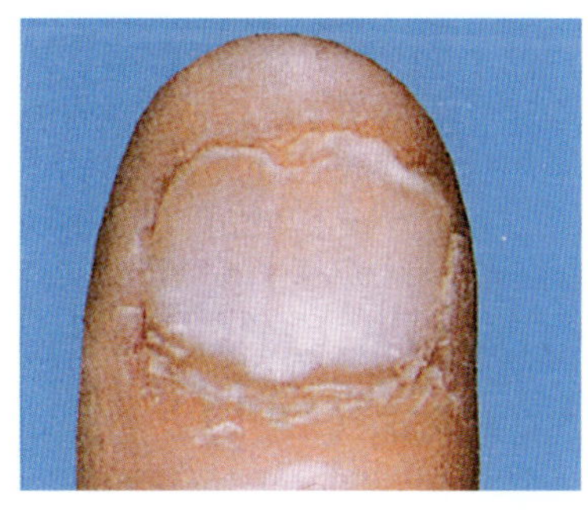

발톱이 심하게 변형을 일으킨 질환으로 감염이나 손상으로 생긴다.

■ 오니코렉시스(onychorexis)

발톱의 표면이나 바디가 갈라지거나 세로로 주름이 잡히는 질환으로 심하면 부스러지도 한다. 이 경우 페디큐어는 가능하다. 큐티클 연화제나 에나멜 리무버 등의 용해제의 사용을 배제해야 한다. 파일링도 각별한 주의를 요한다.

■ 오니키아(onychia)

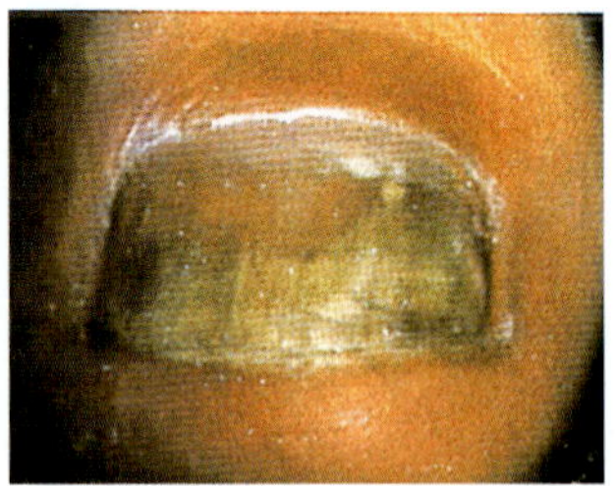

박테리아에 감염된 발톱 부위의 베드가 화농되거나 부어 있는 상태이다. 공중목욕탕에서 여럿이서 사용하는 소독이 안된 발톱깎기를 사용하면 감염된다. 이런 경우에는 의사의 치료가 필요하다.

■ 오니코 그라이포시스(onycho gryphosis)

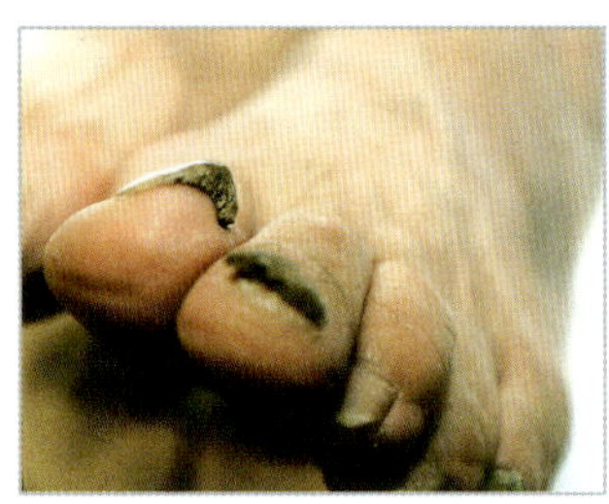

발톱 구만증이라고도 하며 발톱이 두터워지거나 구부러지기도 하고 발톱끝(프리엣지 : freedege)으로 진행되기도 하며 발톱 베드로 파고들어가기도 하다.

■ 오니코리시스(onycholysis : 조갑박리증)

발톱 몸체로부터 분리된 발톱이 각질화되어 점차적으로 부서져 나가는 질환으로 세균의 감염에 의해 일어난다. 심할 경우 냄새가 나며 발톱 뿌리까지 진행되지 않도록 의사의 치료를 받아야 한다.

■ 오니코 마이코시스(onychomycosis : 발톱 진균증)

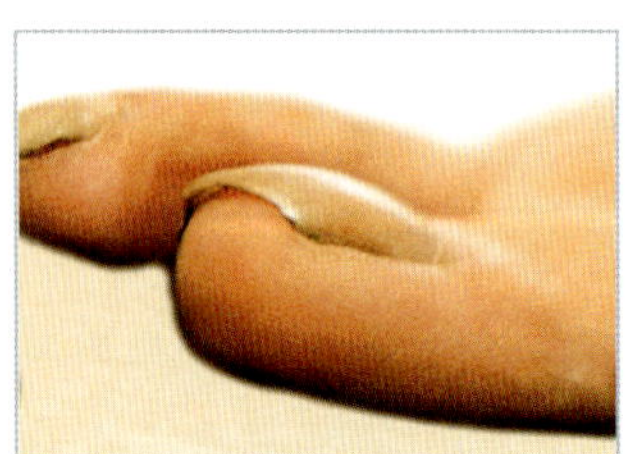

발톱이 두터워지면서 울퉁불퉁해지거나 끝(프리엣지)이 잘 부스러져 나간다. 누런 줄무늬가 생기기도 한다. 끝 부위에서 침범한 진균이 루트 쪽을 향해 진행된다. 심하면 발톱 베드가 심하게 드러나기도 한다.

■ 오니콥트시스(onychoptosis : 발톱 탈락증)

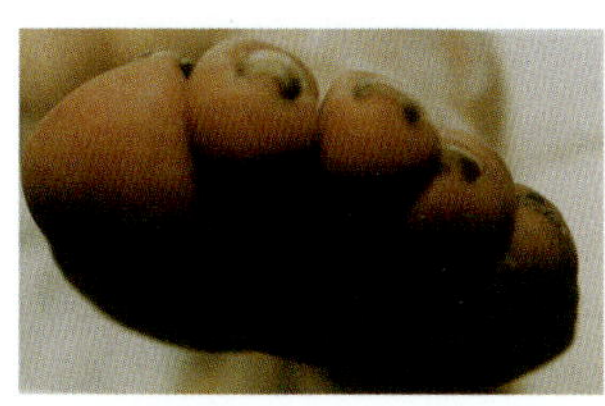

발톱의 바디 자체가 루트와 베드로부터 떨어져 나간다. 소모성 장기 질환이나 매독균 등에 의해서 일어난다. 의사의 전문적인 장기 치료를 받아야 한다.

■ 파르니키아(paronychia : 발톱 주위염증)

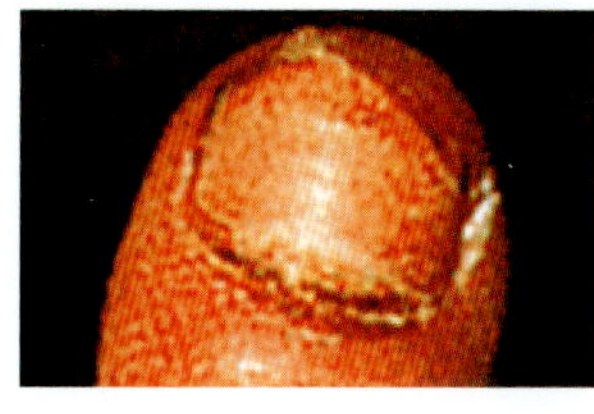

발톱의 주위 조직 내에 감염이 일어났을 때 나타나는 증상으로 바디, 베드, 프리엣지, 등 부위 전체가 빨갛게 붓고 화농되거나 짓무르기도 한다.

■ 몰드(mold : 사상균증)

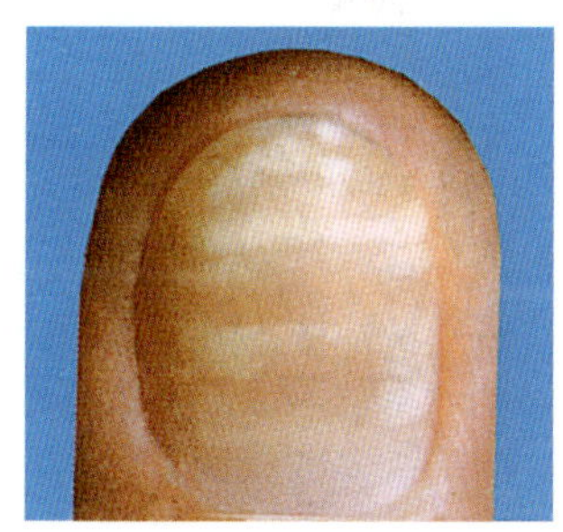

펑거스(진균)의 일종으로 발톱과 베드 사이 또는 발톱의 끝(프리엣지) 부위에 발생한 진균 감염증이다.

처음엔 녹색의 반점처럼 보이기도 하지만 제때에 치료하지 않으면 발톱의 표면이 흑갈색으로 흉하게 변하기도 한다. 의사의 치료를 권고해야 한다.

■ 헹네일(hang nail : 큐티클각질)

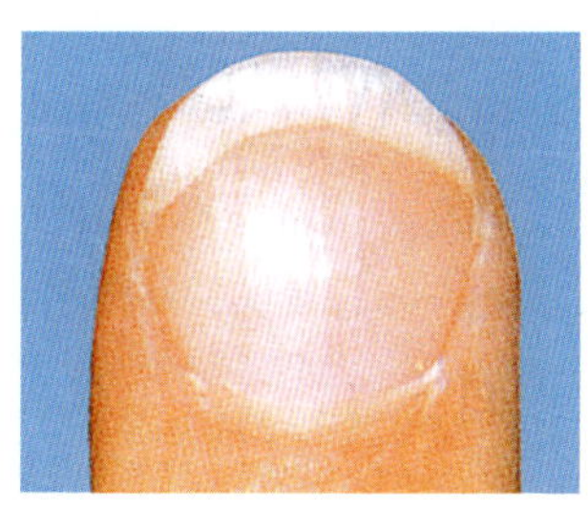

에포나키움(상조피)이 건조해지면서 큐티클이 들고 일어나 거칠어지는 상태를 말한다. 큐티클 오일을 사용하여 연화시킨 다음 니퍼로 다듬기한다.

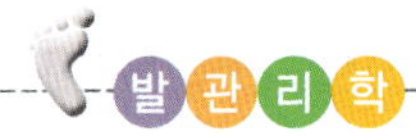

■ 루코니키아(leukonychia : 백색 발톱)

발톱 바디의 배부에 생긴 가로무늬의 흰점으로 기포가 발생하기도 하지만 영양 부족이나 신경 소모에 의해서도 나타난다.

안정되면 저절로 없어지기도 하지만 지속적인 관리가 필요하다.

■ 핑거스(fungus : 진균류)

곰팡이균에 의한 피부질환을 나타내는 티니아(tines)라고도 하며, 일반적으로 백선이라고도 한다. 무좀과 함께 전염성이 강하다.

발톱에 감염되면 표면이 흑갈색으로 변질되는 것이 특징이다. 인조 발톱을 사용해선 안 되며 의사의 치료를 권고해야 한다.

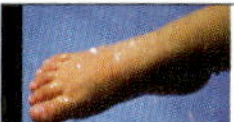 ## 2-2 페디큐어 제품 관리 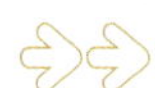

1 제품 관리법

페디큐어는 전문적이고 통합적인 기술과 예술적 기술이다.

다양한 화학제품과 재료 기구를 다루어야 할 뿐만 아니라 제품에 대한 지식과 메커니즘을 이해하지 않으면 안된다.

초기 단순했던 발톱 다듬기와 팔리쉬에서 고급화된 기계와 기구, 재료, 기능성 제품, 아트 등이 다양하게 개발되고 있다.

새로운 제품에 대한 정보가 곧 경쟁력이다.

① 풋스파기(foot spa)

페디큐어의 기본 장비로써 스파기의 제원과 기능은 모델별로 다양하다. 냉, 온수의 급수와 진동안마기능, 회전기능, 월풀기능 등이 기본으로 되어 있다.

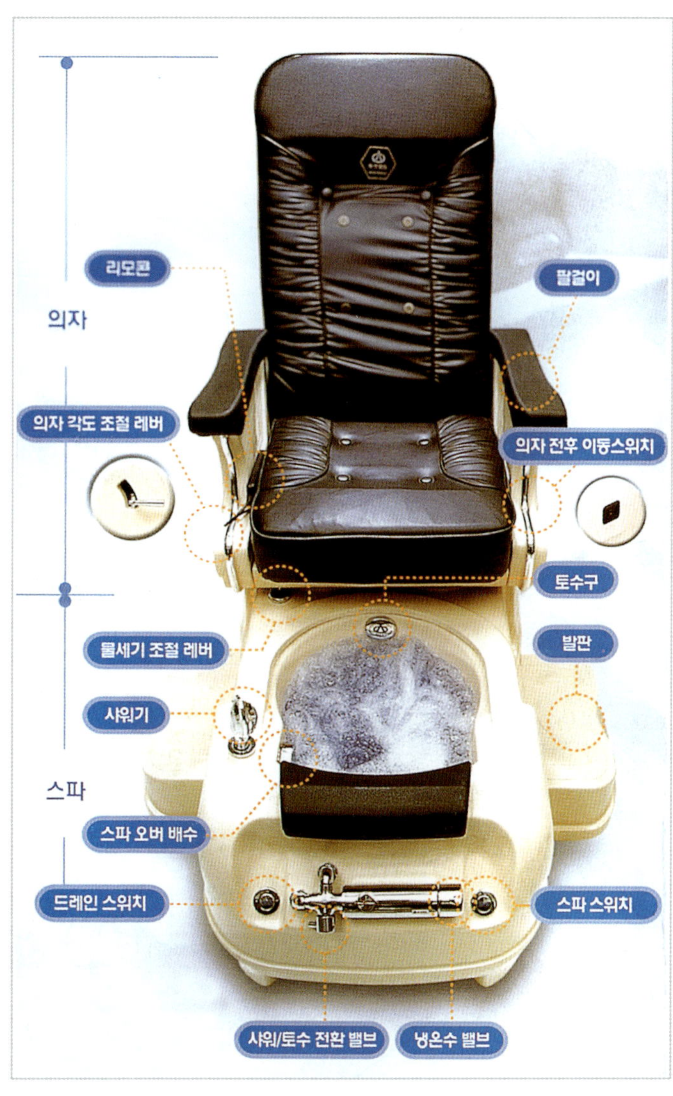

풋스파기의 구조와 기능

② 가정용 풋스파기와 각탕기

개인용 풋스파기의 경우 이동과 보관이 편리하고 다양한 기능(진동, 월풀, 마사지)과 디자인으로 가정과 숍에서 활용된다.

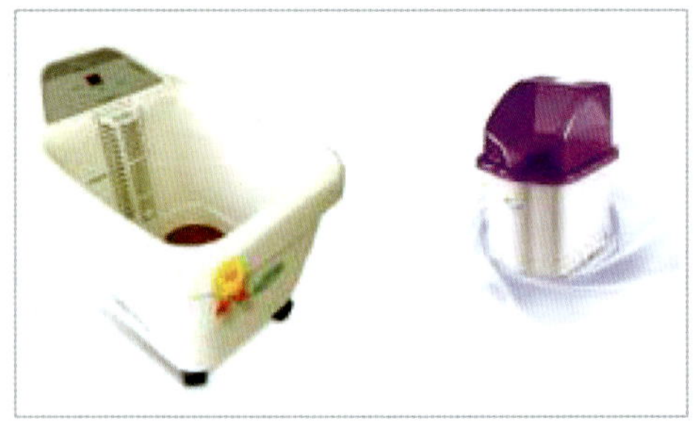

각탕기는 수온을 40도 이상 가열할 수 있는 히터 장치가 기본이며, 부가적인 기능에 따라 가정용, 업소용, 치료용으로 구분할 수 있다.

각탕요법의 효과가 인정되면서 숍에서 옵션으로 각탕요법 코스를 개발하기도 한다.

③ 소독제

■ 살균비누(anti nalterial soap)

무좀균과 박테리아를 살균시키는 항균 성분과 땀 냄새를 제거하고 피부를 부드럽게 가꾸어 주는 영양 성분 등이 함유되어 있다.

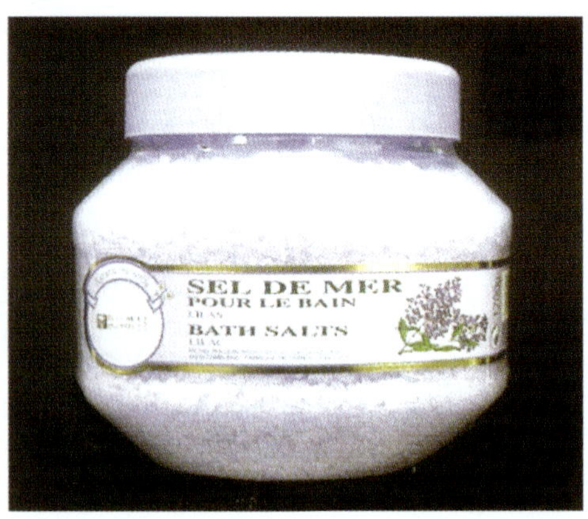

■ 아로마 바스용제

자스민, 레몬 등의 향과 천연 온천 성분이 첨가되어 모공 내의 노폐물과 지방을 제거해 주며 혈관을 통해 확장시켜 혈액순환과 피로회복에 도움을 준다.

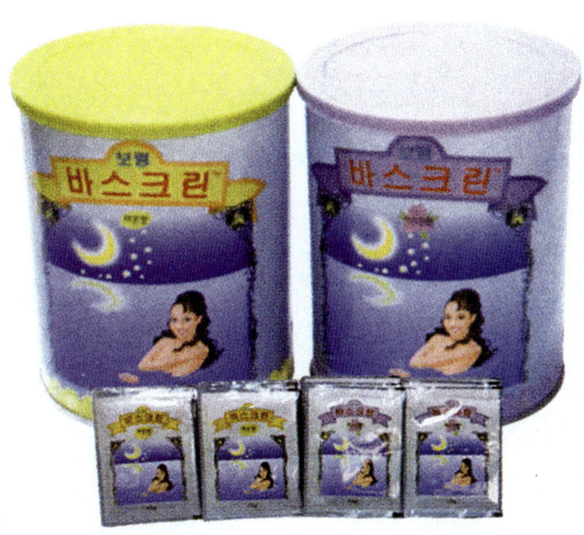

■ 스파소독용제

풀잎과 약초, 꽃잎 등을 말린 천연 한방 재료로 가공한 분말용제와 솔트타블렛이 있다. 천연 효과를 선호하는 고객에게 적합한 제품이다.

■ 안티 셉틱

시술자의 손과 피 시술자의 발을 소독하기 위한 제품이다. 스프레이 타입과 젤 타입이 있다. 세균의 살균 외에 피부의 보습 작용과 아로마가 첨가된 제품도 있다.

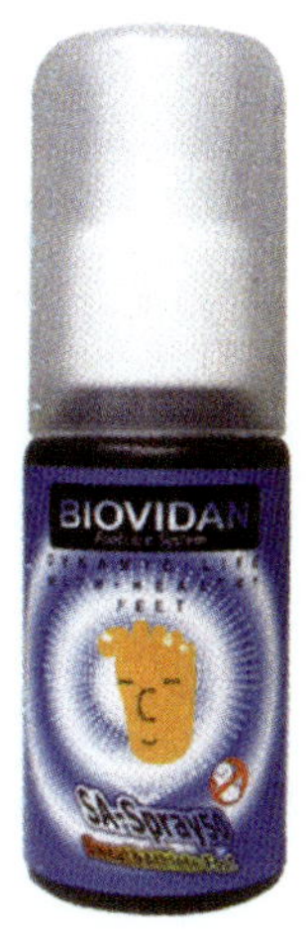

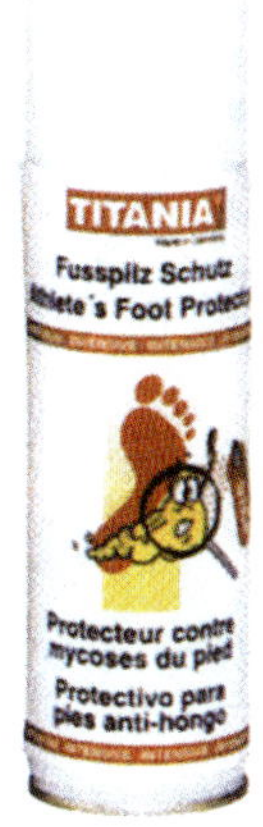

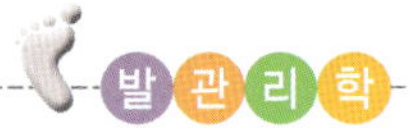

■ 풋 파우더(pedi powder)

분말 타입과 스프레이 타입이 개발되어 있다. 항균 물질과 파우더가 혼합되어 무좀과 습진을 예방하고 피부를 보호한다. 그러나 피부병을 직접적으로 치료할 수는 없다.

■ 팩(pack)

발 피부 관리용 팩은 천연의 재료를 가공하여 다양한 제품이 개발되어 왔다. 항균, 항염 작용은 물론 노폐물 배출과 혈액순환 촉진, 미백, 영양 공급 등의 효과가 있다. 천연 향토나 갯벌 진흙으로 가공된 팩이 있다.

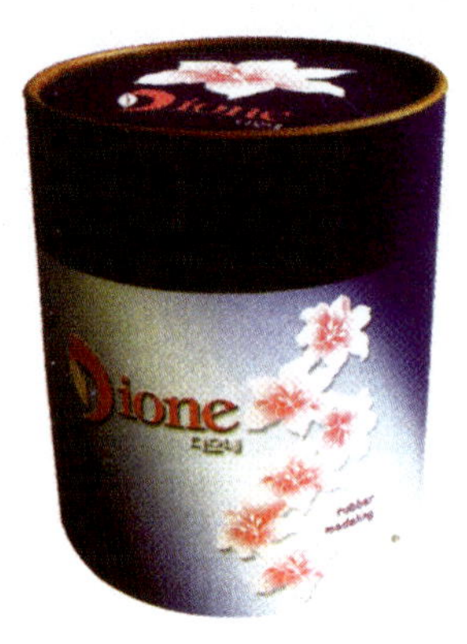
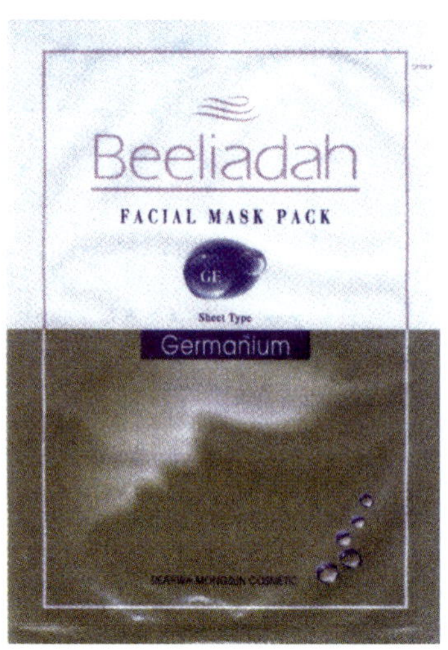

④ 파일(file)

각질화된 피부 표면을 다듬을 때 사용하는 샌드버퍼가 있으며 발톱의 표면과 프리엣지를 다듬거나 광택을 내고자 할 때 사용하는 파일이 있다.

파일 입자가 미세할수록 그릿(grit)은 높아지고(180~240) 반대일 경우 낮아진다(80~100). 중간 그릿은 120~160이다.

삼색 파일(3-way file)은 입자가 서로 다른 3면의 파일로 표면 광택에 사용되며 버퍼(buffer)라고 불리우는 샌딩블럭(sanding block)은 바디 표면이나 인조 네일의 표면을 부드럽고 매끄럽게 다듬을 때 사용한다.

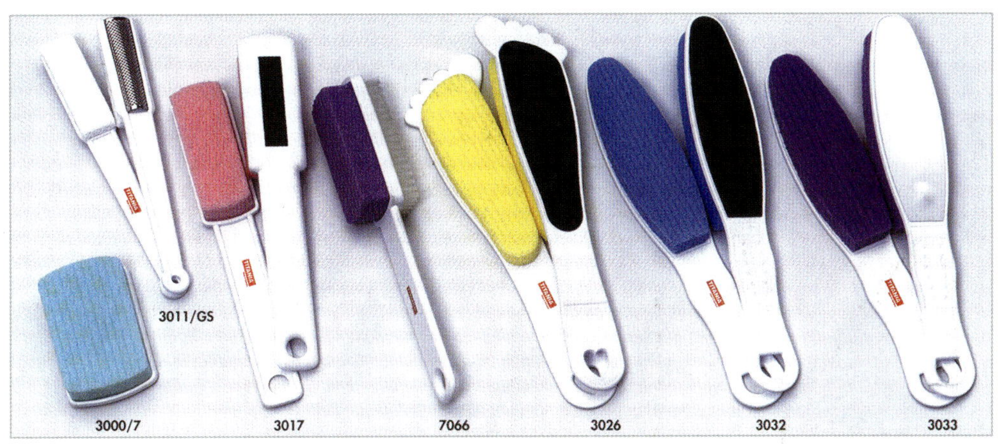

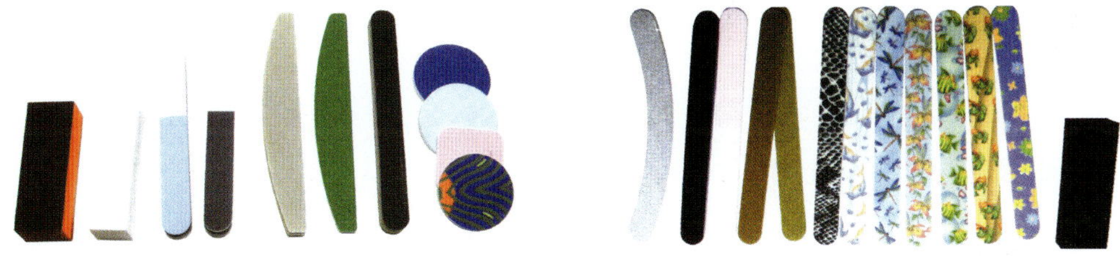

⑤ 큐티클 다듬기용 푸셔(pusher)

금속과 우드스틱이 있다. 에포니키움(상조피) 부위의 큐티클을 정리하고 다듬는 기구이다.

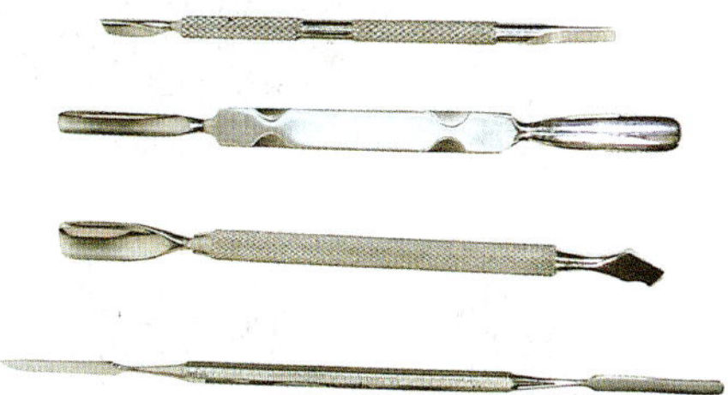

⑥ 큐티클 다듬기용 니퍼(nipper)

정리된 큐티클을 제거하는 기구이다. 니퍼의 날은 제품의 질을 좌우한다. 정밀하게 제작된 유명 메이커의 제품을 사용하는 것이 좋다. 마모된 날을 일정한 기간마다 새롭게 수리를 받아야 하기 때문이다.

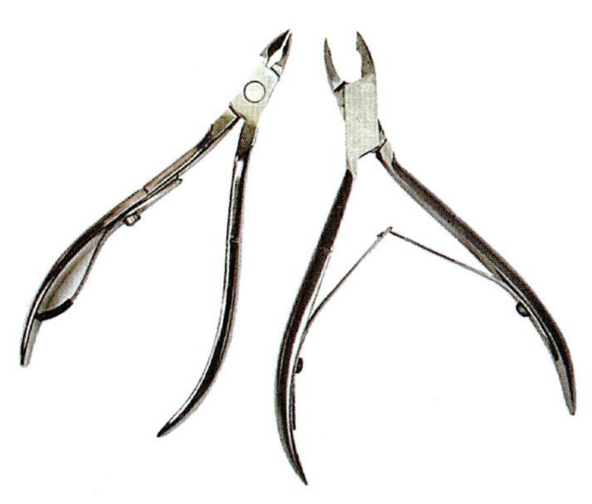

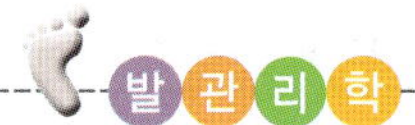

⑦ 발톱 다듬기용 니퍼와 클리퍼(clipper)

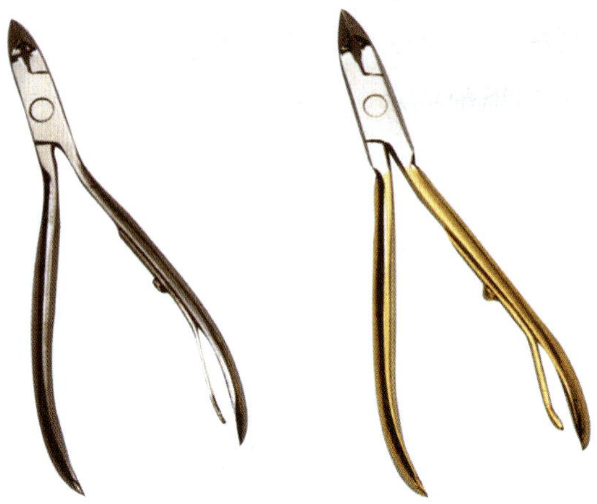

발톱의 정해진 모양(shape)과 형태에 따라, 프리엣지를 클리퍼 또는 니퍼를 사용하여 다듬기한다. 반드시 유명 메이커의 고급 제품을 사용하는 것이 고객의 안전에 우선한다.

⑧ 네일 브러쉬(nail brush)

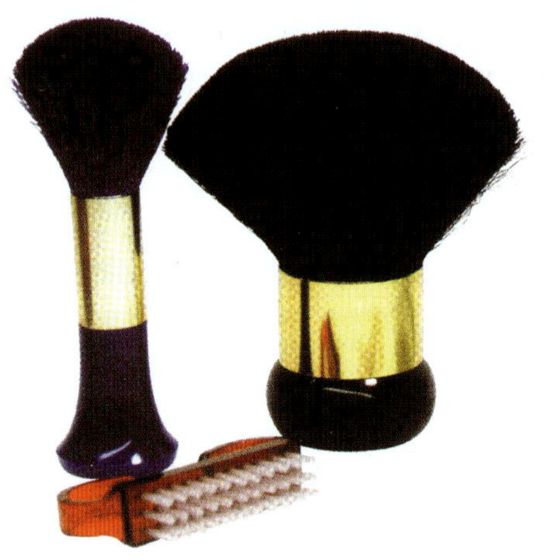

발톱의 바디 또는 프리엣지를 다듬기한 후 프리엣지 주위를 청소하는데 사용한다.

⑨ 우드 스틱(wood stick)

오렌지우드 스틱은 큐티클을 다듬거나 팔리쉬를 지울 때 또는 아트 재료를 발톱에 옮길 때, 오일 바를 때 등에 솜에 말아 사용한다.

⑩ 드릴기 세트(set)

전통 모터 드릴기로써 문제성 발톱과 파일을 정리할 수 있는 발꿈치 부위의 각질 또는 굳은살, 발톱 그르브 주위, 프리엣지 부분, 에포니키움 부위 등을 다듬기할 때 사용된다.

⑪ 토세퍼레이터(toe separator)

팔리쉬할 때 발가락과 발가락의 사이를 격리 또는 고정하는 도구로써 페디큐어의 능률을 높인다.

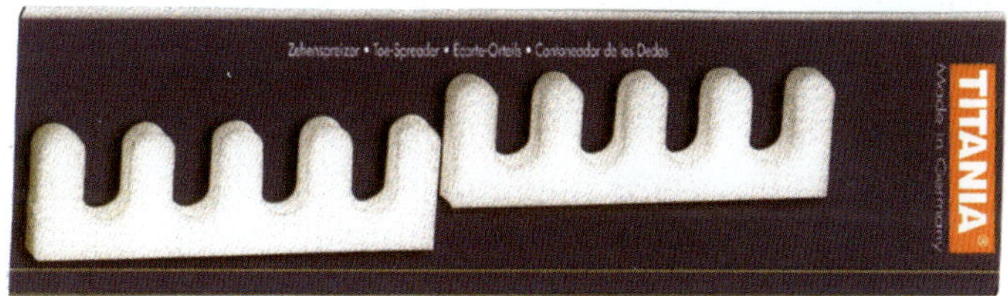

⑫ 페디큐어 스리퍼(slipper)

팔리쉬할 때 에나멜 주위에 묻어나는 것을 방지하고 시술 중 숍 내부 보행이 가능하도록 한다.

⑬ 콘커터(corn cutter)

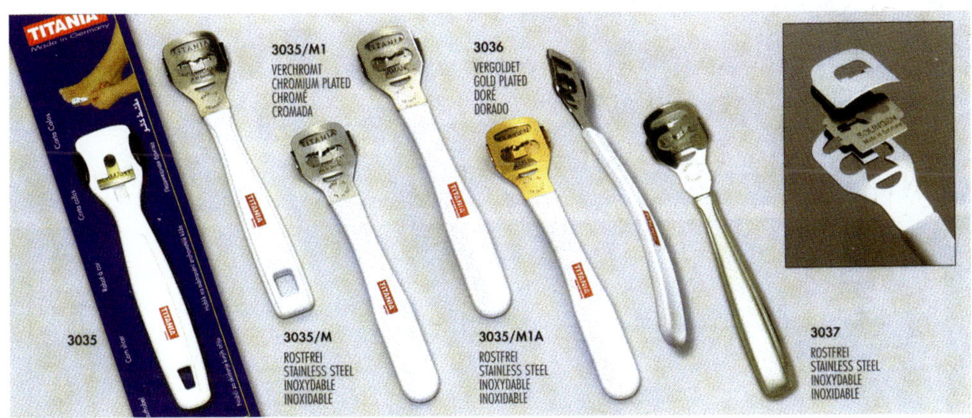

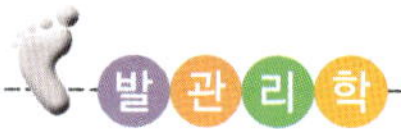

경결된 굳은살을 제거할 때 사용하는 도구이다. 사용 시 각도나 강약에 유의한다(발에 창상을 일으킬 수 있음).

당뇨병이 있는 고객의 경우 상처가 날 수 있으므로 사용하지 않는다.

유명 메이커의 고급 제품을 선택하는 것이 고객의 안전에 좋다. 저가 제품의 경우 고장 나거나 능률을 떨어뜨릴 수 있다.

⑭ 파라핀 팩기

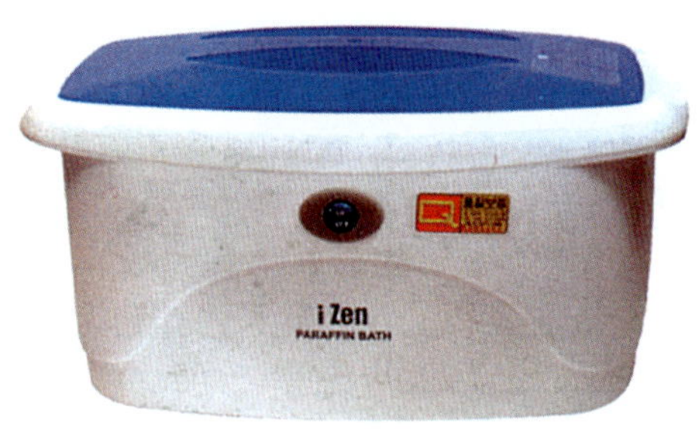

거칠어진 발 피부를 가꿀 때나 통증, 부종, 혈액순환에 효과가 있다. 영양 공급과 근육의 이완, 통증 치료, 발의 피로회복 등의 목적으로 사용한다.

파라핀 왁스의 재질에 다양한 영양 성분이 함유된 것이 좋으며, 전기 가열장치이기 때문에 유명 메이커의 제품이 안전하다. 특히 오랜 가열시간이 소요되므로 평소에 예열시키는 것이 좋다.

⑮ 받침대

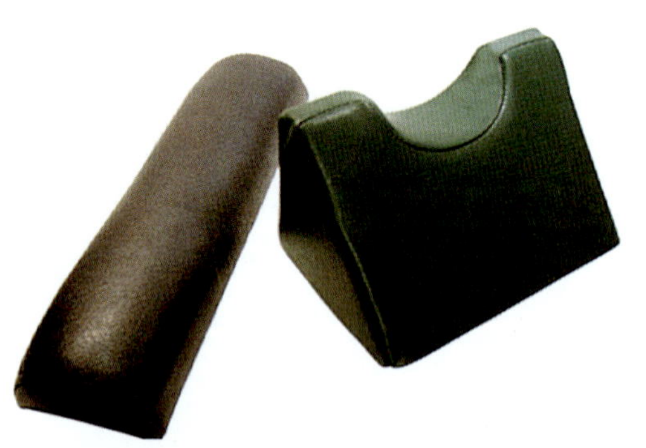

페디큐어를 시술하기 위해 발을 안정적으로 받쳐주는 도구이다. 쿠션과 질감이 부드러운 제품을 사용한다.

⑯ 봉(stick)

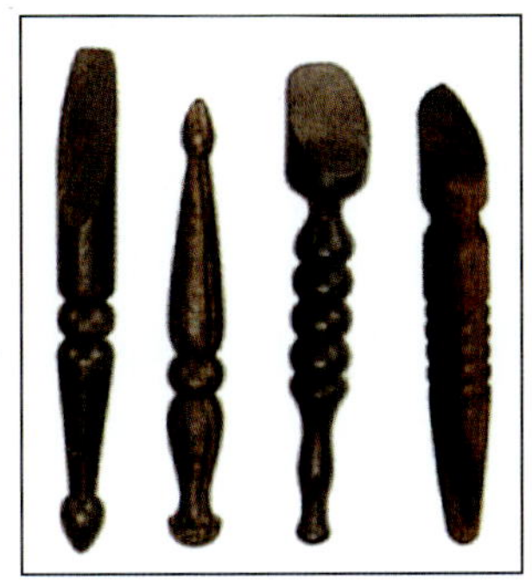 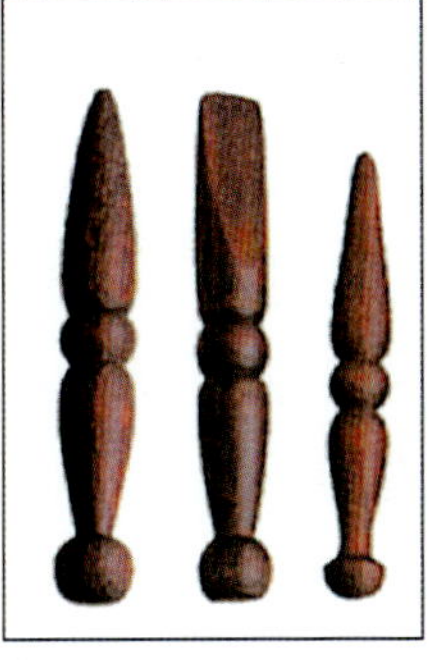

발의 반사점을 효과적으로 자극하기 위해서 다양한 형태의 스틱(지압봉)을 사용할 수 있다.

⑰ 마사지 및 영양크림과 스프레이

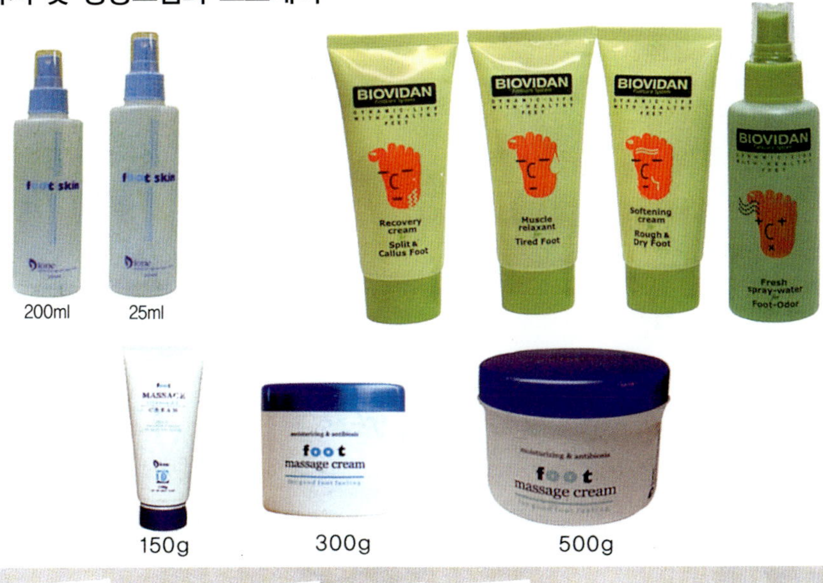

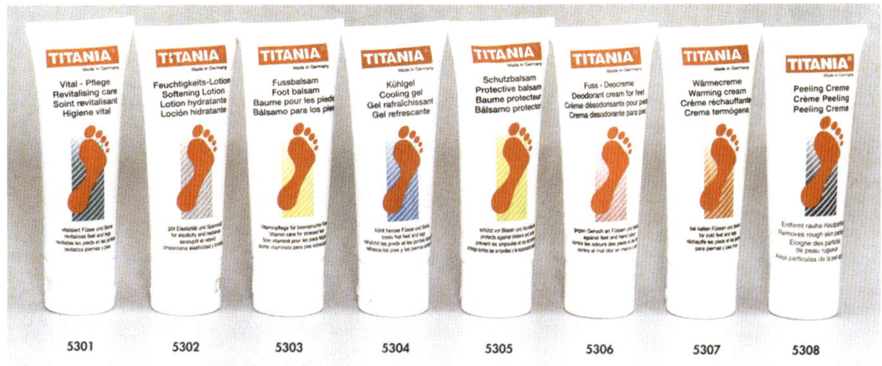

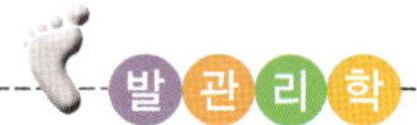

보습작용과 노폐물을 배출시키고 혈액순환을 돕는 마사지크림과 각질을 제거해 주는 스크럽용 크림 및 피부에 영양을 공급하는 에센셜 크림이 있다. 각종 천연 복합향(페퍼민트, 박하, 허브)을 첨가하기도 한다.

기능성 영양크림의 종류도 다양하게 개발되어 왔다. 지치고 힘든 발을 위한 맨톨과 박하 등이 첨가된 젤크림과 갈라지고 심한 각질이 생겨 있는 발에 사용하는 리커버리 크림, 건조한 발에 사용하는 리커버리 크림, 땀 냄새기 심한 발에 사용하는 후레시 스프레이, 무좀 발에 사용하는 안티셉틱, 스프레이 등이 있다.

⑱ 베드와 의자, 조명기

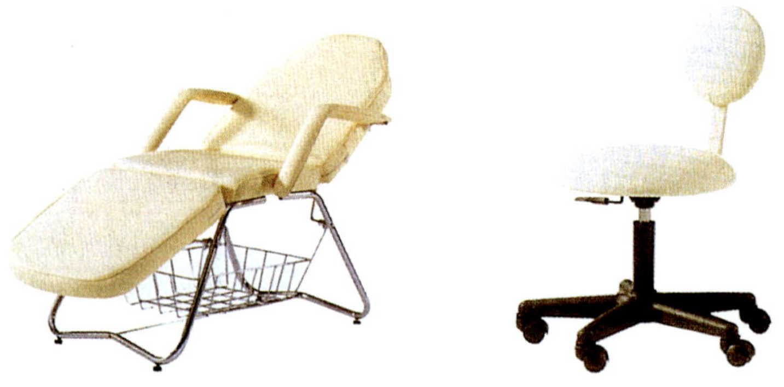

베드는 안정과 이완을 높이기 위해 등받이와 발받침의 각도가 조절되는 피부관리용을 사용한다. 의자의 높낮이가 조정되는 것이 좋다. 조명기는 높낮이 조정, 고정, 자연광램프가 채택된 고급 제품을 사용한다.

⑲ 에나멜(enamel) / 팔리쉬(palish)

네일에 광택과 컬러를 주는 니트로셀룰로이드 용해액 성분이다. 에나멜 또는 팔리쉬라고도 한다. 컬러와 품질에 따라 다양한 제품이 개발되어 있다.

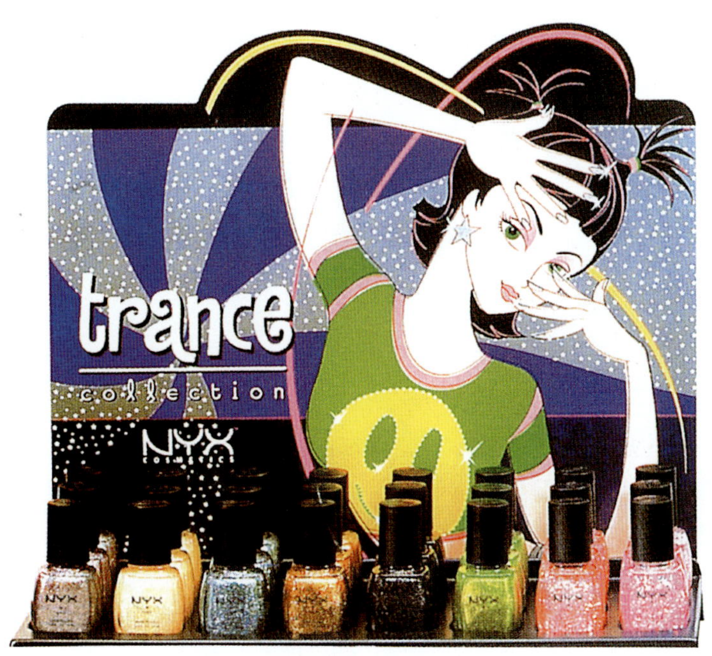

⑳ 큐티클연화제 오일 / 큐티클 소프트어

큐티클을 연화시켜 다듬기 쉽게 해 주는 제품이다. 큐티클 주위의 에포니키움을 보호하며 식물성 기름이나 야자유, 비타민 E 등을 사용한다.

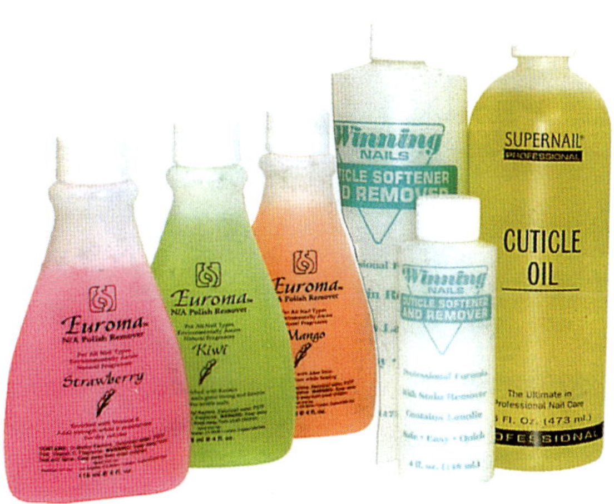

㉑ 디자인 페인트 / 라인스톤 / 아트글리터 / 워터데칼 / 주얼리데칼

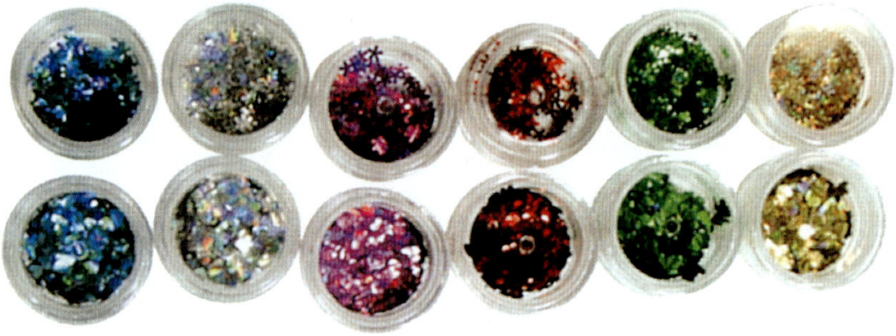

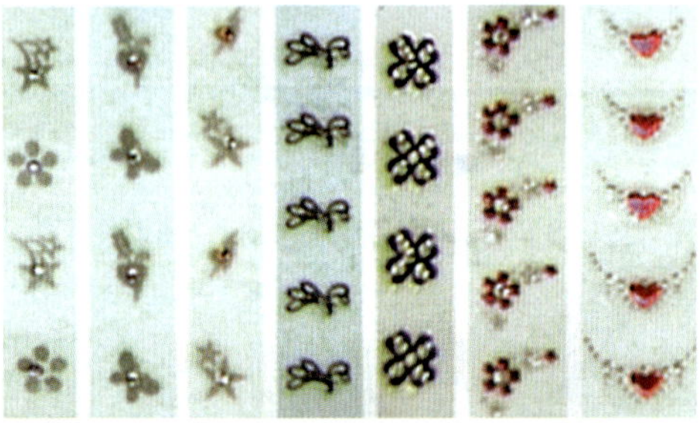

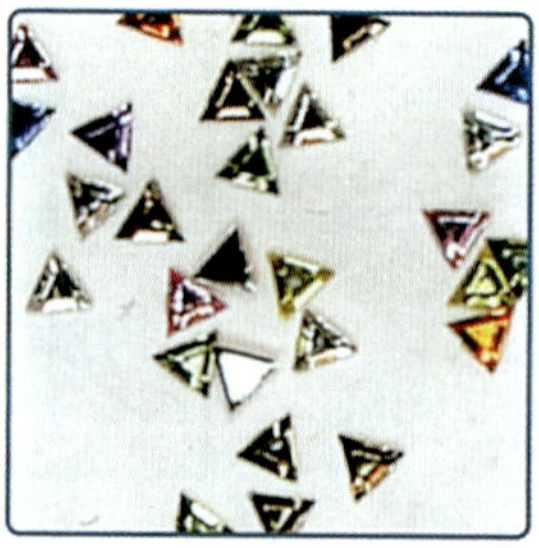

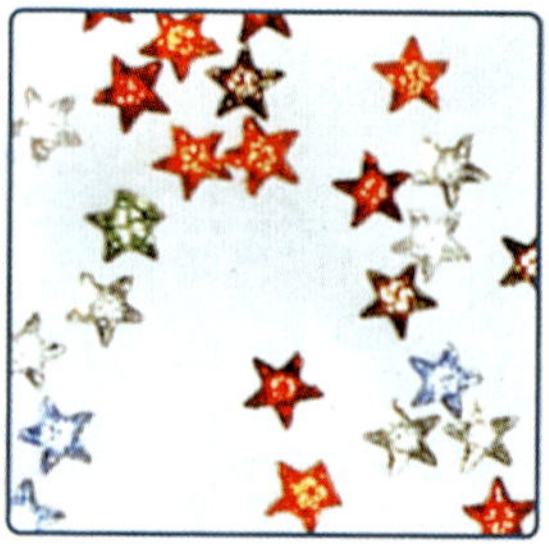

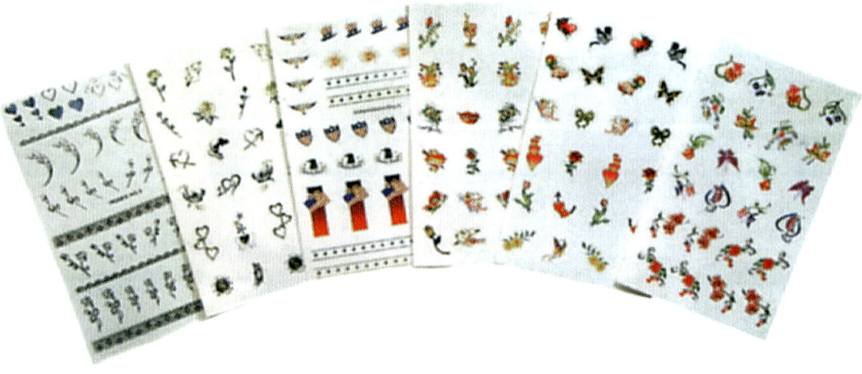

㉒ 리무버 디스펜서

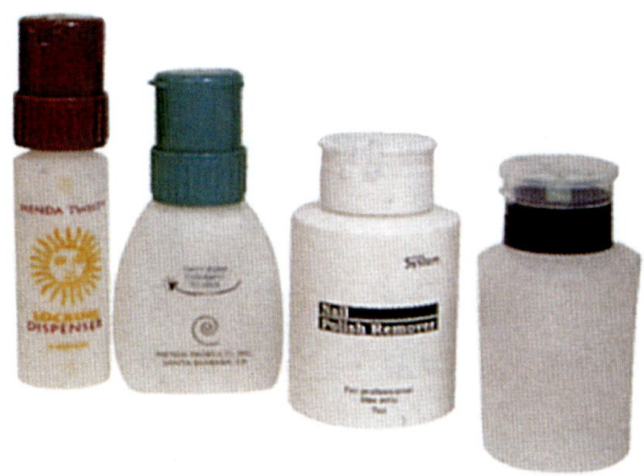

리무버 용액을 담아 사용하는 용기이다.

㉓ 팔리쉬 리무버(에나멜 리무버)

에나멜을 제거하는데 사용하는 아세톤 성분의
제품이다. 인조 네일에는 아세톤 성분이 함유되지
않은 제품을 사용한다.

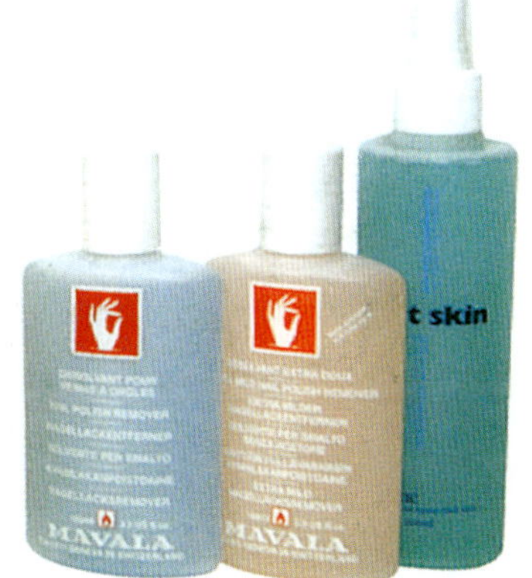

㉔ 베이스 코트(base coat)

에나멜 또는 팔리쉬로 인해 네일 바디가 변
색된 것을 방지하고 표면 밀착을 방지하고 표
면 밀착력을 높인다. 컬러의 선명도와 네일을
보호하는 송진 성분이 함유되어 있다.

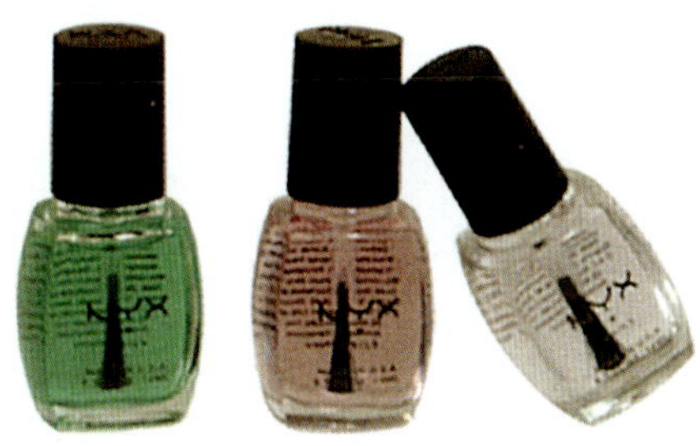

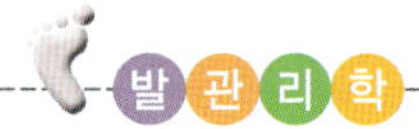

㉕ 탑코트(top coat)

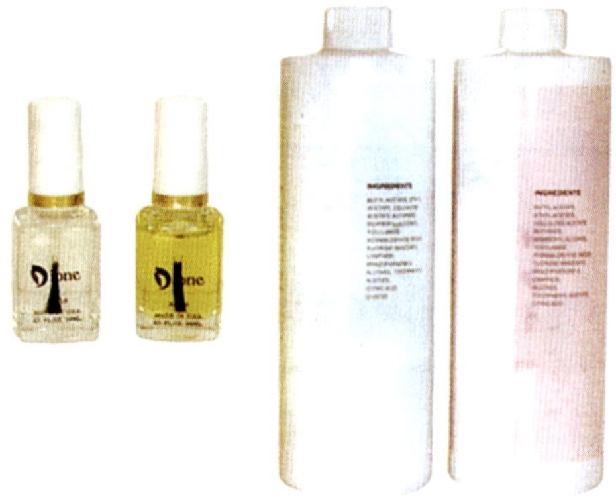

에나멜과 팔리쉬의 표면을 보호하며 내구성과 광택, 선명도를 높인다. 자연 건조를 빠르게 해 주는 퀵드라이탑코트와 컬러의 선명도를 높여주는 하이그로시 탑코트, UV에 건조시키는 UV탑코트가 있다.

㉖ 가 방

페디큐어용 기구와 재료를 효율적으로 수납 관리할 수 있는 다용도용 가방으로 재질을 알루미늄과 비닐, 플라스틱 등의 제품이 있다.

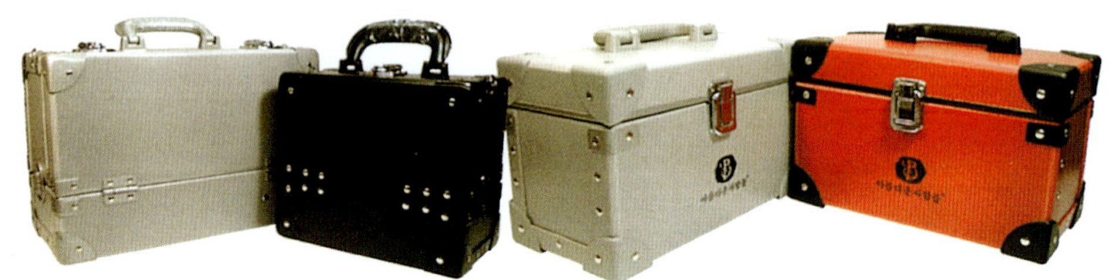

㉗ 에나멜 드라이어(dryer)

스프레이형으로 에나멜을 빠르게 건조시켜 주는 드라이 제품이다.

용제가 고객의 얼굴 방향으로 분무되지 않도록 각별히 주의해야 한다.

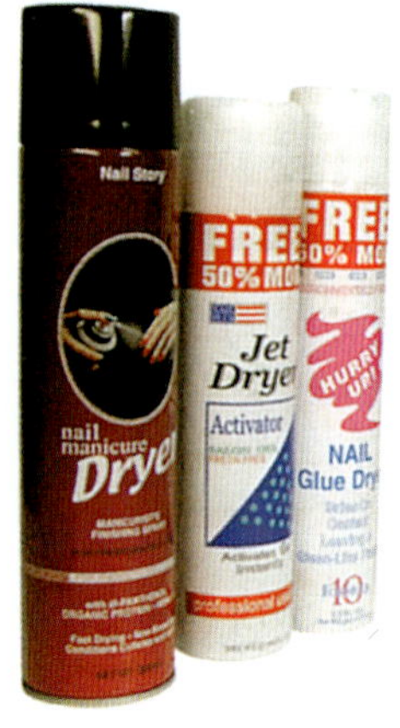

㉘ 에나멜 티너(thinner)

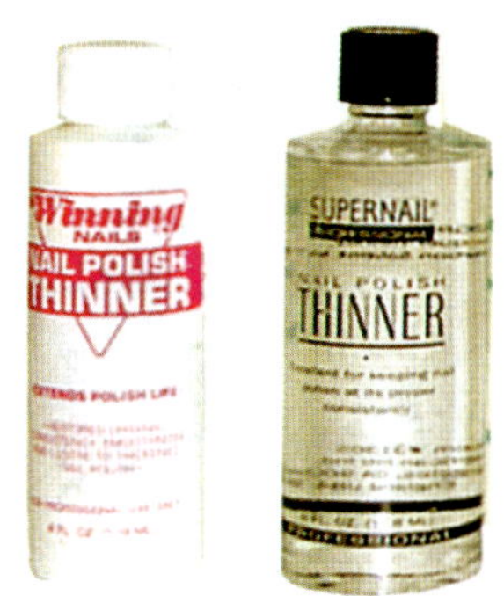

경화된 팔리쉬나 에나멜의 점도를 풀어 주는 희석제이다. 에나멜을 사용할 때 2~3방울을 떨어뜨린 후 희석하여 사용한다.

화학제품이므로 안전관리가 요구된다.

㉙ 풀 팁(full tip set)

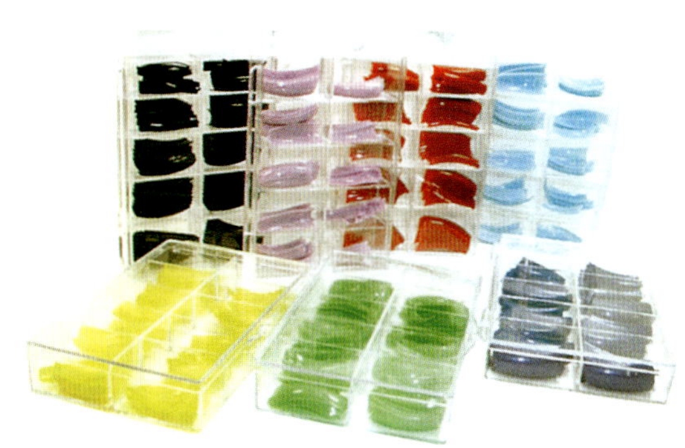

자연 네일 위에 접착하는 인조 네일 재료이다. 스퀘어 쉐입팁, 룽커브 쉐입팁, 후렌치 쉐입팁 등의 종류가 있다.

㉚ 글루(Glue/G디)

인조 네일을 자연 네일 위에 붙일 때 사용하는 접착제이다.

㉛ 팁커터(tip cutter)

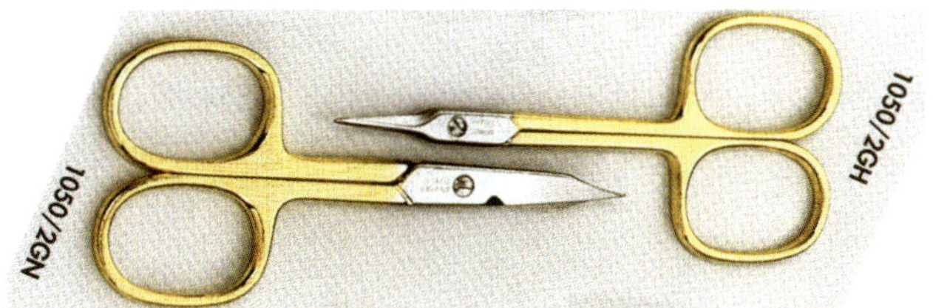

인조 네일(팁)의 형태를 쉐이프스타일에 맞춰 자를 때 사용한다.

페디큐어 실기 – 페디큐어의 체계

구 분		내 용
기본관리	풋스파	소독 및 풋 바스
		스크럽 및 영양팩 – 각질 제거 / 영양공급
		발피부다음기 – 각질 및 굳은살 표면정리
		발톱다음기 – 발톱자르기
		파라핀팩 – 혈액순환 촉진
		소독–안티셉틱
반사요법	발반사관리	정맥 마사지 / 반사 마사지
기초발톱 회장	발톱다음기	필리쉬 지우기
		발톱 모양 내기 – 쉐입 (shape)
		큐티클 다듬기 및 정리하기
		표면 다듬기
	발톱 가꾸기	표면광택 내기
	발톱 화장	토세퍼레이터 / 슬리퍼
		발톱 표면 유분 제거하기
		베이스 코트하기
		팔리쉬 하기 – 건조
		탑코트 하기
페디 아트 (Ped art)	랩(wrap) 훽부릭랩(fabric wrap)	실크 랩(silk wrap)
		리넨 랩(linen wrap)
		화이버 그래스(fiber glass waap)
	풀팁(full tip)	
디자인 응용	핸드 페인팅	
	라인스톤(rhine stone)	
	워터데칼(water)	
	댕글(dangle)	
	마블링(marbling)	에나멜 마블링 / 워터 마블링
	스트리핑테잎(striping type)	

㉜ 랩(wrap / 랩가위)

네일의 이스텐션 시술 시 사용하는 재료이다. 패브릭랩(fabric-wrap) – 실크(silk), 리넨(linen), 하이버글래스(fiber glass)와 페이퍼 랩(paper), 리퀴드랩(liquid) 등이 있다.

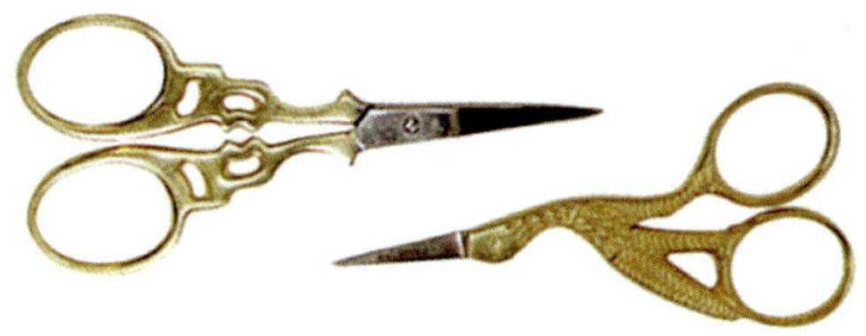

㉝ 필러 파우더(filler power)

　손상한 발톱의 표면이나 틈을 메우거나 인조 발톱을 접착한 후 틈새에 뿌려 표면을 다듬을 때 사용한다. 글루 또는 젤과 함께 사용한다.

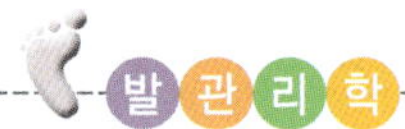
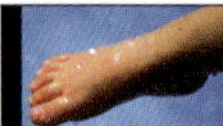

2-3 페디큐어의 실기 - 페디큐어의 체계

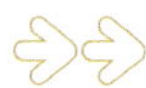

1 기본 관리법

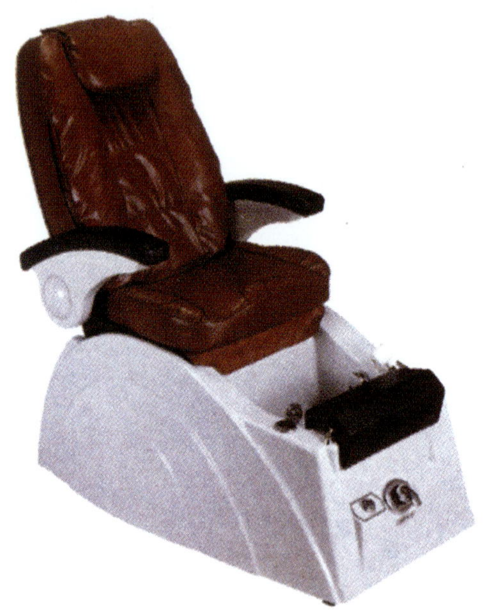

① 풋스파

- 스파기에 또는 솔트 타블렛이나 바스크린, 아로마 등의 소독제와 항탈취, 항세균성의 용제를 풀어준 다음 발을 담그고 바이브레이션을 작동시킨다.

- 금속 버퍼를 사용해서 발꿈치, 발바닥 등 경화된 굳은살이나 각질을 제거해 준 다음 스크럽을 해준다.

- 스파 후 물기를 제거한 다음 안티셉틱 스프레이로 소독한다.

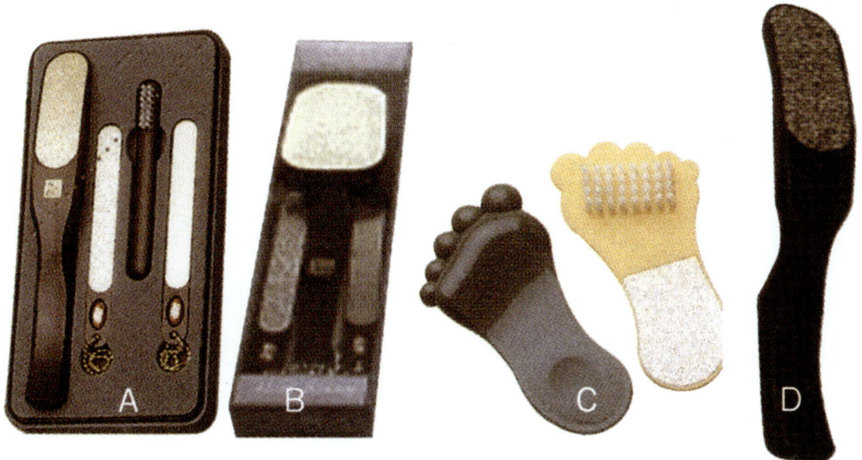

2 발 피부 관리

① 발 피부 다듬기

　파일을 사용하여 발가락 주위, 복사뼈 주위의 각질과 굳은살을 제거한 뒤 표면을 다듬기한다.

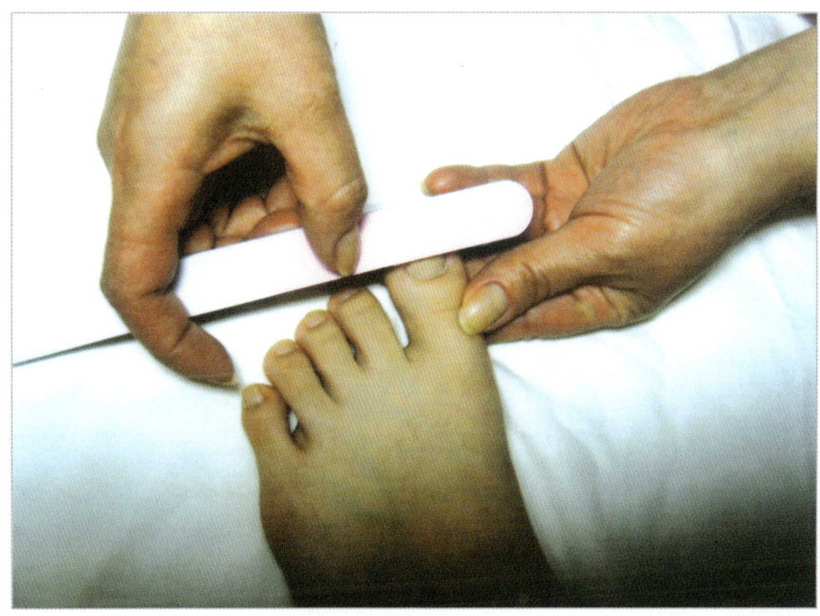

② 발톱 다듬기

발톱 모양(shape)을 정한 뒤 클리퍼나 니퍼를 사용 발톱의 크기를 자르기한 다음, 쓰리웨이파일로 면을 다듬기한다.

③ 파라핀 팩

파라핀기에 발을 발목까지 잠기게 대략 10초간 담갔다가 꺼낸다. 이때 파라핀용제가 부스러지거나 분리되지 않도록 유의하고 주의를 기울인다. 이러한 동작을 3회 정도 반복한 다음 비닐로 감싼다.

비닐로 감싼 뒤에는 타올로 덧싼다. 양쪽 발을 각각 이와 같이 실행한다.

5분 정도 경과 후 타올, 비닐, 파라핀을 차례로 벗긴다. 이때 발과 파리핀이 주위에 분산되지 않도록 유의한다.

소독–안티셉틱을 스프레이 한다. 또는 풋파우더를 분무하여 발 피부를 진정시킨다.

❸ 발반사 요법

① 정맥 마사지법

발의 어떤 부분을 당기거나 젖혀주거나 움켜쥐기도 하고, 발가락과 발가락 사이를 서로 벌리기도 한다. 또는 발 전체를 흔들거나 비틀어 주기도 하고 혹은 쓰다듬거나 쥐어짜기도 한다. 이러한 방법은 발을 이완시켜 주는 아주 특별하고 정교한 마사지 기술에 속한다.

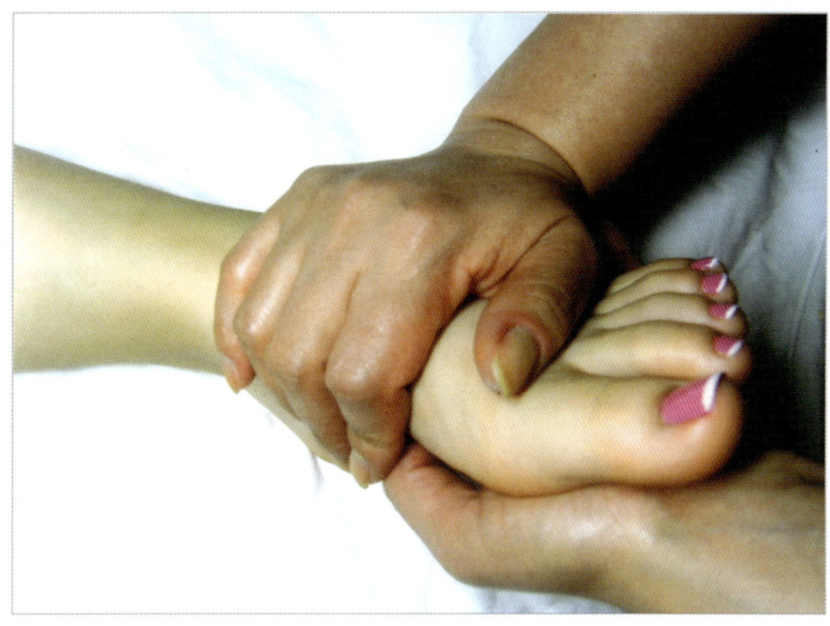

발등과 발바닥을 두 손으로 감싸 안은 채 스크럽 마사지한다.

마사지 방향은 심장을 향하고 수회 반복하면서 발에 고여있는 혈액을 완전히 끌어올려 보낸다.

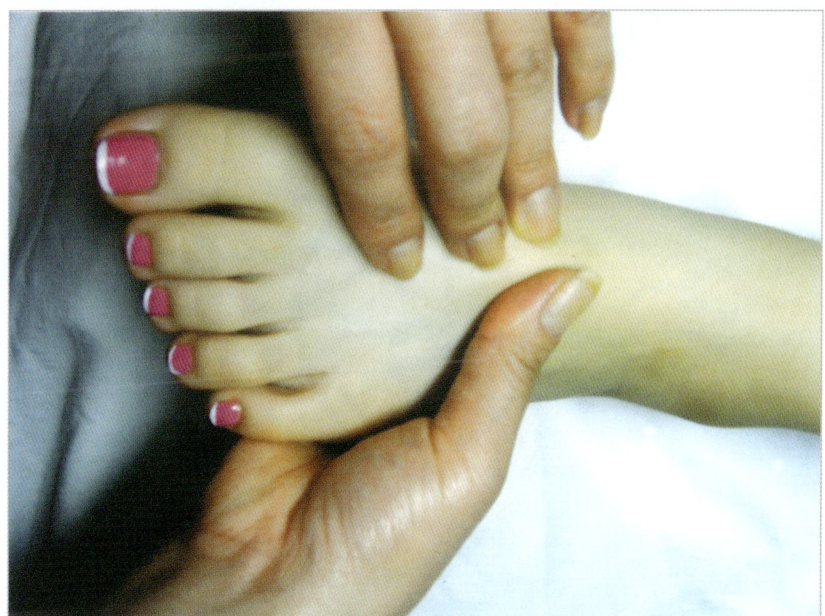

■ 발가락을 스트레칭해 주는 방법

1. 발가락 하나하나를 뒤로 젖혀 준다.

2 . 발가락을 움켜쥔다. – 발가락 전체를 움켜쥐면서 압박한다.

3. 발가락을 벌려준다. – 발가락과 발가락 사이를 적당한 힘으로 벌려준다.

4. 흔들기 – 양손 바닥으로 비비듯 흔들어 주어 발의 모세혈관의 순환운동을 촉진시켜 준다.

5. 척추 반사점을 비틀어 주는 방법 – 발의 좌우측면을 잡고 서로 반대되는 방향으로 비튼다. 척추반사점에 자극이 가해진다.

6. 발등과 발바닥을 부드럽게 쓰다듬는 방법 – 손바닥을 사용하여 부드럽게 쓸어준다.

8. 쥐어짜기 – 양손으로 발가락 전체를 움켜쥔 상태에서 압박한다.

② 반사 마사지법

체내 노폐물을 배출시켜 주는 기초 반사구를 마사지한다.

순서 : A. 신장과 부신 ➡ B. 수뇨관 ➡ C. 방광

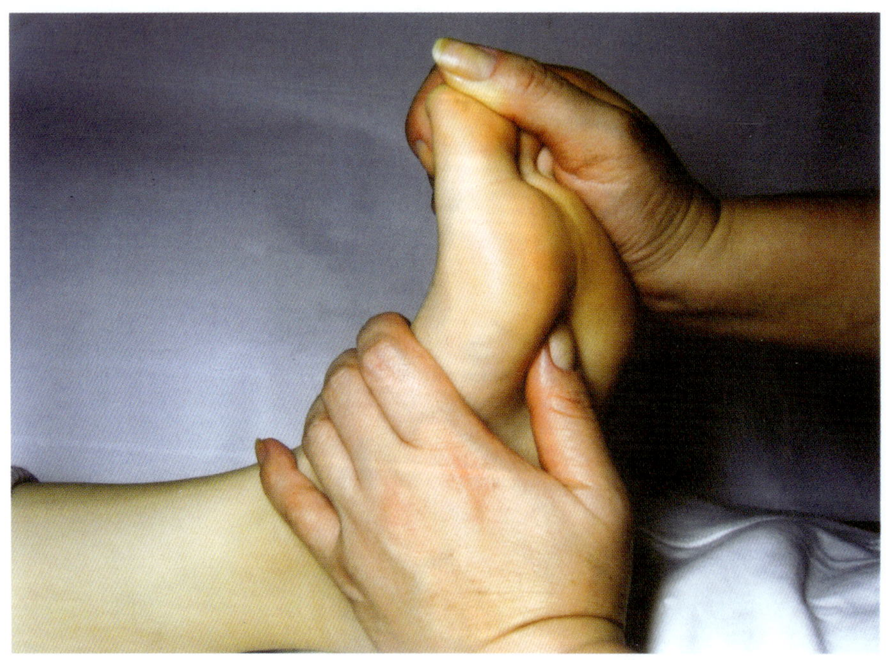

신장과 부신의 반사점을 누른다.

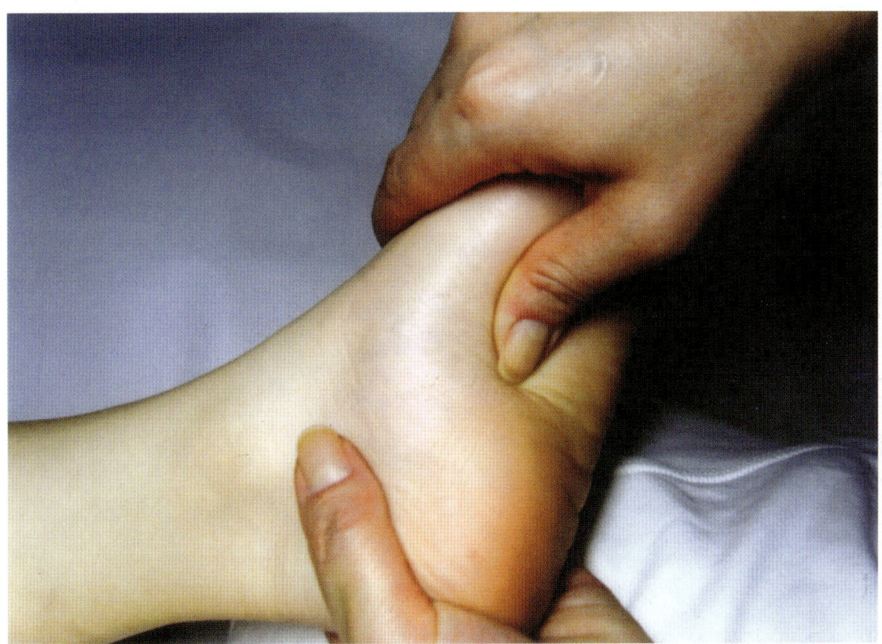

수뇨관의 반사점을 누르며 밀어준다.

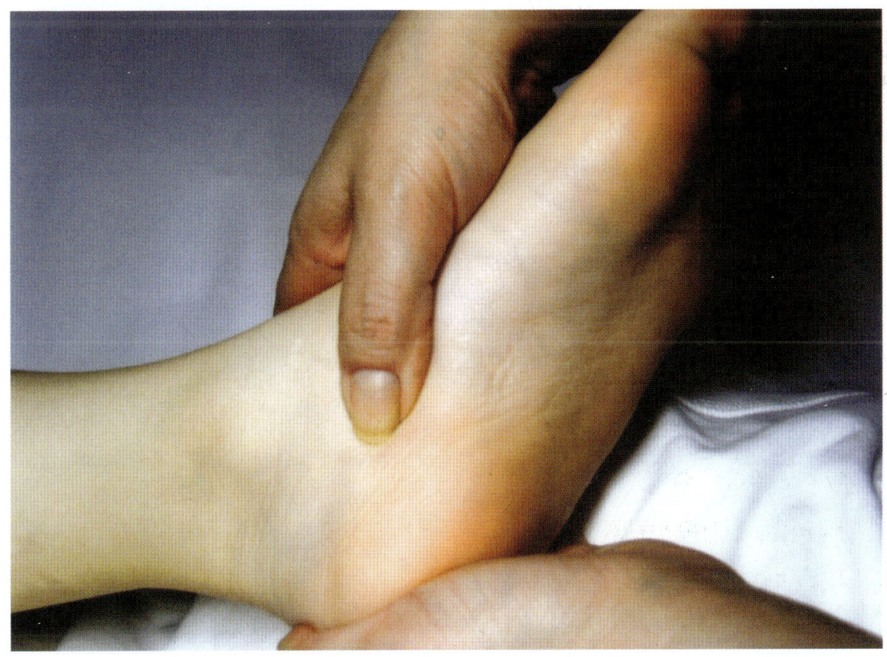

방광의 반사점을 누른다.

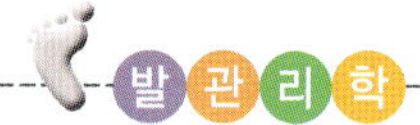

4 기초 발톱 화장

① 발톱 다듬기

■ 팔리쉬 지우기

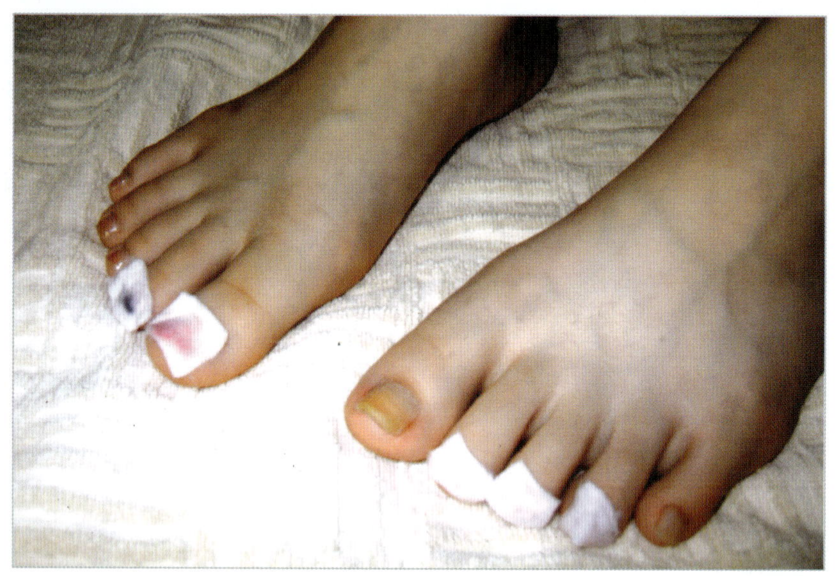

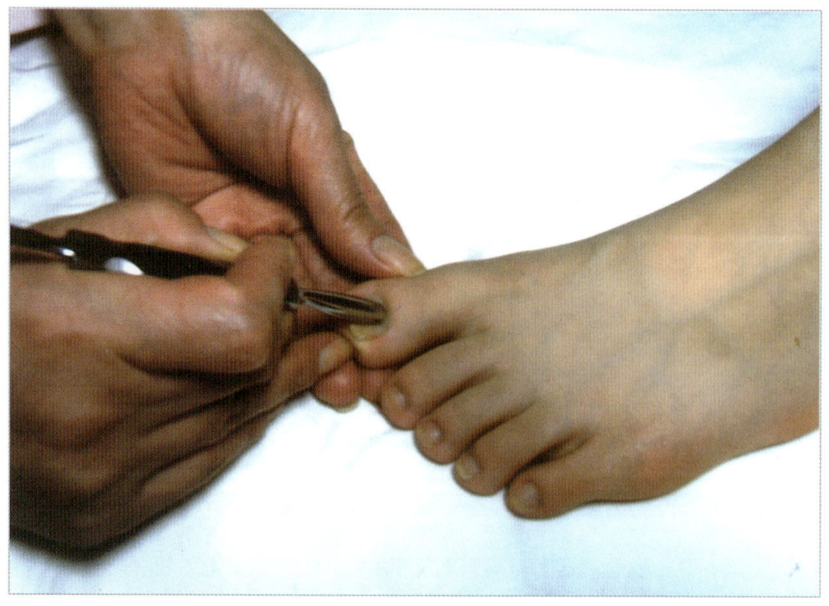

- 발톱 표면 위에 아세톤 리무버를 적신 탈지면 또는 가제를 올려놓은 다음 2분간 경과한 뒤 솜에 리무버를 묻혀 위에서 아래(큐티클 부분에서 프리엣지)로 제거해 내려온다.
- 우드 스틱 끝에 솜을 감아 리무버를 묻힌 다음 재차 팔리쉬 지우기를 마무리한다.

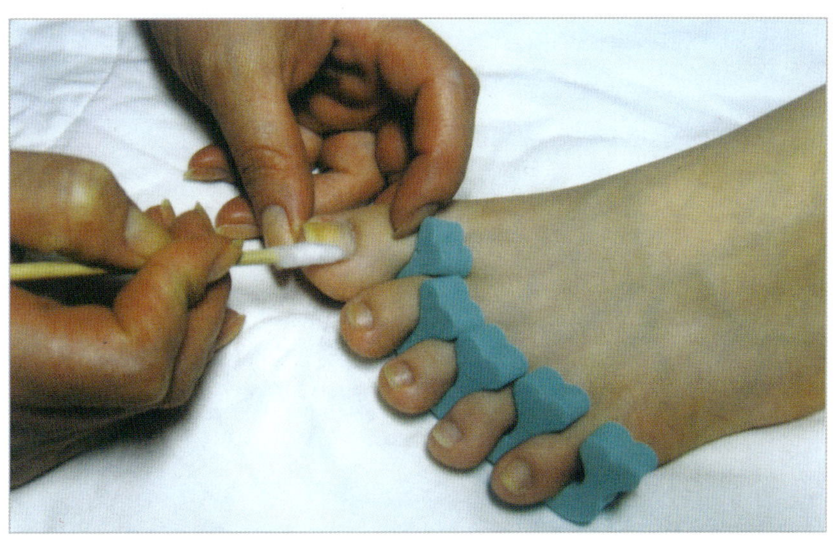

■ 발톱 모양내기

- 발톱의 모양을 결정한다.

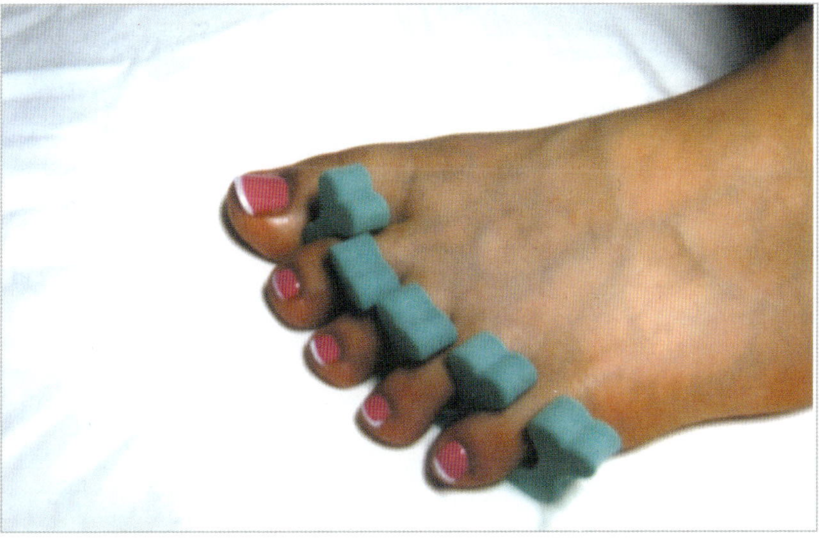

- 모양내기(쉐입잡기)

- 클리퍼 또는 니퍼를 사용하여 발톱을 자른다.

- 그릿이 높은 부드러운 파일을 사용하여 프리엣지(끝면)를 다듬기한다.

- 파일을 한쪽 방향으로만 밀어야 한다.

- 버프(샌딩블럭) 또는 라운드 패드로 마무리한다.

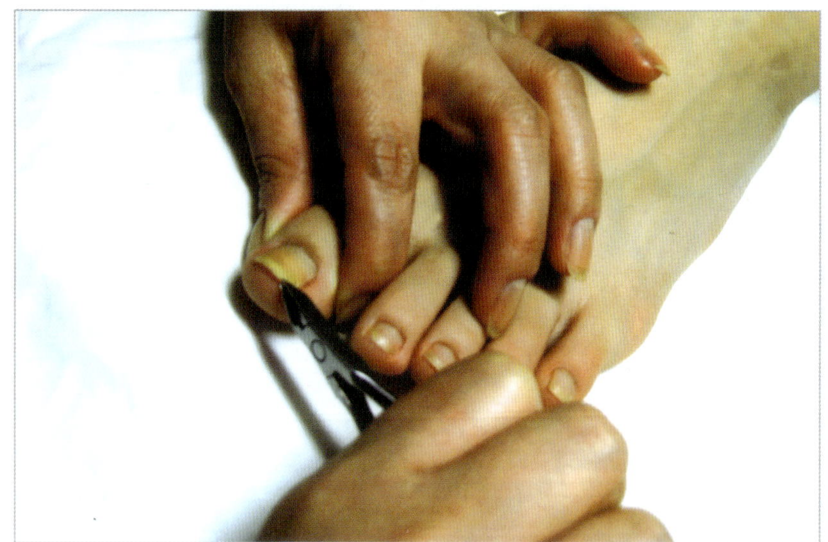

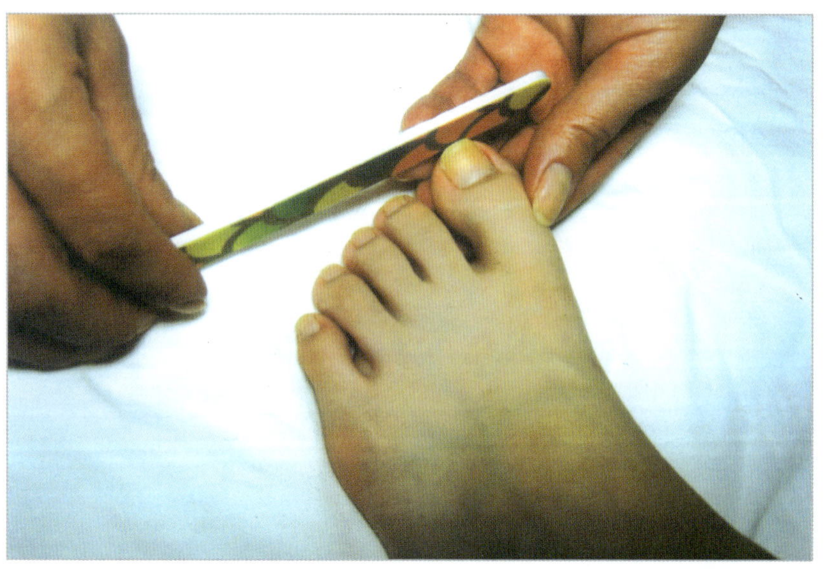

■ 큐티클 다듬기 및 정리하기

- 큐티클 오일을 바른 다음 푸셔나 우드스틱을 사용하여 큐티클을 다듬기한다.
- 큐티클을 덮고 있는 에포키나움이나 네일루트(조근)를 다치지 않도록 유의 해야 하며 상처가 생겼을 때는 지혈제를 바르고 영양크림으로 진정시켜준다.

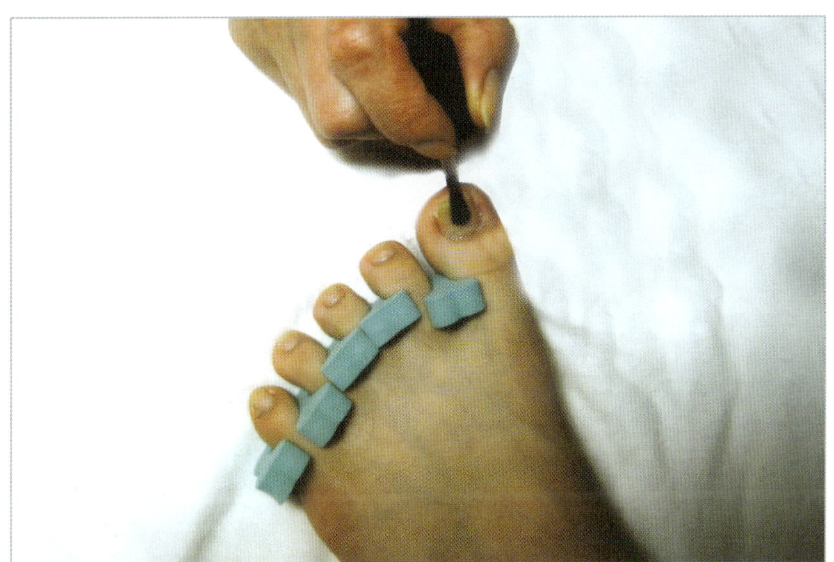

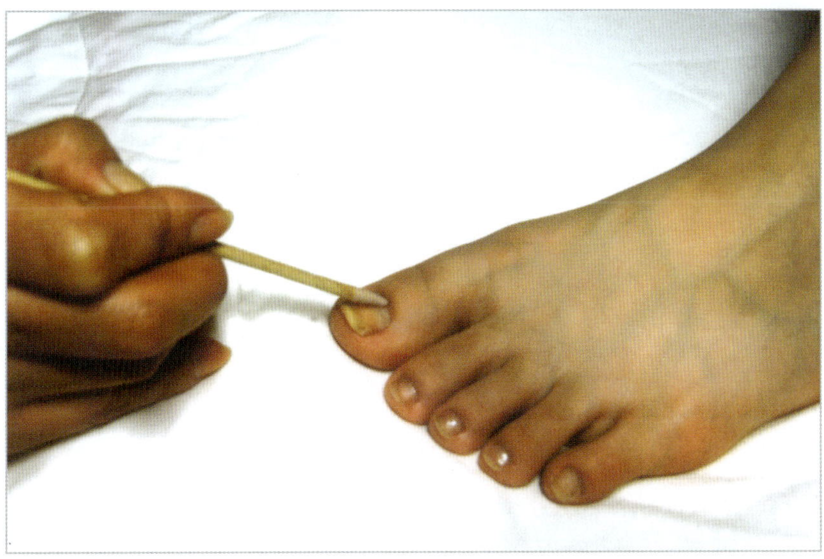

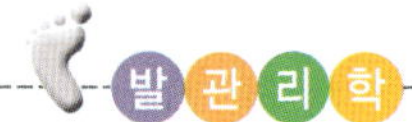

- 큐티클 니퍼를 사용하여 정리한다. 니퍼는 짧게 잡는 것이 편리하다.
- 소독 안티셉틱 스트레이하기 −세균감염을 예방한다.

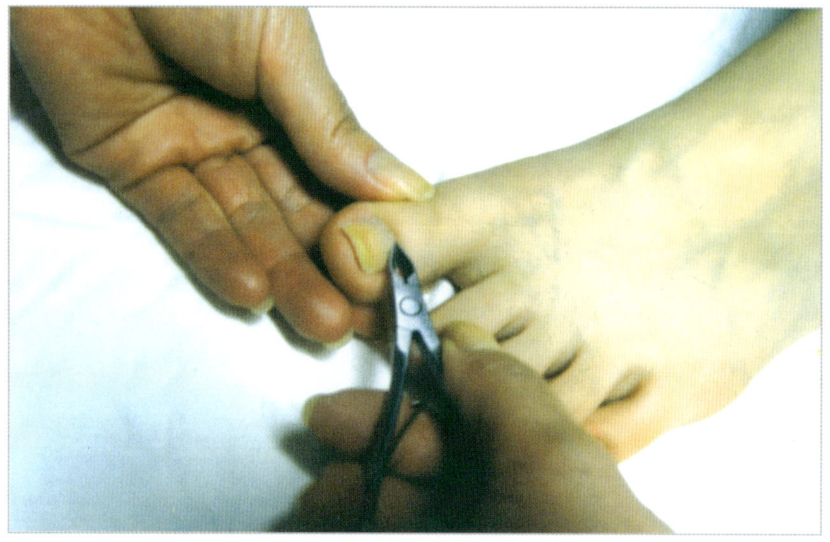

② 발톱 가꾸기

■ 표면 다듬기

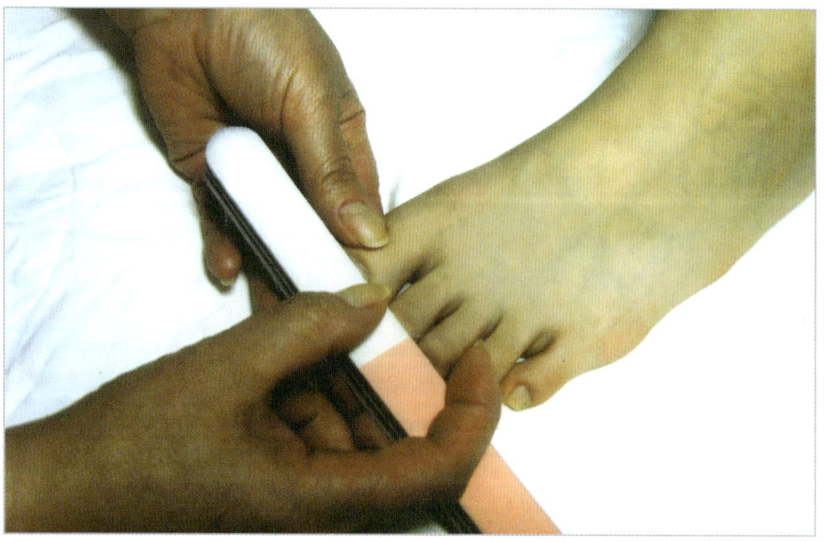

- 파일 또는 3색 파일이나 라운드 패드를 사용하여 네일 보드, 프리엣지(끝), 바디, 그루브 등의 부위를 다듬기한다.

■ 표면 광태내기
- 그릿이 높은 부드러운 입자의 파일을 사용하여 네일 바디의 표면에 광택을 준다.

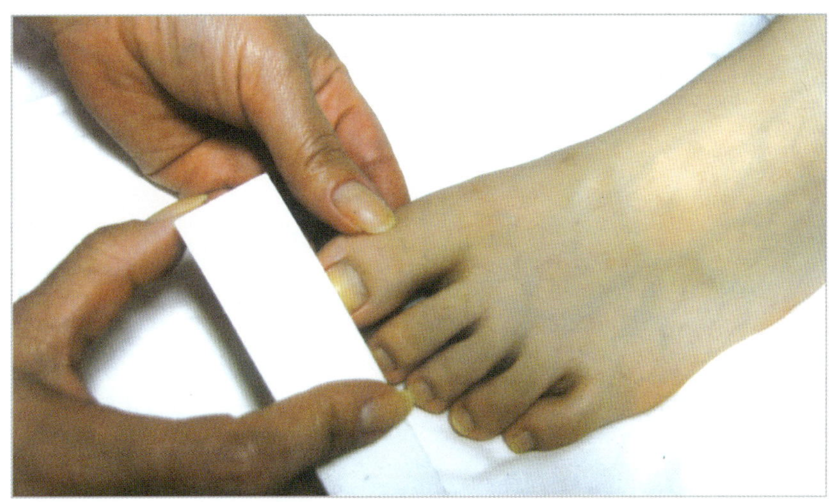

③ **발톱화장**

■ 토세퍼레이터

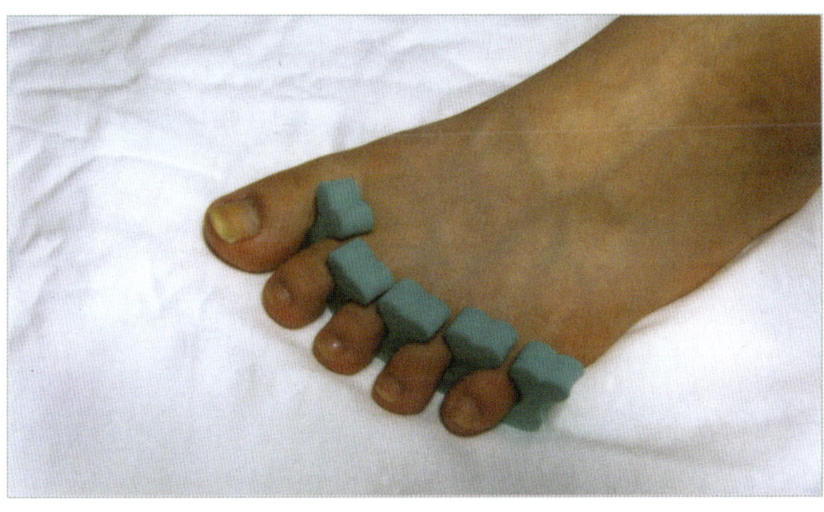

■ 유분 제거하기

• 우드스틱에 솜을 감아 발톱 표면의 유분을 깨끗하게 제거해 준다. 유분이 남아 있으
면 팔리쉬의 접착력이 떨어진다.

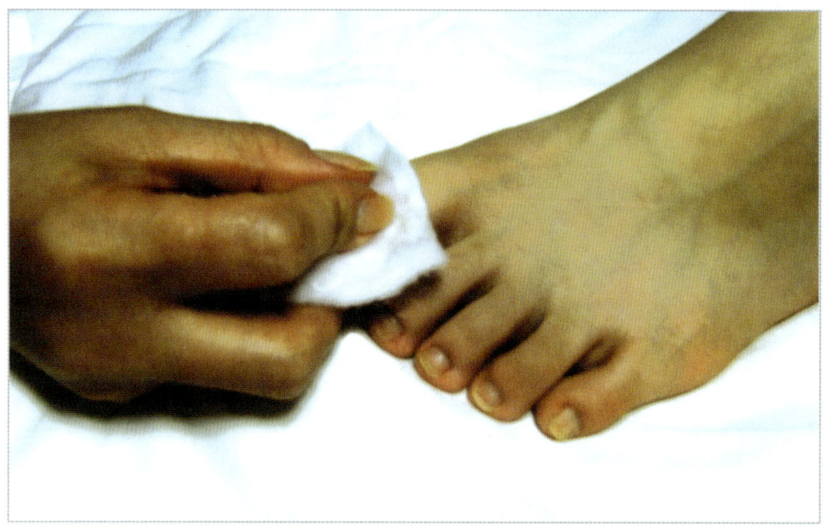

■ 베이스코트하기

• 팔리쉬의 흡착력을 높여주기 위해서 베이스 코트를 바른다.

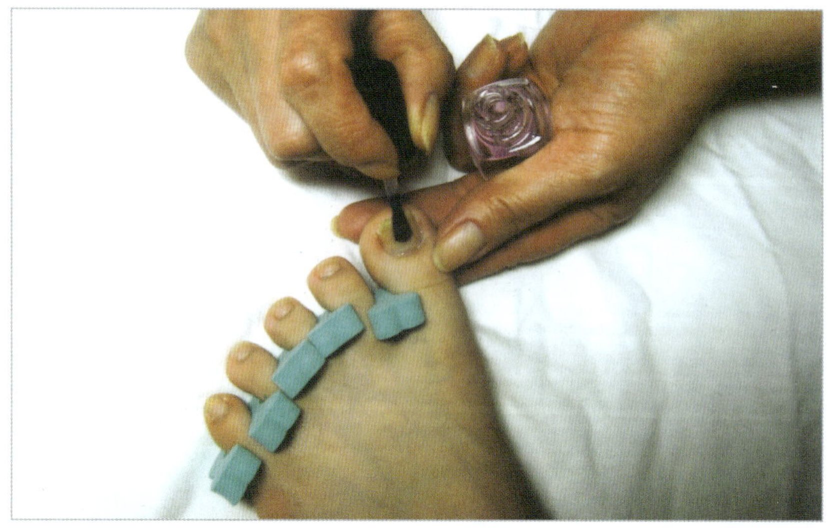

■ 팔리쉬하기 – 후렌치 스타일 연출법

• 컬러와 아트의 범위를 정한 다음 에나멜을 바른다. 가장 보편적인 페디큐어 스타일 – 프리엣지 부위를 불투명한 유색 에나멜로 처리한 다음 전체 바디를 핑크, 또는 자연색 계통으로 칠해 준다. 건조 후 탑코트로 마무리한다.

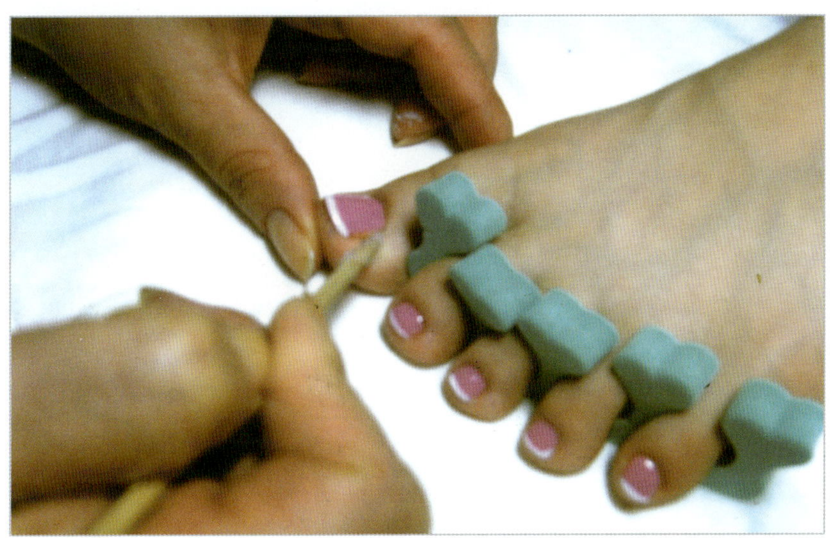

■ 탑코트 바르기

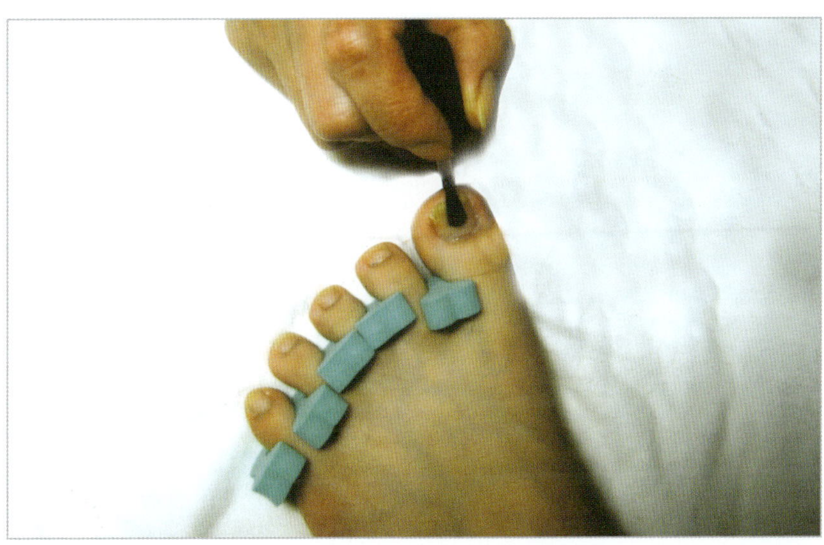

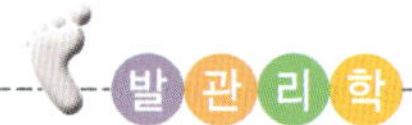

• 탑코트는 선명도를 높이고 손상을 예방하는 제품이다. 1회 바른다.

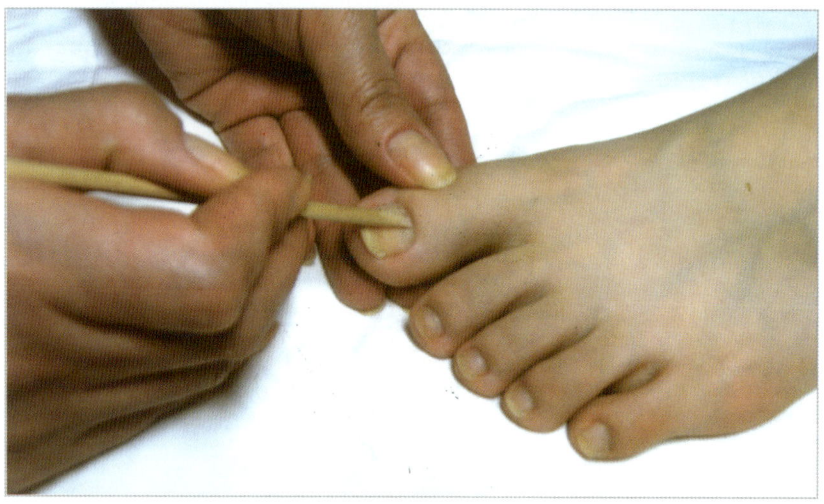

■ 마무리하기

• 우드스틱에 솜을 묻혀 네일의 주위를 깨끗하게 정리해 준다.

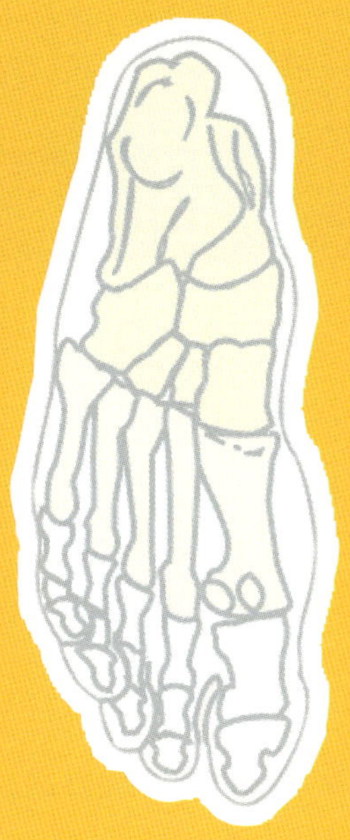

발반사 요법

3

발반사 요법

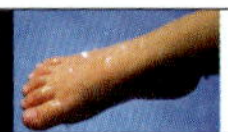 ## 3-1 발반사 요법의 이해 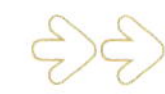

1 발반사 요법론

발반사 요법은 대체의학의 한 영역에 속한다. 이 말은 현대 전통 서양의학의 범주에는 속하지 않는다는 의미이다. 그러나 이 말은 잘못된 표현일지 모른다. 오히려 의학의 역사를 살펴보면 상대적으로 그 역사가 짧은 정통의학이 '대체의학' 이라고 하는 것이 마땅할 것이다.

세계 각국의 문화마다 고유 민속에 바탕을 둔 전통적 의술이 존재하며, 현대의 의술도 여기에서 뻗어나온 것이 많이 있다. 각 나라와 문화마다 고유한 의술 체계가 존재하였던 것이다. 당시의 개념으로 본 의술이란 기술과 과학이 신화, 주술, 미신 등과 결합된 것이었다. 그러나 현대의학으로 발전해 오면서 과학이 점점 우위를 점하게 되었고 의술은 점차 기계적으로 변모하였다. 이런 와중에 생명도 단순한 화학적 현상에 지나지 않을 뿐이라는 관점이 등장하게 되었다. 인체를 그저 여러 부분으로 이루어진 복잡한 기계로 간주하는 지경에 이르게 된 것이다. 이 때부터 자연치유법은 천대받게 되었다.

수십 년이 지난 지금은 상황이 많이 바뀌었다. 사람들이 현대의학에 문제의식을 느끼게 되면서 좀 더 안전한 자연치유법을 요구하고 갈망하기 시작한 것이다. 사실 정통 현대의학이나 대체의학은 상호 보완해 주는 입장에서 인류의 건강을 증진시키고자 노력할 필요가 있다. 어느 한 방법만으로 모든 질병을 치료할 수 있다고 주장하는 것은 무리가 있기 때문이다. 또한 이 중 어느 한 가지만이 완벽한 치료 방법이라고 주장할 수도 없다. 물론 현대의학의 좋은 장점을 부정할 생각은 없다. 하지만 좀 더 양질의 혹은 좀 더 고가의 치료 방

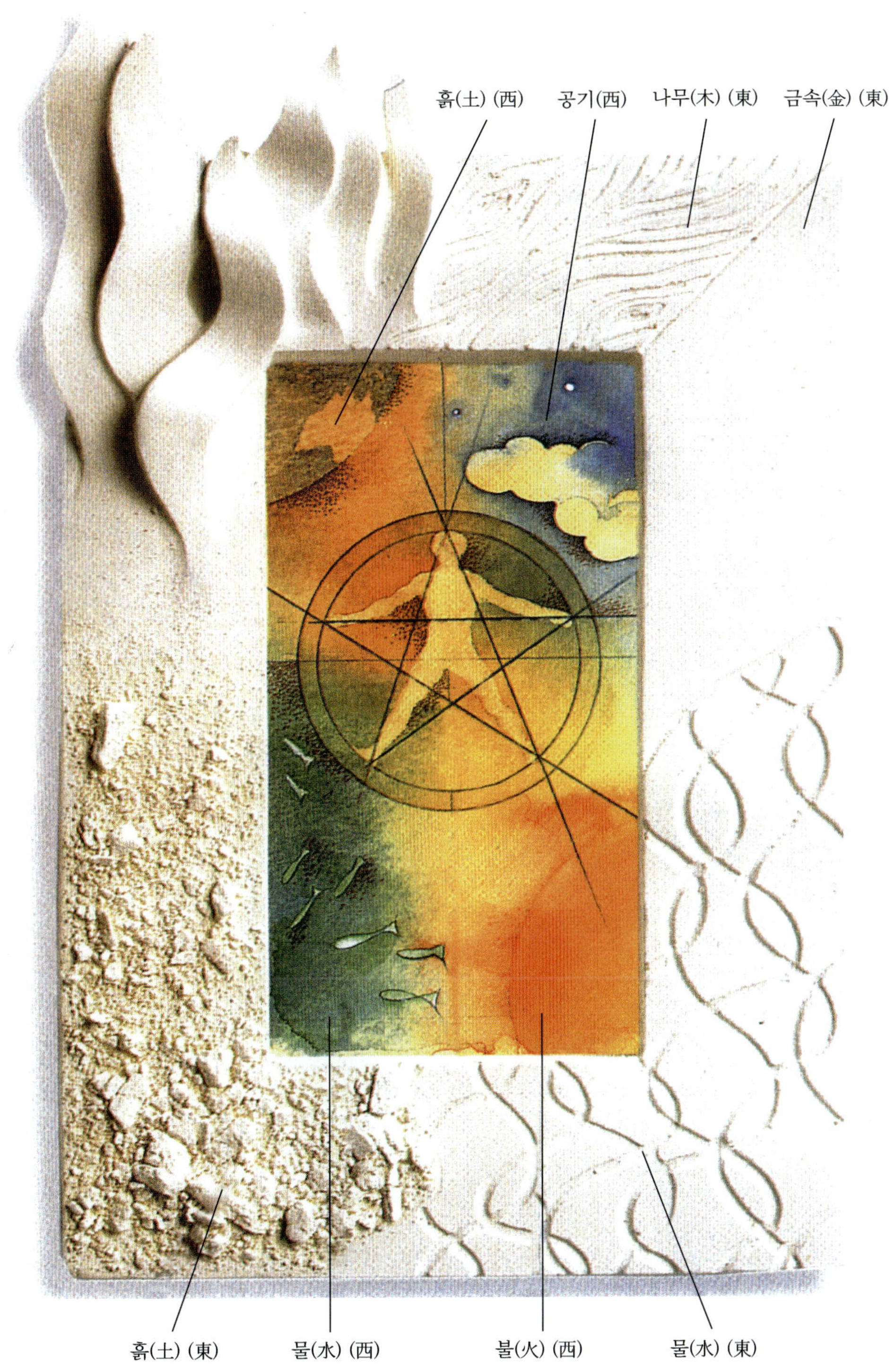
흙(土) (西)   공기(西)   나무(木) (東)   금속(金) (東)
흙(土) (東)   물(水) (西)   불(火) (西)   물(水) (東)

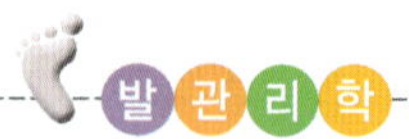

법만을 따르다 보면 때로 아주 중요한 면(인간적인 요소)을 간과하는 경우가 있다.

인체는 각종 부품의 조합으로 작동되는 것 이상의 의미를 지닌다. 인체는 몸과 마음과 정신의 각 부분마다 생기로 가득 차 있는, 고도로 복잡한 유기체이다. 또한 정신과 영혼의 불균형도 육체적인 문제와 별개로 나누어 생각할 것이 아니라 두 영역이 서로 얽혀 있다고 생각해야 한다. 하지만 정통의학의 입장에서는 때로 이런 상호 의존관계를 인정하려 하지 않는 것처럼 보인다. 결국 사람들은 만성적 증세에 빠져 스스로 황폐해져 가는 모습을 지켜보다가 약물과 수술 등으로 인한 부작용으로 고통을 받게 될 것이다.

① 현대 의약품

현대의 의약품이라는 것은 대개 실험실에서 만들어낸 무기 화합물이다. 우리 인간은 각 인체의 조직이 생리적인 조화를 이루는 유기체이자 조제 화합물이 아니다. 따라서 약물을 지속적으로 투여하게 되면 독소의 잔해가 몸 안에 축적되는 역효과를 일으킬 수 있다. 약물은 질병을 억제하고 증세를 완화하며 통증을 경감시켜 주지만 그 원인을 제거하지는 못한다.

약물을 과도하게 복용하면 새로운 질병(의원병:醫原病)을 일으키기도 한다. 이는 의학적 처치나 수술 등으로 인해 생겨나는 것이다. 여기서 의원병에 대해 상세한 설명을 하는 것은 곤란하다. 다만 이런 종류의 고통에 대해 병원 측의 처치를 요구하는 사람들이 점점 많아지고 있다. 이들은 자신들이 불편한 이유가 정확히 무엇인지 알지도 못하는 상태에서 '썩 좋지 않은 느낌'을 지니고 하루하루를 보내고 있다.

② 상호 협력하는 관계

현대의학이 인류의 건강에 지대한 공헌을 했다는 점은 분명하다. 예를 들어 페니실린을 사용함으로써 전염병으로 사람들이 한꺼번에 죽는 경우를 막을 수 있었다. 각종 상황에서 생명을 구하는 수술법 역시 현대의학이 이룬 성과이자 현대과학이 이룬 기적이라 할 수 있다. 하지만 이것만이 해답은 아니다.

정통의학과 대체의학 모두의 목표는 질병을 치료하여 인류에 도움이 되고자하는 것이다. 여기서 얻어낼 수 있는 가장 긍정적인 결론은 이들의 역할이 건강관리에 있으며 인류 모두의 이익을 위해 서로 협력하는 관계를 유지하는 것이라 하겠다.

최고의 대체의학과 고도로 숙련된 의학 기술이 결합한다면 인류의 건강을 위한 위대한 돌파구가 되지 않겠는가.

세계보건기구가 발표한 보고서에 따르면 "전통의술과 현대의학은 상당기간 동안 서로에 대해 뿌리 깊은 반감을 지니고 있었다. 하지만 이들의 목표는 같다. 결국 인류의 건강을 증진시키고 그로 인해 삶의 질을 높이자는 것이 아닌가? 닫힌 마음으로 보면 정통의학과 대체의학은 아무 관련이 없는 듯이 보일 수 있다."

그런 면에서 발반사 요법이 점점 더 중요한 위치를 차지할 것이다.

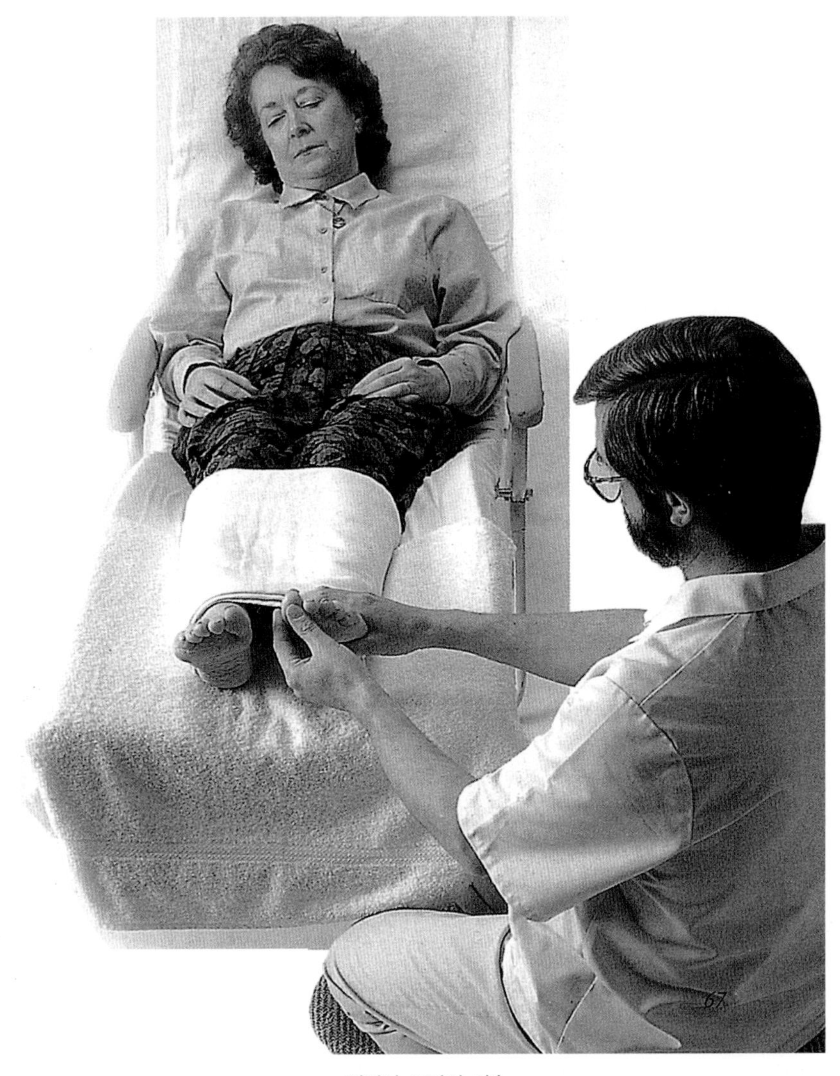

발반사 요법의 시술

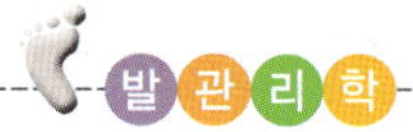

③ 건강을 위해 필요한 발반사 요법

발반사 요법은 질병의 근본 원인을 찾으려고 노력을 한다는 점에서 우리 인간의 몸 전체를 다루는 치료법이다. 최선의 결과를 얻기 위해서는 치료받을 사람의 적극적인 협력이 필수적이다. 궁극적으로 보아 발반사 요법 시술자가 환자의 건강을 책임지는 것이 아니다. 전체론적인 치료법의 견해에서는 오히려 환자의 건강상태에 중점을 둔다. 서양의학에서는 의사에게 모든 책임을 지우고 그 의사가 병을 치료하도록 기대하는 경향이 있다.

'질병'은 그 병에 걸린 사람의 생각과 행동으로 인해 직접적으로 나타난 결과이다. 사람의 마음이 건강하다면 신체의 모든 세포까지도 그 영향을 받게 된다. 이로 인해 화학적 변화가 발생한다. 현대 사회에서 만연되어 있는 걱정이나 슬픔, 두려움, 근심 따위의 정서는 부정적인 결과를 가져온다.

현대 발반사요법을 확립한 유니스 잉햄(Eunice Ingham)에 의하면 "부정적인 사고방식을 가지고 있으면 그 몸에도 좋지 않은 영향이 미친다."고 하였다. 정말 정확한 지적이 아닐 수 없다. 부정적인 생활 태도로는 절대로 병을 치유할 수 없다. 건강한 몸과 정신을 유지하고자 한다면 긍정적인 생활 태도를 지녀야 한다.

환자가 질병에서 벗어나기 위해서는 치료 과정에 능동적으로 참여하는 태도를 지니는 것이 필수적이다. 발반사 요법 시술자가 열정을 지니고 신중한 태도로 환자의 건강을 위해서 헌신을 다한다고 해서 어느 누구도 그 환자가 나아질 것이라고 확신할 수는 없다. 환자 스스로 병을 떨쳐 버리고 건강을 되찾고 싶다는 열망을 가지는 것이 치료 과정에서 가장 중요한 요소이다.

④ 인체라는 기계

건강 보조요법을 찾는 사람들이 명심해야 할 점은 바로 즉각적인 치료 효과를 기대해서는 안된다는 점이다. 이 역시 치료의 한 과정이기 때문이다.

대부분의 질병은 병세를 진단하는 과정에 시간이 필요하며 완전히 근절시키는 데도 시간이 걸린다. 인체는 놀랄 만큼의 회복력을 가지고 있다. 대개의 경우 질병의 증세가 명확하게 파악되기 전에 많은 양의 약물을 남용하는 것이 일반적이지만 증세에 알맞게 처치되었다면 인체는 그에 맞게 적응되어 있다.

인체를 기계에 비유하기도 하지만 사실 인체는 매우 위대한 것이다. 인체는 수천 개에 달하는 부분이 어우러져 가장 최대의 상태로 기능할 수 있게 유지가 되고 있다. 부정적인 감정 상태, 태도, 스트레스, 생활 습관, 식이 요법 등은 우리 몸의 균형을 깨뜨려서 역기능을 하게 만든다. 인체의 어느 한 부분이 제 기능을 하지 못한다면 몸 전체가 고통을 받으며, 나중에는 경미한 통증이나 일상적인 피로까지도 더 심각한 증세로 나타나기 시작 한다. 종종 자동차에 인체를 비유하는 이유도 여기에 있다.

자동차가 제대로 작동하기 위해서는 늘 정비를 해 두어야 할 필요가 있다. 어느 한 부분이라도 제대로 작동하지 않는 경우에는 자동차 전체가 말썽을 일으켜 결국 정비 공장에 가서 고치든지 아니면 새 차로 바꾸어야 한다.

발반사 요법을 자동차에 비유하자면 정비와 마찬가지라고 할 수 있다. 인간의 몸을 제대로 정비하는 것이다. 자기의 몸을 새 것으로 바꿀 수 있는 사람은 어디에도 없다. 따라서 자기 자신의 몸에 관심을 가지고 제대로 관리할 필요가 있다.

⑤ 인체 기관의 균형 유지

발반사 요법의 시술자는 치료를 다하는 것이 아니다. 치료를 하는 주체는 바로 우리의 몸이다. 발반사 요법 시술자는 단지 활동성이 떨어지는 부분에 자극을 가하고 지나치게 많이 사용되고 있는 부분에는 안정을 찾아줌으로써 인체 기관의 균형을 유지할 수 있도록 도움을 주는 존재에 불과하다. 이들 기관의 기능을 바로 잡아주는 것이 인체에 해를 끼칠 이유는 전혀 없다. 우리 몸의 모든 기관은 상호 밀접하게 연관되어 있기 때문에 어느 한 부분에 영향을 끼칠 수 있는 요소라면 결국 몸 전체에 그 영향이 미치게 된다.

수년간의 학습과 수련을 마친 시술자들이 내린 결론에 의하면, 발반사 요법이 육체적 · 정신적으로 그리고 영혼에까지 3단계로 특화된 장점을 지닌 것으로 나타났다.

2 발반사 요법과 이완

① 발반사 요법의 가장 좋은 점은 스트레스를 감소

질병의 발병 이유 중 70% 이상이 스트레스와 신경과민에 의한 것이다. 반사요법을 이용하면 몸의 긴장이 풀어지기 때문에 다른 신체 기능에까지 영향을 미치게 되어 있다. 인체의 각 부분은 모두 척추와 신경으로 연결되어 있다. 비정상적으로 긴장되면 척추의 근육이 경직되고 이로 인해 신경이 영향을 받으며, 그 결과로 통증이 뒤따른다. 이 때 긴장을 풀어 주면 근육이 경직된 상태에서 벗어나며, 혈관도 이완되어 혈액순환이 원활해진다. 그 결과 모든 체 조직과 신체 기관이 필요로 하는 산소와 영양분의 이동이 용이해지며 결국 이 모든 과정이 우리 몸의 독소와 불순물을 정제하는 데 도움을 주는 것이다.

스트레스에서 벗어나는 일은 쉽지 않다. 현대인의 생활에서 아무리 떼어내려고 해도 절대로 떨어지지 않는 부분이 바로 스트레스이다. 스트레스 증후군이 전문 경영인 정도의 계층에서만 나타나던 시대도 이미 지난 지 오래이다. 요즘에는 어린아이, 여성, 남성, 전파 스모그, 경제적 문제, 세계적 현안 문제, 공해 등등 스트레스를 일으키는 요인들을 일일이 나열할 수도 없다.

심장 계통의 질병과 고혈압을 앓고 있는 사람들이 급격히 늘고 있는 이유도 스트레스 때문이다. 다른 증세들 역시 치명적이긴 마찬가지이다. 끊임없이 스트레스에 노출되어 있는 경우에 나타나는 만성적인 증상으로 피로, 근심, 우울증 등을 들 수 있다. 이렇게 되면 신경 조직이 메마르고 소모되어 면역 체계가 파괴되므로 면역 결핍성 질환에 걸리기 쉽게 된다.

스트레스라고 해서 모두 다 부정적인 영향만 가져오는 것은 아니다. 스트레스도 어느 순간에는 자극이 될 수 있다. 인간의 몸은 잠깐 동안의 스트레스에는 대처할 만한 준비를 하고 있다. 하지만 지속적이고 장기적으로 스트레스에 노출되면 우리의 몸도 황폐해지게 마련이다.

스트레스는 사람마다 각기 다른 방식으로 정도를 달리해서 영향을 미친다. 심장 혈관 계통에 문제가 있는 사람은 소화 불량, 식욕 부진, 심계 항진, 발한, 두통 등 언급하기도 힘든 증세가 나타날 수 있다. 심장 혈관 계통과 소화 기관이야말로 스트레스의 공격을 가장 쉽게 받는 부분이다. 고혈압, 위궤양, 소화 불량 등이 주 증세이다. 스트레스는 면역 계통 질환과도 깊은 관련이 있다. 우리 몸에 남아 있는 스트레스와 싸우다 보면 인체 내로 침투하는 세균에 대항할 힘이 없어지기 때문이다.

발반사 요법은 깊은 휴식을 취할 수 있도록 함으로써 스트레스가 감소한다. 이로 인해 신경 조직이 제 기능을 찾고 인체는 스스로 항상성을 회복하게 된다. 발반사 요법이야 말로 강력한 스트레스 해독제인 것이다. 긴장에서 벗어난 인체는 스스로 치유를 하고 생리적 균형을 찾도록 해준다.

발반사 요법을 받았을 경우 나타나는 반응이 모두 다르다. 궁극적으로 활력과 건강을 찾는 것이 목적이지만 전반적인 신선한 느낌이 환자의 정신과 잠재의식까지 전달되는 것이다. 발반사 요법을 받는 것은 그 동안 환자의 정신을 옭아매고 있던 것에서 벗어나 스스로 질병과 싸우겠다는 긍정적인 생각을 갖게 되는 첫걸음을 의미한다.

② 스트레스의 작용 원리

스트레스에 대해 취하는 반응은 외부의 위협이나 위기에 처했을 때 보이는 원초적인 반응과 다르지 않다. 이것은 오랜 세월 동안 인류가 존속할 수 있었던 이유라고도 할 수 있다. 우리 인간은 수천년 동안 진화를 거듭한 결과 만들어졌다. 우리 인간이 생존할 수 있었던 원인은 각종 위기에 재빠르게 대응할 수 있었던 신체의 반응의 결과에 있다. 스트레스에 대한 반응을 한 마디로 표현하자면 "싸움을 하든지, 도망을 가든지"라는 말로 요약할 수 있다.

원시시대에는 생사를 건 싸움을 하거나 위험에서 피하는 등의 신체적 행동을 통해 에너지를 발산할 수 있었다. 하지만 오늘날은 이런 종류의 행동 반응이 어울리지 않는다. 당신에게 스트레스를 준다는 이유로 사장이나 판매원에게 대들다가는 법적인 소송에 휘말리게 된다. 갑갑한 회의가 싫다고 피하기만 한다면 당장 정신 상태에 이상이 있는 사람으로 몰릴 것이다.

③ 스트레스에 대한 반응론

최근까지만 해도 모든 스트레스는 외부의 압력에 의한 것이라는 생각이 지배적이었다. 하지만 이 이론은 비슷한 상황에 처했을 경우 이 사람은 침착하게 대응을 하는데 왜 저 사람은 황폐해지는지에 대한 이유가 설명되지 않는다.

근래 새롭게 대두된 이론에서는 스트레스에 대한 반응이 그 당사자와 그 사람이 처한 환

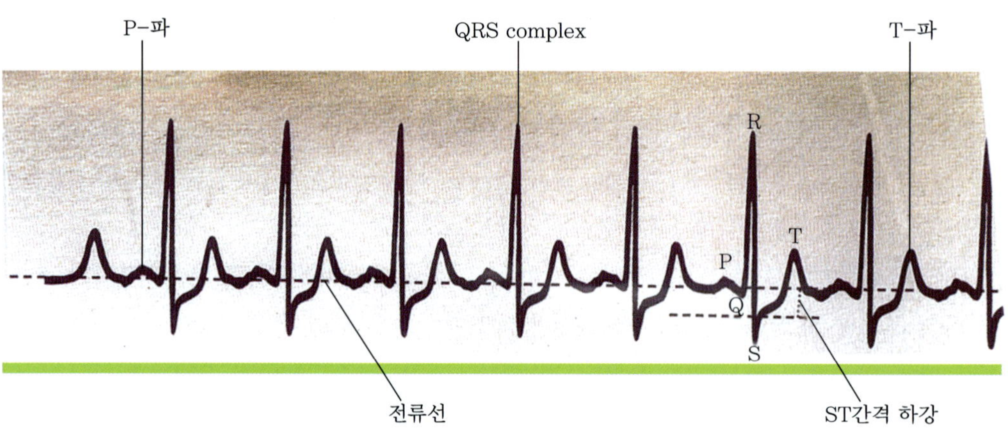

여기 심전도에 나타난 S와 T의 간격으로 보아 심장 박동이 비
정상적으로 빠르며 공급되는 혈액량 부족으로 인한 근육의 긴장이
심한 것을 알 수 있다.

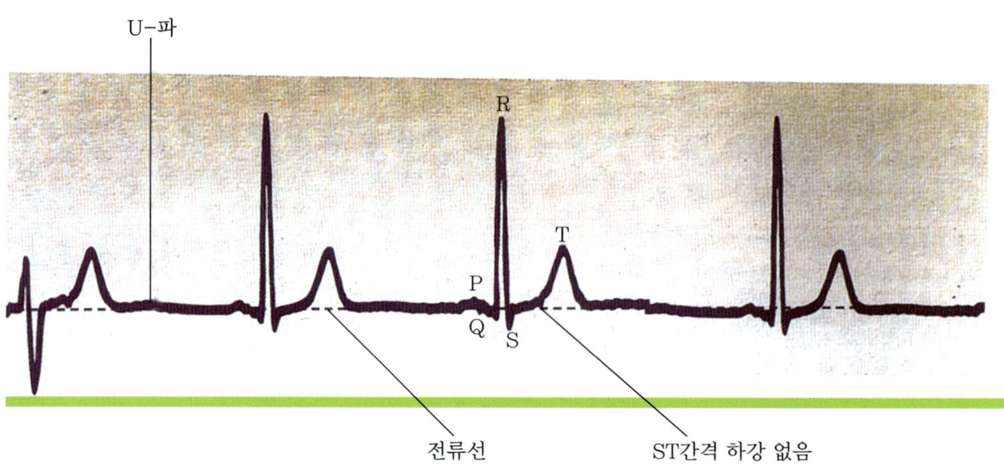

이 심전도는 정상적인 심장 박동을 보여 주고 있다. 심장 박동이
규칙적이고 한 단위의 심장 박동을 나타내는 PQRST가 동일하다.

경 간의 상호 작용에 달려있다는 점을 강조하고 있다. 즉 스트레스의 강도는 위기를 헤쳐 나
가는 당사자의 느낌에 의해 결정된다.

스트레스로 인해 나타나는 생리적 영향은 정확하게 무엇일까? 우리는 위협적인 상황에
처하게 되면 자신 스스로와 그 상황에 대한 생각을 두 갈래의 중앙신경조직(교감신경계와
부교감신경계)으로 전달한다.

교감신경계에서는 우리 몸의 모든 주요 기관을 움직이게 만드는 무조건 반사를 촉발한

다. 첫 번째로 나타나는 반응은 호르몬의 분비이다. 위험을 인식하면 시상하부에서 뇌하수체 호르몬을 분비한다. 이 호르몬이 부신을 자극해서 아드레날린 분비량을 늘리고 노르아드레날린을 혈관으로 방류한다. 이 두 가지 호르몬은 인체 내의 수많은 신경 조직을 자극한다는 점에서 역할이 비슷하다고 할 수 있다.

스트레스의 종류가 아무리 다양하다고 하더라도 부신피질에서 취하는 반응은 마찬가지이다. 주로 코르티코 스테로이드 같은 특수 호르몬을 부신에서 분비하고 이 호르몬으로 인해 인체에 침투한 세균이나 외부 단백질에 대항해 싸우면서 인체의 활동성을 제고하는 것이다. 스트레스에 대해 보이는 반응으로 면역체계가 활성화된다.

④ 생리적 반응

스트레스로 인해 생겨난 화학 물질은 생리적 변화를 일으킨다. 두뇌로 공급되는 혈액량이 증가하면 처음에는 판단력과 의사결정 능력이 향상된다. 심박수가 빨라지고 글루코스와 지방, 혹은 혈당 등에서 분리된 에너지가 혈관으로 분비되어 추가로 에너지를 만들어내며, 더 많은 양의 혈액이 근육으로 보내져서 즉각적인 행동을 취할 수 있다. 기도를 느슨하게 해 주면 호흡률과 호흡 기능이 더욱 개선된다. 자극에 대한 감각이 생겨나며 혈압이 올라간다. '위급한' 상황에서는 소화라든가 배설이 그다지 중요한 문제가 아니기 때문에 아드레날린이 혈관의 수축을 일으켜 위와 장으로 가는 혈류가 줄어든다. 예를 들어, 근육에서 혈액이 필요로 하는 경우에는 피부로 가는 혈액이 줄어들게 되어 있다.

우리 몸이 '싸우든지, 도망가든지'를 결정할 때는 활동성이 고조되어 있다는 것을 의미한다. 현대 사회에는 스트레스를 일으키는 요인이 무수히 많기 때문에 이런 반응이 있을 수 있다. 하지만 위와 같이 단시간 내에 분출시켜야 하는 활동성에 익숙한 사람은 거의 없다. 때로 스트레스가 끊이지 않아서 이에 대한 반응작용을 준 경계 상태로 유지하고 있을 수도 있지만 이렇게 억압받는 상황이 언제까지 이어질 수는 없는 일이다. 스트레스는 결국 신체 내로 침투해서 인체의 균형을 깨뜨리고 육체적·정신적인 탈진 상태로 이끌 것이다.

⑤ 계속되는 스트레스에 대한 반응

부교감신경 조직이 하는 일은 스트레스에 접했을 때 인체의 기능을 완화시키는 것이다. 하지만 어떤 한 사람이 끊임없는 스트레스로 시달리고 있다면 부교감신경이 반응하도록 만드는 것은 쉽지 않은 일이다. 그리고 만일 그 스트레스의 강도가 전혀 줄어들지 않는다면 인체는 스스로 기력을 잃고 주변에 만연되어 있는 질병에 걸리기 쉬운 상태가 되어 버린다.

에너지의 방출 없이 아드레날린 자극이 장시간 이어지면 중요한 미네랄과 비타민이 소실된다. 예를 들어, 비타민 B와 C는 면역 체계가 제 기능을 하는데 필수적인 요소이다. 그 결과 저항력이 떨어져 면역체계 관련 질병에 걸릴 위험성이 높아진다.

장기간에 걸쳐 아드레날린이 축적되면 혈압에 영향을 미치고 혈관 벽에 지방질이 쌓일 뿐 아니라 소화 기능이 저하된다.

우리의 체조직이 지속적인 스트레스에 접하게 되면 이에 대한 반응 역시 만성상태에 처하게 되어 인체의 저항력이 떨어지고 기력이 쇠해진다. 이런 만성적인 신체 상태가 직접적인 원인이 되는 질병도 있다. 하지만 무엇보다 중요한 것은 감염에 대항할 힘, 또 암에 저항할 힘을 빼앗기는 데에 있다.

사람은 누구나 항상 스트레스로 가득찬 상황에서 살아간다. 정서 상태가 필요 이상으로 긴장되어 있으면 스트레스의 영향을 받기 쉬워진다. 정서적인 고민거리야말로 저항력을 떨어뜨리는 원인이다.

일군의 건강문제 전문가들이 주장하는 견해를 따르면 이 외에도 몇 가지 중요한 스트레스의 원인으로 출생, 사망, 결혼, 급증하는 이혼 문제 등과 같은 인생의 커다란 변화를 둔다.

하지만 이들 사건이 어느 정도로까지 건강을 악화시키게 되는지는 그 사람이 당면한 스트레스에 어떻게 대처해 나가느냐에 달려 있다. 사람이 자신이 처한 상황을 받아들이는 방법에 따라 스트레스에 대처하는 방식도 크게 달라진다. 자신의 대처 능력이 어느 정도라고 '알고 있는 것'과 실제 '대처 능력'은 별개의 문제이다.

⑥ 스트레스 반응 조절

우리는 살아가면서 스트레스를 유발하는 상황을 변화시킬 수는 없겠지만 스트레스에 대한 대처 방법은 바꿀 수 있다. 명상, 식이 요법, 운동처럼 자연치유력을 증진시키고 긴장을 풀어주는 치료기술(발반사 요법도 여기에 포함됨)은 스트레스에 대한 반응을 감소시키고 제어하는 데 도움이 된다. 따라서 스트레스와 관련된 질환에 걸릴 가능성도 줄어든다.

3 발반사 요법과 기(氣)의 회복

우리가 이미 살펴본 바와 같이 인체는 역동적으로 순환하는 에너지로 이루어져 있다.

이 에너지(氣)가 인체 내 12군데의 경락(meridian pathway)을 따라 순환한다는 사실이 밝혀지게 된 것은 중국의학에 의해서였다. 이 중에서 인체의 주요 기관을 통과하는 경락 6군데는 발에 있다. 경락을 마사지하면 막힌 에너지의 순환 경로를 없애주어 인체 내 에너지의 흐름을 원활하게 해준다.

① 전기 자극

근래에 와서 과학자들과 의사들도 우리의 몸을 움직이도록 하는 것이 바로 에너지라는 이론에 동조를 하는 경우가 많아졌다. 그리고 발반사 요법을 행하면 이 에너지가 활기를 찾게 된다는 사실도 밝혀졌다.

앤 질랜더스(Ann Gillanders)의 말을 인용하자면, "양극과 음극으로 나뉘는 전기 회로처럼 인체에도 전류가 순환하고 있다. 발반사 요법은 우리 몸에 전기를 넣어주는 것과 마찬가지라고 할 수 있다. 각종 신체기관과 선(腺), 세포에서 이어지는 부분이 발에 있기 때문에 일정 지점을 자극하면 원활한 에너지 흐름이 가능하다.

도렌 베일리(Doreen Bayley)는 다음과 같이 말한다.

"부드럽게 지압을 가하면 확실히 전기자극을 준 것같은 힘이 환자에게 전해지면서 잠재되어 있던 에너지가 흐르기 시작한다. 내 생각에는 이러한 자극이 마치 갑자기 불을 비췄을 때 안구의 홍채에서 일어나는 현상과 같다고 본다. 이 경우 시신경까지는 자극이 전해지지 않았지만 시상하부에서 뇌하수체로 자극을 전달하고 이것이 다시 하부로 전달되어 온몸의 기능을 활성화시키는 것이다. 반사 요법도 이와 같은 효과를 갖고 있다는 것이 내 지론이다."

'현대 발반사 요법의 어머니'라고 불리는 유니스 잉햄(Eunice Ingham)은 다음과 같은 말을 했다.

"우리 몸의 신경은 전기와 비슷하다. 주위 환경 요인으로부터 전기에너지를 얻는 것은 개인의 능력이고 각 기관이 정확한 기능을 하도록 만드는 것은 에너지의 세기이다. 발에서 이러한 신경의 전달이 제대로 이루어지도록 하는 것은 전기기구를 충전하는 것과 같은 원리이다."

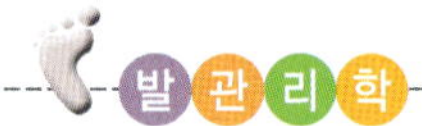

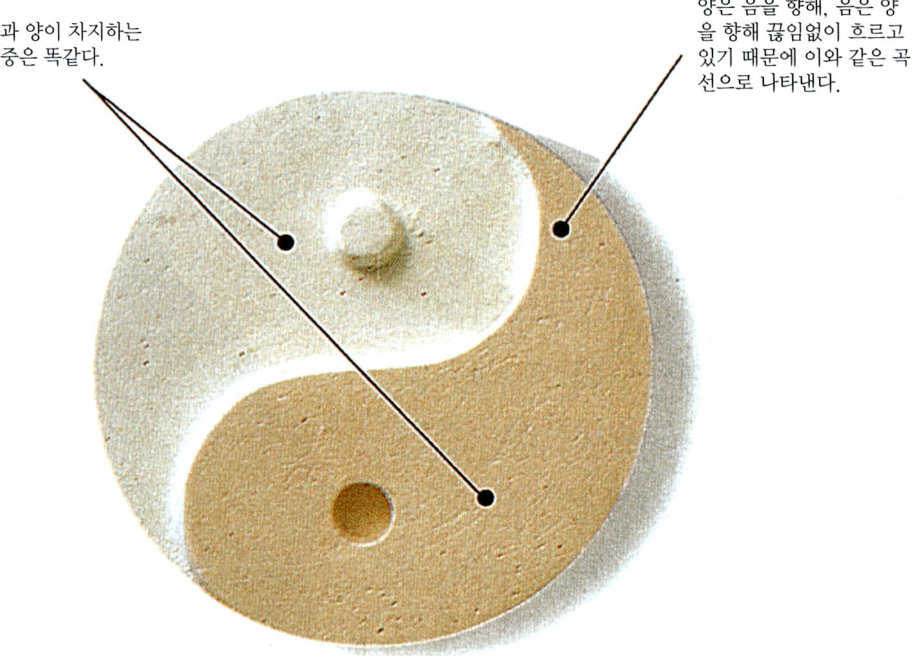

동양의 음양사상에서 음과 양이라는 정반대되는 두 가지 개념이 상호 보완하는 관계를 이룬다.

② 경로 개방

인체기관의 기능을 최적화하기 위해서는 에너지의 순환이 막힘없이 이루어져야 하며, 음에너지와 양에너지가 상호 보완적인 역할을 해야 한다.

발반사 요법을 하면 에너지가 지나는 경로가 개방됨으로써 환자의 육체적·정서적·정신적 측면에 이르기까지 에너지를 전달할 수 있다. 인체 각 부분을 순환하는 에너지 경로를 치유하기 위해서는 발에 지압을 가하는 특수한 기술이 있다. 우리 몸이 '균형을 잃었을 때'는 효율적인 기능을 하기가 힘들다.

발반사 요법은 우리의 몸을 역동적인 조화 상태로 돌려놓는 역할을 한다. 발에 반사요법을 취해 자극을 주면 에너지 경로나 경락에 연결된 신체기관에서 무의식적으로 반응을 보이게 되어 있다. 그 다음엔 인체의 모든 기관에서 연쇄반응이 일어나는 것이다.

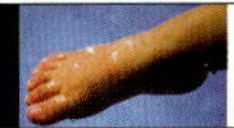

3-2 발반사 요법의 효과

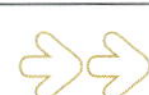

1 신경조직

신경조직은 우리 몸의 '전기 시스템'에 해당하며 인체 중 가장 복잡한 조직이라고 할 수 있다. 신경이 없으면 우리 몸은 기능을 하지 못한다. 신경 경로를 따라 앞뒤로 전달되는 메시지가 우리 몸의 모든 부분을 움직이게 만드는 것이기 때문이다.

신경조직은 크게 중앙신경조직, 말초신경조직, 자율신경조직의 세 부분으로 나눌 수 있다. 발반사 요법으로 가해지는 자극은 자율신경조직과 연결된다고 알려져 있다.

자율신경조직은 체내기관, 근육, 선(腺) 등의 무의식적인 행동을 관장한다. 우리가 이미 살펴본 대로 신경조직에는 교감신경과 부교감신경이 있다. 이 두 신경계는 모두 정상적인 상태를 유지하기 위해 인체가 내보내는 미세한 자극이긴 하지만 그 결과는 정반대로 나타난다. 하지만 스트레스를 일으키는 상황에서는 교감신경의 자극이 좀 더 강해진다. 스트레스가 사라지면 부교감신경계에서 역할을 이어받아 신체 기능을 정상으로 돌려놓는다.

① 반응 촉진

발반사 요법 전문가 중에는 발 부분의 반사기능을 촉진시키는 것이 단순한 반사작용이긴 하지만 체내기관에 영향을 끼친다고 생각하는 사람이 많이 있다. 여기서 반사(reflex)란 자극에 대해 무의식적

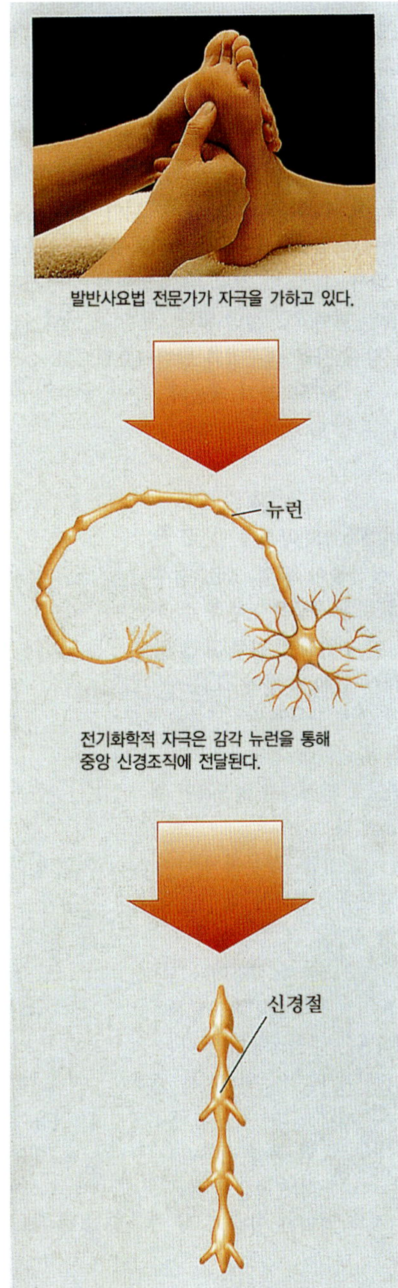

발반사요법 전문가가 자극을 가하고 있다.

전기화학적 자극은 감각 뉴런을 통해 중앙 신경조직에 전달된다.

으로 나타나는 반응을 말한다. 반사행동은 빛을 눈에 비췄을 때의 동공 반응이나 무릎을 쳤을 때 다리에서 경련이 일어나는 것처럼 단순하고 보편적인 것이다.

반사작용이 일어나기 위해서는 자극이 있어야 한다. 발반사 요법의 경우처럼 발에 있는 반사점을 지압하여 자극을 줄 수 있다. 이런 방법은 신경을 자극함으로써 감각 뉴런을 통해 중앙신경조직으로 전달이 된다. 이 메시지를 운동 뉴런이 전달받으면 반응이 일어나는 것이다.

자율신경조직은 신경체계에서 멀리 떨어져 있지 않다. 감각신경을 통해 큰 소리를 듣게 되면 심장박동이 빨라지고, 따라서 전체 순환체계에까지 영향이 미치게 된다. 무의식 부분에서의 만성적인 걱정, 근심, 두려움이나 흥분 등으로 인해 신경체계의 자율신경에도 병리적 증상이 생길 수 있다.

② 신경 경로

신경 경로는 생체 조직과 전기적 경로, 그리고 많은 요인에 의해서 충돌되거나 오염될 수 있다. 신경 경로가 손상되면 신경이 제 기능을 다하지 못하고 전달되어야 할 메시지가 지연되거나 부정확할 수 있고 체내 관리과정이 최적의 상태를 유지할 수 없게 된다. 발에 있는 수천 개의 신경말단조직을 자극하는 발반사 요법은 신경 경로를 막고 있는 불순물을 제거하고 개방하는 효과가 있다.

2 순 환

유니스 잉햄이 가장 즐겨 쓰는 말 중에 "순환을 해야 살아있는 것이다. 정지되어 있는 것은 죽은 것이다."라는 말이 있다.

모든 사람들이 원활한 순환작용이 얼마나 중요한지 인정하고 있다. 한군데 혹은 그 이상의 부분에서 순환이 이루어지지 못하고 막히게 되면 여기저기서 통증이 나타난다. 인체의 모든 조직은 적당량의 혈액이 공급되어야 제대로 기능을 할 수 있으며, 발반사 요법은 인체의 순환작용을 돕는 효과가 있다.

우리 몸의 혈액은 9만 6천 km가 넘는 길이의 동맥과 정맥을 하루에 1,000회 이상 순환하고 있다. 매일 심장에서 뿜어내는 혈액의 양이 무려 90,000L에 이른다. 적혈구의 수명

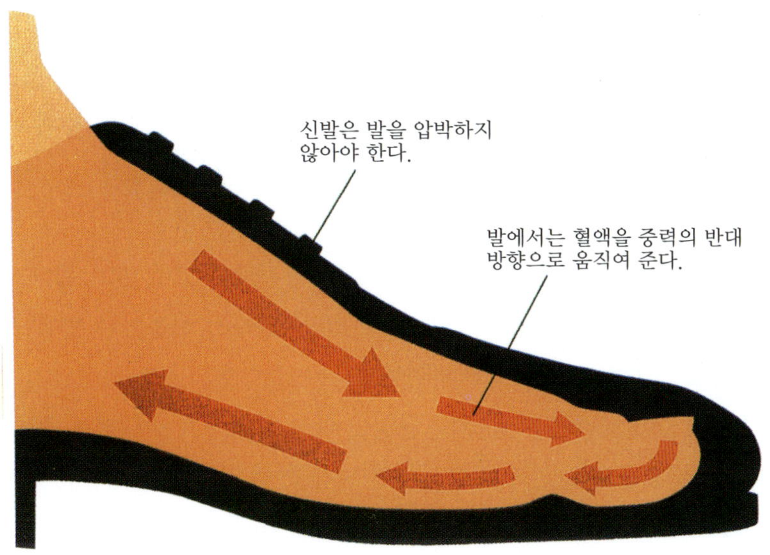

잘 맞지 않는 신발은 혈액의 정상적안 순환을 방해할 수 있다.

은 120일로 우리 몸 구석구석으로 산소를 운반하고 있다. 백혈구는 세균을 제거함으로써 질병에 대항해 싸우고 있다.

혈액은 산소와 영양분을 세포에 전달하고 노폐물과 독소를 제거한다. 이 과정에서 혈관은 수축과 팽창을 반복한다. 그러므로 혈관이 제 기능을 다하기 위해서는 탄성력과 복원력이 가장 중요하다고 할 수 있다. 스트레스와 긴장은 심장 혈관 조직을 압박하여 혈액의 원활한 흐름을 방해하므로 고혈압이나 저혈압을 일으키는 원인이 된다.

발반사 요법을 행하면 긴장이 완화되어 체조직이 효율적으로 기능할 수 있는 동시에 체내에 축적된 불순물과 독소가 제거된다. 스트레스와 긴장이 줄어듦으로써 혈액이 자연스럽고 원활하게 혈관으로 흐를 수 있게 되는 것이다.

발반사 요법의 지압기술이 순환작용에 영향을 줄 수 있다. 이는 캘리포니아 폴리스 올림픽에서 있었던 혈압 관련 학회에서도 입증된 바 있다. 1987년 게임 당시 발반사 요법 전문가들이 참석했던 적이 있다. 이보다 규모는 작지만 새크라맨트 밸리 발반사 요법 회의도 있었다. 당시 사례 연구결과 발반사 요법으로 수축 시 혈압은 75%까지 개선이 되었으며, 팽창 시 혈압은 61%까지 개선되었다.

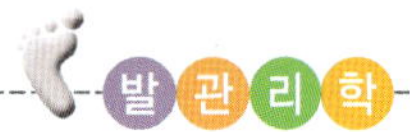

① 침전물

발의 신경 말단부분에 낟알모양의 침전물이 쌓여있는 경우 치료 도중 통증을 동반할 수 있다. 이 침전물은 피부 표면 바로 아래에 칼슘이 쌓여 생긴 것이다. 혈액 중에 산성물질이 과다해지면 이처럼 칼슘이 축적된다. 나중에는 산성침전물로 발전해서 정상적인 혈류를 방해할 수도 있다.

신경 말단부분이 끝나는 곳이 바로 발이기 때문에 침전물이 고여 있기 쉽다. 게다가 발은 늘 신발로 조여 있어서 자유롭게 움직일 수도 없다. 따라서 신경이나 혈액이 정상적으로 공급되지 못하고 그 속도도 둔화되기 마련이다.

또한 발은 순환작용이 끝나는 지점이며, 혈액이 다시 돌아가기 위해서는 중력과 반대로 움직여야 한다. 그러나 울혈로 인해 순환작용이 방해를 받으면 독성 성분만 쌓인다. 발반사 요법은 이러한 침전물을 분해하여 혈류 찌꺼기를 제거하는 효과가 있다.

② 내분비 체계

신경이 인체의 '전기 시스템' 이라면 내분비선은 '화학 시스템' 에 해당한다. 내분비선은 호르몬을 혈액으로 분비하는 과정을 관장하는 복잡한 연결망으로 이루어져 있다. 호르몬은 아주 강력한 화학물질이다. 주요한 호르몬 분비선은 7개로, 이 중 하나만 이상이 있어도 모든 관리 체계가 무너지고 결국 전신이 균형을 잃는다.

췌장이 아주 좋은 예이다. 췌장의 주요 기능은 글루코스 혹은 혈당의 비율을 균형적으로 유지하는 것이다. 인슐린은 체세포가 혈액으로부터 글루코스를 흡수하도록 돕는 역할을 한다. 체세포는 이 글루코스를 이산환탄소와 물로 분해해서 에너지를 생산하며 글리코겐의 형태로 간에 저장한다.

인슐린이 없으면 글루코스가 소비되지 못하고 부적절한 형태로 저장된다. 이것이 혈액에 축적되면 당뇨병이 되는 것이다. 한편 인슐린이 연소작용을 통해 글루코스를 분해하면 글리코겐 저장량이 늘어나면서 혈액이 소모된다. 그 결과 혈당이 떨어지는 저혈당증이 되는 것이다. 모두 호르몬의 균형 파괴로 인해 생겨난다.

③ 내분비선의 기능

인체의 기관과 체조직은 복잡한 화학작용으로 관리된다. 우리 몸을 주로 관장하고 있는 호르몬은 뇌하수체 전엽에서 분비되는 것으로 알려져 있다. 그런데 뇌하수체 전엽은 시상하부의 영향을 받는다. 흉선과 비장을 시상하부와 직접 연결하는 것이 신경이다. 시상하부는 면역체계에 영향을 끼친다.

요약하자면 면역체계를 관장하는 곳이 바로 뇌라는 사실이다.

우리의 생각과 감정은 호르몬의 영향을 받는다. 우리의 성격이 호르몬을 분비하는 내분비선의 기능에 따라 결정되는 것이다. 내분비선이 균형을 이루고 있으면 그 사람의 외모는 긍정적인 행복한 표정을 짓게 되는 것이고, 내분비선의 균형이 깨지게 되면 우울한 모습이 되는 것이다.

발반사 요법은 전기에너지를 자극하여 화학에너지를 보충해 주는 효과가 있다.

3 통증관리

발반사 요법을 행하는 동안 우리 몸에서는 많은 화학적 변화가 일어난다. 그 변화 중에는 자체 내에 통증을 없애는 엔돌핀이라는 물질이 생성되는 것도 해당된다. 이 엔돌핀은 몰핀보다 5배 내지는 10배나 강한 효력이 있다고 알려져 있다. 뇌하수체에서 만들어지는 엔돌핀은 통증이 척수를 통해 뇌에 전달되지 못하도록 막는다.

통증은 척수 후면의 신경 경로를 따라 전달되는 것으로 알려져 있으며, 매우 복잡한 행동 반응을 촉발한다. 척수로 전달된 자극이 다시 시상으로 전해져 열기, 한기, 통증, 촉감 등을 감지한다. 시상에서 다시 대뇌 피질로 자극을 전달하면 대뇌에서 통증의 세기나 위치 등을 인식한다. 대뇌에서는 이 신호를 다시 척수로 보내 엔돌핀을 분비하게 된다.

'게이트 이론(gate control theory)'에 의하면, 신경 조직은 한 번에 받아들일 수 있는 감각 정보가 어느 정도 제한되어 있다고 한다. 신경 조직에 무리가 가면 전달되는 감각 정보가 줄어들기 때문에 통로가 폐쇄되고 순환 과정을 완료하지 못하게 된다. 발반사 요법을 행하면 대뇌가 엔돌핀을 더 많이 생산할 수 있도록 도와주며, 체내에서 감지해야 할 자극이 너무 많아져서 우리 몸이 스스로 '통증을 전달하는 통로'를 막는 효과가 있다. 이 과정으로 통증의 순환 과정이 중단되고 통증이 줄어 들어 몸의 긴장이 완화되는 것이다.

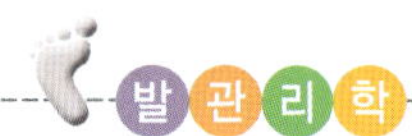

발반사 요법을 행하면 두 가지 방법으로 통증이 줄어든다. 우리 몸으로 하여금 엔돌핀을 생성하도록 돕는다. 그리고 지압으로 통증이 전달되는 통로를 막는다.

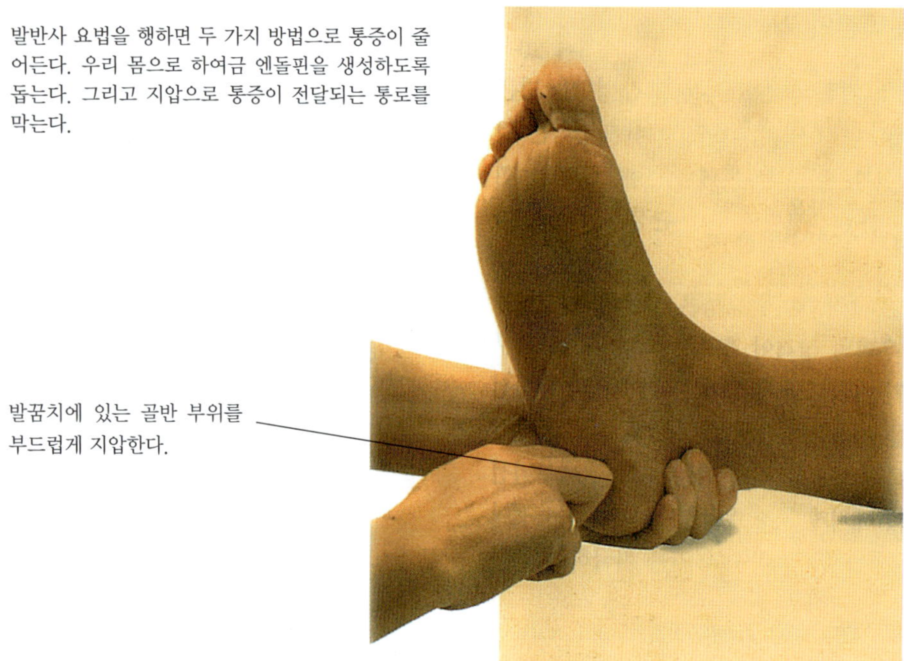

발꿈치에 있는 골반 부위를 부드럽게 지압한다.

4 자연치유로서의 발반사 요법

현대사회는 곳곳에 건강을 위협하는 위험 요소가 도사리고 있다. 오염된 대기와 공기, 물, 음식, 환경 등등. 여기에 더해 스트레스까지 우리의 하루하루를 위협하고 있으니(좋지 않은 식습관, 생활태도, 생활 습관) 가히 병을 일으키는 요소들로만 섞여 있는 칵테일을 마시는 것과 마찬가지라고 할 수 있다.

이제는 우리 몸의 신호에 늘 귀를 기울이며 신호를 보내올 때 즉시 행동을 취해야 한다. 여기에 더해 음식을 먹을 때 좀 더 신중을 기하고 운동을 하며, 마음과 몸을 평온한 상태로 유지하면서 명상 기술을 익히고 가끔씩 발반사 요법 시술자를 찾아 치료를 받는다면 많은 효과가 있을 것이다.

예방 치료는 일정한 정도의 치료를 마친 후 병의 재발을 막고 싶은 사람들이나 혹은 특정 증세를 느끼지는 않지만 사전에 예방하고 싶은 사람들에게 효과가 있다. 치료를 할 때는 일정한 간격을 두는 것이 균형 상태로 몸을 유지하고 부작용의 가능성을 피하는 방법이다.

젊은 사람이든 노인이든 거의 모든 사람들이 발반사 요법으로 효과를 보고 즐거워하고 있다. 일단 우리 몸 안에서 모든 소통이 제대로 이루어지고 정비가 된다면 다시는 몸을 혹사하고 싶지 않게 되는 것은 당연하다.

치료의 간격은 사람마다 다르다. 어떤 사람은 몇 주만에 받기도 하고 어떤 사람은 몇 개월 후에 받기도 한다. 최상의 효과를 얻기 위해서는 숙련된 시술자를 찾아 적절한 방법으로 치료를 받아야 할 것이다. 여기에 치료 주기마다 스스로 특정 반사요법을 하는 것도 좋은 효과가 있다.

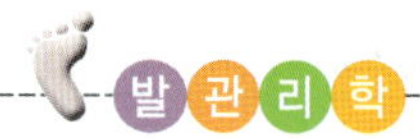
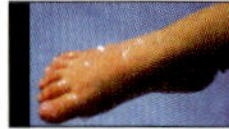

3-3 경락과 발반사 요법 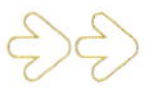

1 경락의 이해

  침술에서는 생명에너지가 이어져 있는 선을 경락(meridians)이라 하며, 발반사 요법에서는 전통적으로 구역(zones)으로 알려져 있다. 두 가지 경우 모두 생명에너지 선상에 막힌 곳이 생길 경우 이를 질병이라 정의한다.

  따라서 질병을 치료한다는 의미는 그 선을 따라 여러 지점을 자극함으로써 막힌 곳을 뚫어 주는 것을 말한다. 침술에서는 그 침을 놓는 지점이 몸 전체에 퍼져 있어서 이들 지점에 침을 놓는 것이며, 발반사 요법은 발에 있는 경락과 반사점을 특수한 마사지 기술로 자극한다는 점이 다를 뿐이다.

  경락에 관해 좀 더 자세히 연구하다 보면 발에 여섯 개의 주요 경락이, 그 중에서도 발가락 부분에 분포되어 있다는 사실을 알게 된다. 그러므로 발을 마사지한다는 것은 경락의 울혈을 풀어 주는 것이다. 울혈이 풀어지면 에너지의 흐름이 자유롭게 이루어지고 인체가 균형을 되찾게 된다.

  경락에서 이루어지는 에너지 순환은 연속적으로 진행된다. 따라서 주 경락이 작용하고 있을 때는 그 신체기관을 관통하지 않는 6개의 경락은 간접적인 자극을 받게 되어 있다. 이런 이유로 해서 주요 기관들은 경락이 지나가는 지점을 따라 위치하게 되는 것이다. 예를 들어, 폐경은 팔을 따라 엄지 손가락까지 이어진다. 하지만 위경이 그 폐를 관통한다. 그러므로 위경을 자극하면 간접적으로 폐 경락의 울혈에도 영향을 미치게 된다는 의미이다.

  경락에 대한 이론은 그 역사가 매우 길다. 중국인들은 대략 3000년 전에 경락 이론을 발견하였다. 이것이 시간이 흐르면서 점점 더 강화되었다. 오늘날에는 전체론적인 치유법으로 발전시키기 위해 발반사 요법 영역까지 확장될 정도로 논리적인 진전을 이루게 되었다.

  경락을 잘 이해하면 질병의 경로를 보다 잘 이해할 수 있고 문제를 정확하게 해결할 수 있는 기초가 된다. 예를 들어, 반사점을 치료할 수 있는 데도 통증, 염증, 혹은 다른 증세가 만족스러울 정도로 개선되지 않을 경우 몸을 지나는 경락을 살펴보고 그 경락에 연결되어 있는 기관의 반사점을 치료하도록 한다.

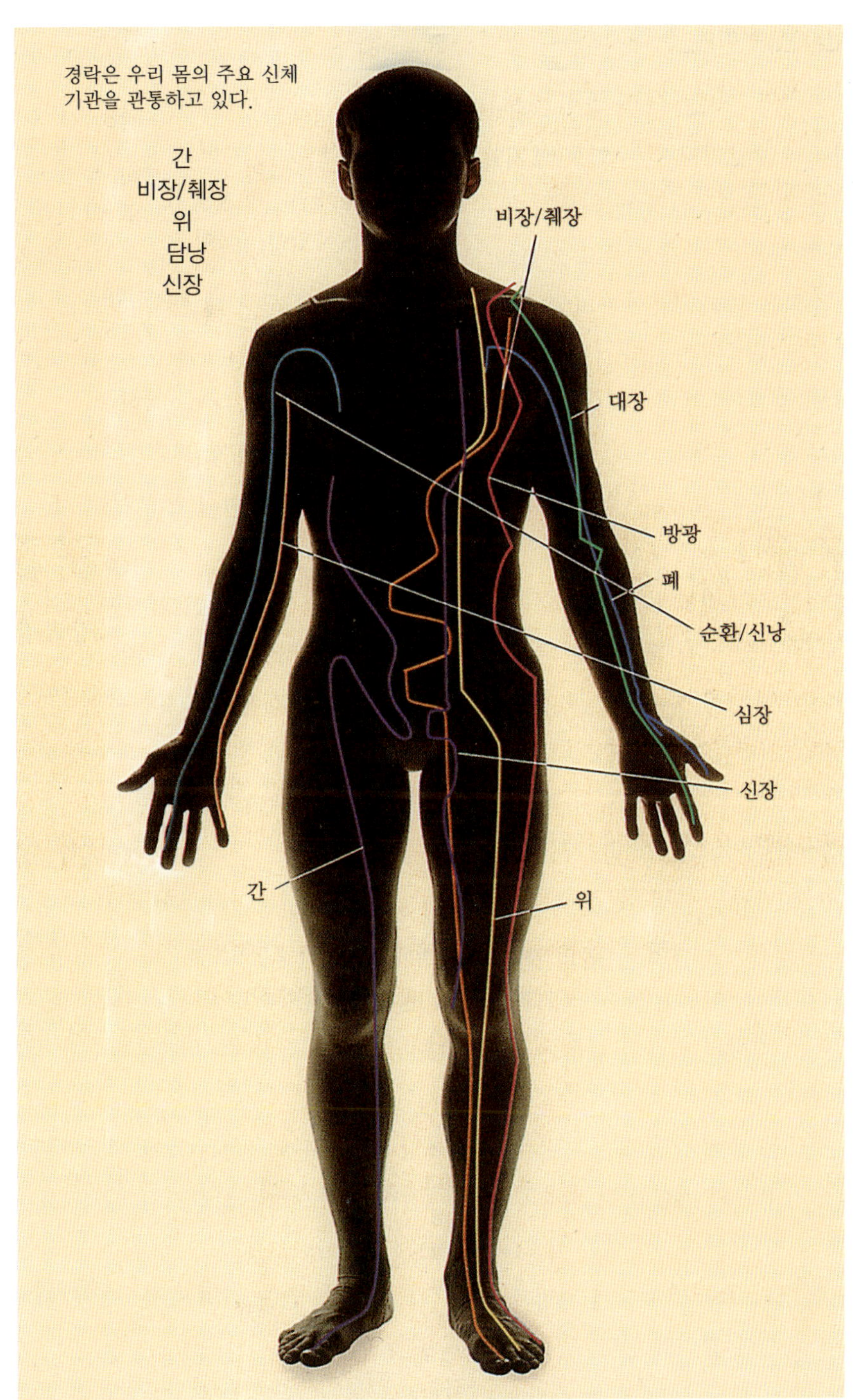

인체를 흐르는 경락의 체계

① 경락이란 무엇인가

우리가 앞에서 살펴본 바와 같이 모든 생명과 물질에는 에너지가 작용하고 있다. 기, 혹은 생명력이라고 알려져 있는 이 에너지로 인해 우리는 살아가고 있는 것이다. 중국인들은 기 에너지가 혈액이나 신경, 임파액처럼 우리 몸의 경락을 따라 순환한다는 사실을 알아냈다. 이러한 생명력이 인체의 주요 기관과 조직을 제어하는 것이다. 기는 한 기관에서 다른 기관으로 순환을 한다. 각 기관의 건강을 유지하기 위해서는 이 에너지가 경락을 따라 막힘없이 흐르는 것이 중요하다. 에너지가 조화를 이루고 있다면 몸이든 마음이든 병에 걸릴 염려가 없다. 모든 병은 에너지의 흐름이 원활하지 못한데서 기인하는 것이다.

경락은 우리 몸 전체에 퍼져 있다. 경락을 설명하는 데는 다음과 같은 표현이 도움이 된다. "우선 자유로이 흐르는 것이고 무색이며 비세포질 액체이면서 부분적으로는 심장에 의해 움직인다."

경락을 측정하는 위치를 지정할 수 있었던 것은 현대 기술 중의 전기와 열, 방사선 등을 이용함으로써 가능했다. 침을 놓는 지점은 경락을 따라 특정 지점이 정해져 있다. 이 지점들은 전자기적 특성을 지녔으며 그 주위를 피부의 모세혈관과 혈관, 기타 신체기관이 감싸고 있다. 가장 빈번하게 500여 개의 지점이 사용된다. 경락의 명칭은 그 기능에 따라 정해진다. 따라서 경락의 이름은 그 경락과 관련 있는 신체 조직과 동일한 것이다.

중국의 고전에 의하면, 기에너지는 경락 주위를 낮에 24회, 그리고 밤에 24회 순환한다고 한다. 감각 면에서 보면 몸 전체를 순환하는 경락은 하나뿐이라고 하였고 나머지 다른 경락들을 그 위치와 기능별로 설명하고 있다. 주요 경락은 12개인데 이들이 각각 짝이 있으므로 총 24개의 에너지 경로가 있다는 말이 된다. 각 경락마다 연계된 특정기관이 있고 바로 거기에서 경락의 이름이 결정된다. 또한 해당기관과 경락 사이에는 특수한 상호관계가 존재한다.

우리의 몸에는 음에 해당하는 기관과 양에 해당하는 기관이 있다. 음에 해당하는 기관은 위나 담낭같이 흡수와 배설을 담당하고, 양에 해당하는 기관에는 심장처럼 혈액으로 채워져 있다. 음과 양 사이에는 늘 일정한 상호작용이 존재한다.

만일 음과 양의 조화가 깨지게 되면 신체 조직도 방해를 받아 기의 흐름이 원활하게 이루어지지 못하고 병에 걸리게 된다.

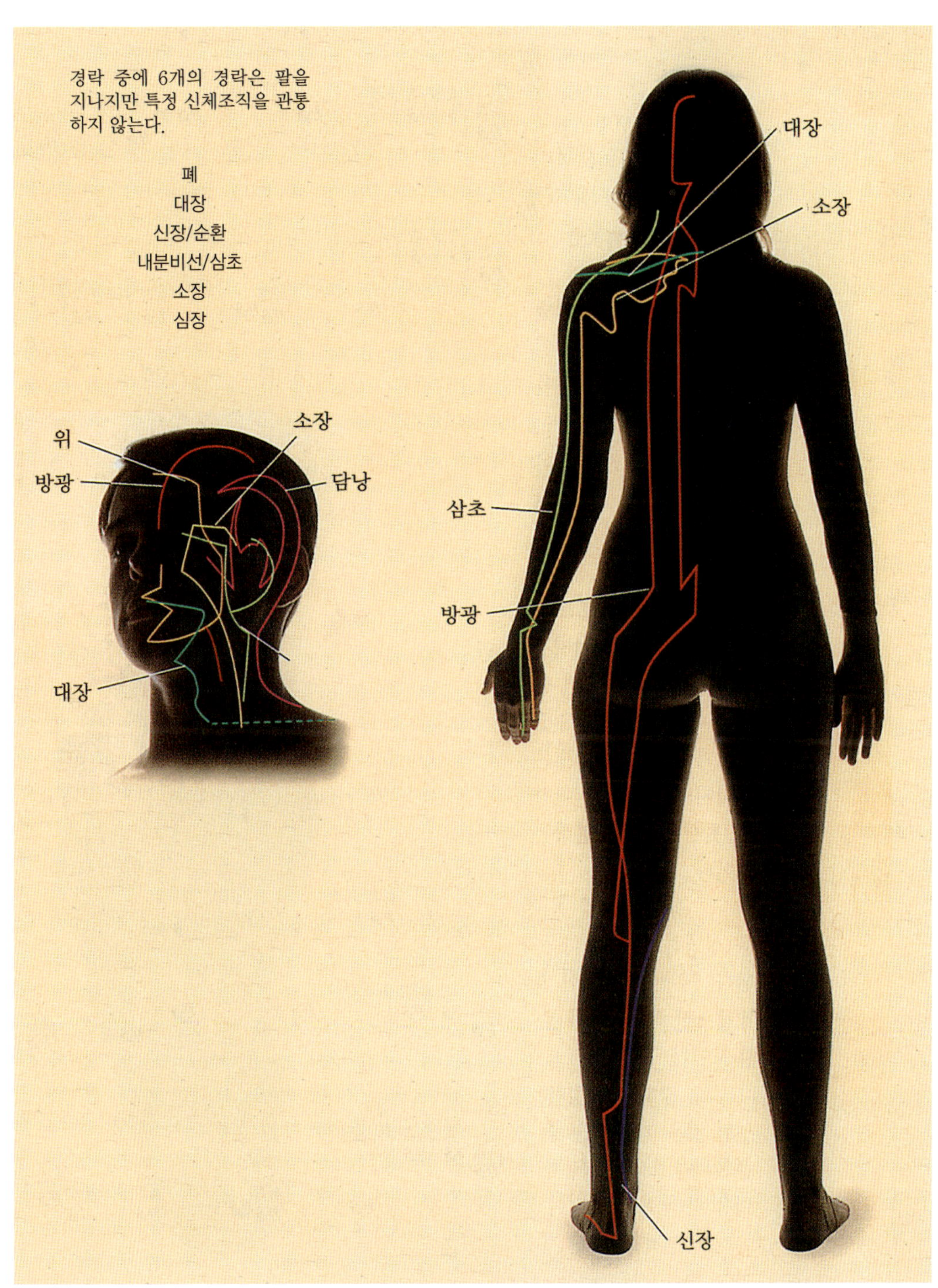

경락의 후면을 관통하는 경락

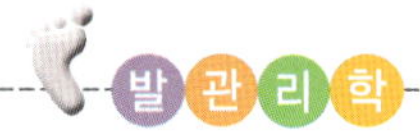

② 경락의 순환

우리 몸은 표면을 따라 흐르는 경락의 방향에 따라 음과 양으로 나눌 수 있다. 경락은 가슴 부위 깊은 안쪽에서 서로 연결되어 있으며, 내부 지류와 외부 지류로 나뉜다. 이 중 외부 지류에 작용하는 부위에는 마사지 기술을 사용할 수 있다. 양 에너지는 태양에서 나온 것이고 양 경락은 손가락에서 얼굴까지 이어지거나 혹은 얼굴에서 발까지 이어진다. 음 에너지는 땅에서 나온 것으로 발에서 시작하여 가슴까지 이어지거나 혹은 가슴에서 손가락 끝까지 이어진다.

경락의 흐름은 어느 한곳에서 끊기는 것이 아니라 계속 이어지는 것이기 때문에 일정한 방향으로 에너지가 흐르게 되며 이쪽 경락에서 저쪽 경락으로 이어지는 순서도 정해져 있다. 이 순환 과정은 시작도 없고 끝도 없는 것이라서 바퀴에 비유되기도 한다. 우리는 경락을 잇는 순환경로를 따라가는 것이며 이 경락의 흐름은 가슴에서 손가락으로, 얼굴로, 그리고 발로, 다시 가슴으로 이어진다.

중국인은 에너지가 24시간을 주기로 운동한다고 생각한다. 이것을 중국인식 시계라고 한다. 이 '시계'에서는 24시간을 다시 낮과 밤으로 나눈다. 이 시간은 신체기관과 경락에서의 에너지의 흐름과 관계가 있다.

예를 들어, 오전 3시~5시에는 폐가 가장 왕성한 에너지를 받아들이는 시간이다. 이런 이유에서 순환작용이 폐에서 왕성히 이루어지고 아이를 낳기에도 가장 좋은 시간이 되는 것이다.

중국인들은 특정한 인체기관을 자극하는데 가장 좋은 시간이 따로 있으며 그 시간을 가리켜 '에너지가 가득찬' 시간이라고 하였다. 이와 반대되는 시간, 즉 밤 시간대에는 그 기관의 에너지가 진정된다는 사실이 대조적이다. 예를 들어, 오전 3시에서 5시 사이에 폐기능이 활발하다면 오후 3시~5시 사이에는 진정된다.

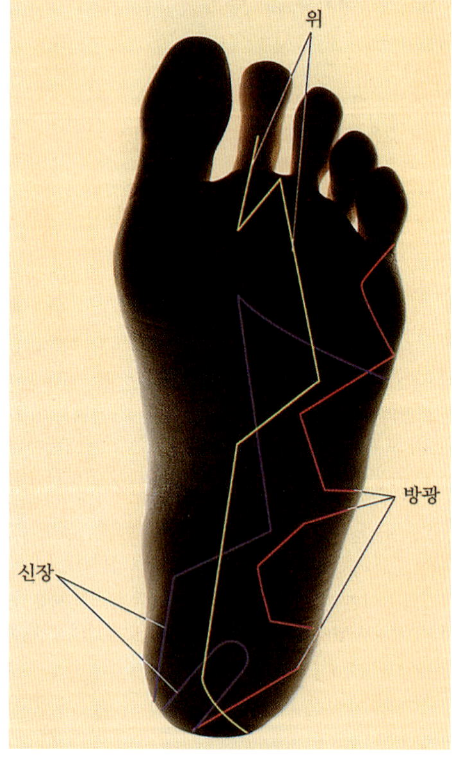

발의 경락

2 오 행

　　경락 치료와 침술은 중국식 고전을 근거로 이해해야 한다. 중국에서는 우주의 구성요소는 다섯 가지로 이루어진다고 했다. 이 다섯 가지 요소를 오행이라 하며 지구상의 모든 만물은 이 오행 중의 한 두 가지 요소로 이루어진 것으로 본다. 그 다섯 가지 요소는 나무(木), 불(火), 흙(土), 금(金), 물(水)을 말한다. 이 오행은 물질적인 개념이 아니라 그 상태나 조건을 가리킨다.

　　오행은 순환 법칙에 따라 생겨나고 소멸하게 된다. 불은 흙을 만들어내고, 흙은 금을 만들어내며, 금은 물을 만들고, 물은 나무를 만들며, 나무는 다시 불이 된다. 음의 기관에 해당하는 요소를 예를 들자면 심장(火)은 비장과 췌장(土)의 기능을 돕고, 비장과 췌장은 폐(金)의 기능을 보완하며, 폐는 신장(水)을, 신장은 간(木)을, 간은 심장을 돕는 관계에 있다.

　　위장은 土에 해당하고, 신장은 水에 해당하지만 이런 내부 기관은 우성(優性)요소에 따라서 분류한다는 점을 기억해야 한다. 모든 신체 기관은 나머지 네 가지 요소의 성질로 인해 다른 신체 기관과 '함께' 연결되는 것이다. 예를 들어, 금에 해당하는 기관은 폐와 대장인데 신장이나 방광에 있는 물의 성질도 가지고 있으며 또한 간이나 담낭에 있는 나무의 성질도 가지고 있다.

　　이들 각각의 요소는 다른 많은 요인들과도 밀접하게 연관되어 있다. 예를 들면, 신체 기관, 기후, 또 그 밖의 요소들을 말한다. 이런 요인들 중 어느 것에 대한 반응이든지 연관되어 있는 요소에 불균형을 초래할 가능성이 있다. 가령 어떤 특정한 색깔이나 계절, 맛 등에 대한 강한 반감이나 지나친 욕구를 보일 경우이다. 그렇게 되면 결국 그 요소로 말미암아 관련 신체기관이나 경락에 영향을 미치게 되어 증세를 진단하는 데 이용할 수 있는 것이다.

　　근본이 훌륭하고 삶에 대한 유연한 태도를 지닌 사람을 보면 木의 성격이 강하다. 이 사람에 해당하는 계절은 봄이다. 즉 이 계절은 새로운 생명의 발생기이자 창조적 능력이 발휘되고 변화의 기운이 넘치는 계절이다.

　　병을 진단하는 과정에서 환자의 정서 상태를 살피는 것도 매우 중요하다. 火는 사랑, 행복, 부드러움, 용서와 관련이 있다. 이 요소는 사람들 간의 관계에서 육체적인 온기와 정신적인 온기를 모두 자극하는 성질이 있다. 다른 사람에 대한 관심이 부족하거나 스스로에 대한 애정이 결여된 경우는 정서적으로 불균형 상태임을 나타내 주는 것이다.

　　미각을 잘 살펴보면 각각의 맛이 에너지에 영향을 미친다는 사실을 알 수 있다. 다섯 가

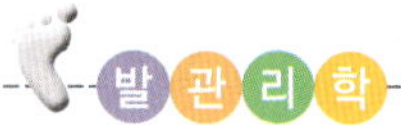

오행(五行)

오행에 해당하는 각 요소는 우리 몸의 특정
부위와 밀접한 관련이 있다.

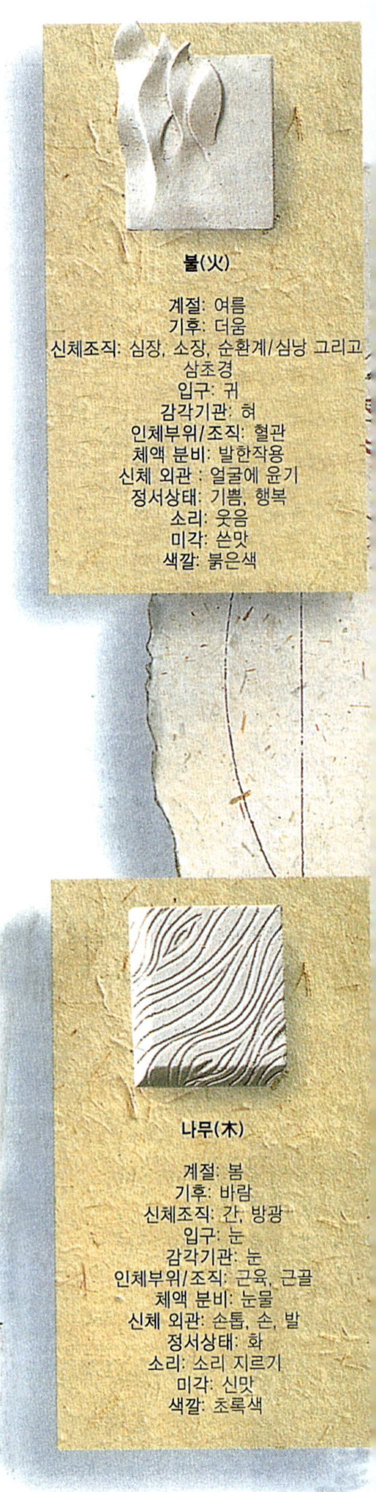

불(火)

계절: 여름
기후: 더움
신체조직: 심장, 소장, 순환계/심낭 그리고
삼초경
입구: 귀
감각기관: 혀
인체부위/조직: 혈관
체액 분비: 발한작용
신체 외관: 얼굴에 윤기
정서상태: 기쁨, 행복
소리: 웃음
미각: 쓴맛
색깔: 붉은색

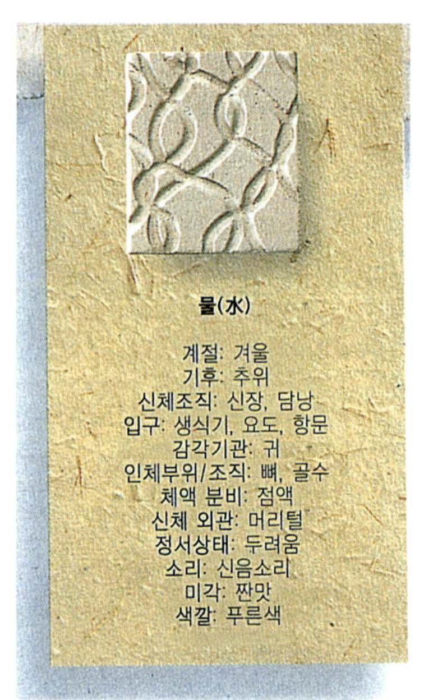

물(水)

계절: 겨울
기후: 추위
신체조직: 신장, 담낭
입구: 생식기, 요도, 항문
감각기관: 귀
인체부위/조직: 뼈, 골수
체액 분비: 점액
신체 외관: 머리털
정서상태: 두려움
소리: 신음소리
미각: 짠맛
색깔: 푸른색

나무(木)

계절: 봄
기후: 바람
신체조직: 간, 방광
입구: 눈
감각기관: 눈
인체부위/조직: 근육, 근골
체액 분비: 눈물
신체 외관: 손톱, 손, 발
정서상태: 화
소리: 소리 지르기
미각: 신맛
색깔: 초록색

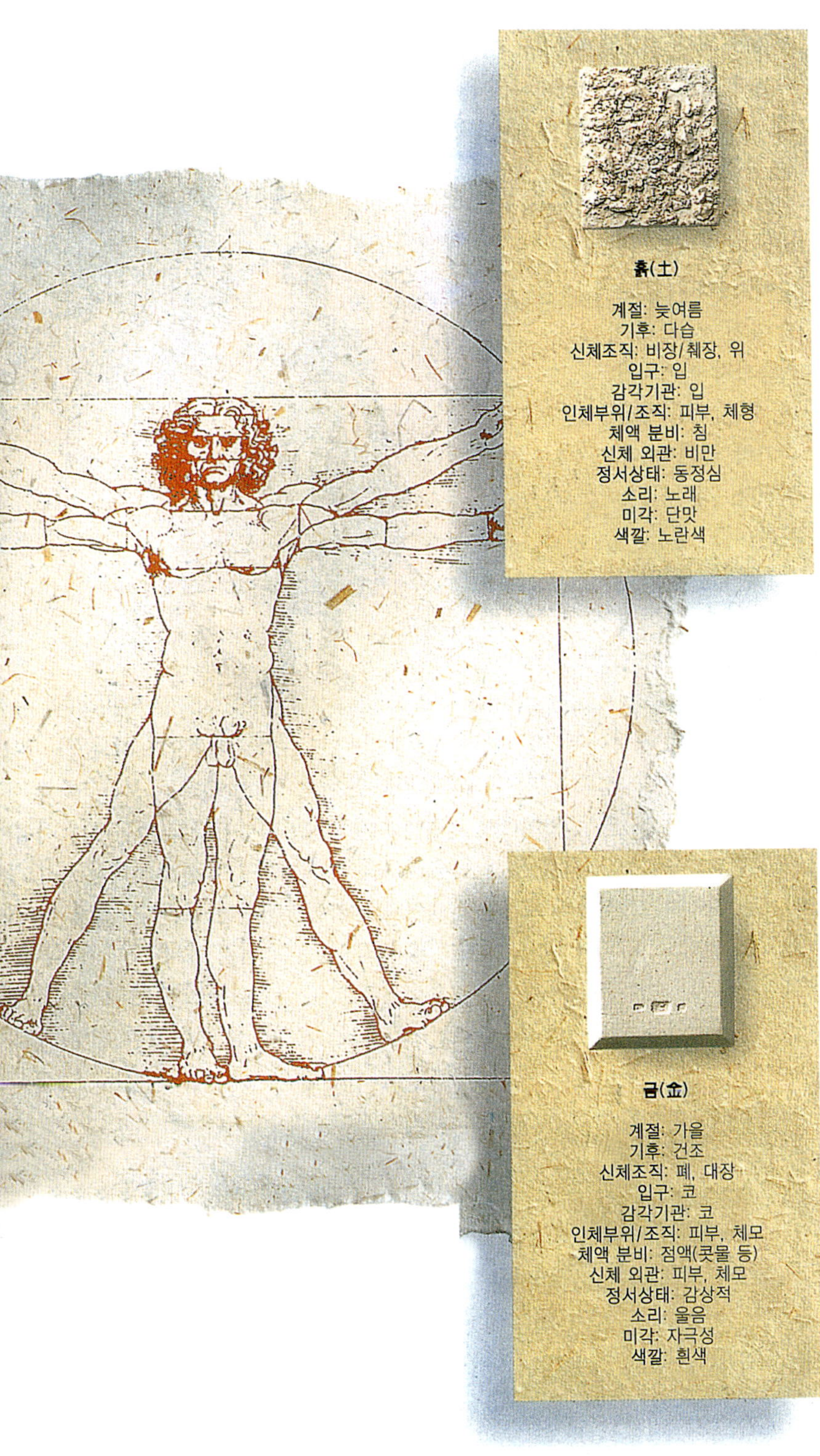

흙(土)

계절: 늦여름
기후: 다습
신체조직: 비장/췌장, 위
입구: 입
감각기관: 입
인체부위/조직: 피부, 체형
체액 분비: 침
신체 외관: 비만
정서상태: 동정심
소리: 노래
미각: 단맛
색깔: 노란색

금(金)

계절: 가을
기후: 건조
신체조직: 폐, 대장
입구: 코
감각기관: 코
인체부위/조직: 피부, 체모
체액 분비: 점액(콧물 등)
신체 외관: 피부, 체모
정서상태: 감상적
소리: 울음
미각: 자극성
색깔: 흰색

지 미각이 조화를 이루면 건강의 균형이 잡힌다. 한 가지 맛에 집착하면 좋지 않은 영향을 미친다.

색깔도 마찬가지이다. 그 사람의 얼굴을 보면 색깔을 알 수 있다. 기가 원활하게 순환하고 있는 경우라면 뚜렷한 색깔이 나타나지 않지만 한 가지 요소라도 조화를 이루지 못하고 있다면 묘한 색깔을 띤다.

이 밖에 신체 기능과 연관관계를 갖고 있는 요소들은 신체기관의 기능과도 밀접하게 관련되어 있다. 이들 기관에 장애가 생기면 특정 요소 내에서도 에너지의 불균형이 생긴다.

경락

6개의 주요 경락은 우리 몸의 주요 신체 기관을 관통한다.

나머지 6개의 경락은 팔을 지나며 특정 신체 조직을 관통하지는 않는다.

간	폐
비장/췌장	대장
위	심낭/순환
담낭	내분비선/삼초
방광	소장
신장	심장

❸ 경락에 대한 상세한 설명

우리 몸에 영향을 주는 많은 조건들을 알기 위해서는 경락에 대해 아는 것이 간단하고 이해도 쉽다.

예를 들어, 위경에 이상이 생긴 경우에는 윗니 쪽에 통증이 올 수 있다. 그 이유는 경락이 바로 잇몸 위쪽을 지나기 때문이다. 아랫니가 아픈 경우는 대장경에 이상이 있기 때문이다. 서혜부, 즉 허벅지 윗부분이 아플 때는 간경과 간자체에 이상이 있어서 그런 것이다.

그 외에도 새끼 손가락 관절염이나 팔꿈치 관절염, 견갑골의 류머티스성 섬유 조직염, 목에 있는 임파선 감염, 3차 신경통, 청각 이상 등도 이런 예에 속한다. 간단하게 소장경을 한 번 보면 새끼 손가락에서 시작해서 귀 바로 앞에서 끝나는데 전부 위에 제시한 증세가 발견되는 지점을 지나고 있다. 이 사실로 미루어 소장경이 위의 질병을 야기하거나 악화시킬 수 있다는 증거임이 확실해지지 않는가? 경락의 균형을 되찾아 준 후 임상 결과를 확인한 결과 그 사실이 더 명백해졌다.

① 발반사 요법 진단

세계에서 대다수의 국가에서는 발반사 요법 전문가가 병을 진단할 수 없게 되어 있다. 하지만 발반사 요법 시술을 하면서 내리게 된 결론은 사람들이 자신의 문제가 무엇인지 잘 파악하고, 이들에게 어떤 충고를 하더라도 기꺼이 협조하겠다는 의지를 갖는 것이 중요하다는 사실이다.

고객의 문제가 무엇인지 알아보기 위해서는 그 고객이 치료를 요구한 당시의 증상뿐 아니라 이전의 병력과 증상까지 상세히 조사할 필요가 있다. 그리고 나서 어떤 신체기관에서 균형이 깨진 것인지 확인하기 위해 문제점과 관련된 경락을 살핀다. 이 때 고객의 증상을 보고 의학적 견지에서 진단을 내릴 것이 아니라 중국의 고전에서 나타난 철학적 관점에서 에너지의 경로에 생긴 장애물을 파악해야 할 것이다.

② 완전한 치료

12개의 경락 경로를 연구해 보면 위경이 인체의 모든 주요 기관을 관통하고 있음을 알 수 있다. 또한 위경은 발에 있는 주요기관의 반사점을 전부 지나가고 있다. 위경은 가장 주요한 경락이면서 종종 울혈의 근본적인 원인이 되기도 한다.

모든 증상을 완전히 치료하기 위해서는 드러난 증상보다는 각 반사점을 자극함으로써 울혈을 제거한다는 생각으로 해야 한다.

여기서 제시하고자 하는 사례는 모두 이 책에서 설명된 기술을 적용하여 효과가 나타난 경우로서, 모든 울혈이 깨끗이 해소되었고 에너지의 흐름이 원활히 이루어져서 균형상내에 이르게 되었다.

이제부터 개개인의 경락에 대해 심도 있게 알아보고, 각 경락과 관계있는 질병상태에 대해 살펴보기로 한다.

③ 폐경(肺經)

폐와 대장은 배설을 관장한다. 즉 폐에서는 탄소를 제거하고 대장에서는 굳은 잔여물을 배설한다. 폐와 대장의 경락은 짝을 이루고 있어서 직접적으로 다른 경락에 영향을 미치기도 한다. 예를 들어, 가슴에 문제가 생기면 변비에 걸리고, 변비에 걸리면 가슴에 문제가 생기는 것이다.

폐는 호흡을 담당한다. 폐에서는 공기 중의 기를 받아들여 기 에너지의 형태로 우리 몸에 불어넣는 역할을 한다. 건강한 폐라면 기가 우리 몸에 불어넣는 역할을 한다. 건강한 폐라면 기가 우리 몸을 자유로이 드나들 수 있도록 조절한다. 천식이나 기침, 그 외 다양한 가슴 울혈 증세는 여기에 불균형이 생겼기 때문이다. 호흡 기능은 우리 몸의 리듬과 혈액의 흐름에 영향을 끼친다.

폐는 민감한 기관이다. 왜냐하면 외부 환경에 저항력을 높이기 위해 땀을 발산하는 기능도 가지고 있으며, 각종 환경 요인에 의해 영향을 많이 받기 때문이다.

④ 위경(胃經)

위장의 기능과 활동은 췌장과 밀접한 관련이 있다. 위장에서는 소화기능을 감독한다. 즉 음식으로부터 영양분을 받아들인 후 한 군데로 모아 음식의 '순수한' 에너지만 골라 췌장으로 보낸다. 그러면 췌장에서 이 에너지를 기(氣)나 혈액 같이 인체에서 가장 기본적인 역할을 하는 물질로 변형시킨다. 만일 위장에서 음식을 받아들이지 못하거나 소화시키지 못하게 되면 췌장에서도 이런 물질을 만들 수가 없다. 위장과 췌장은 상호 의존관계에 있는 경락인 것이다.

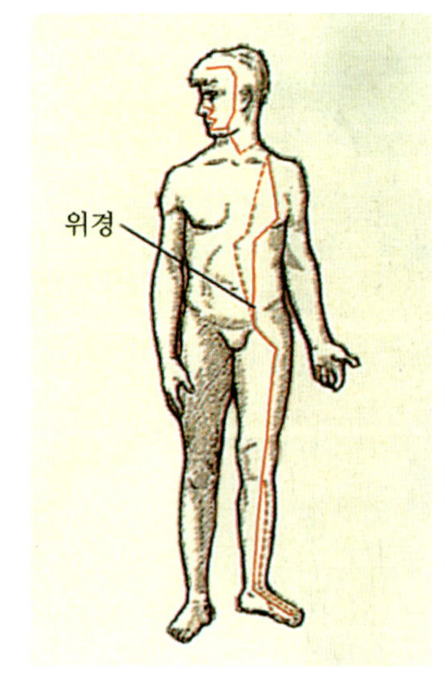

중국 철학에서는 위장이 식욕, 소화, 음식의 운반과 관계있다고 하였지만 실제로 음식을 운반하고 에너지를 소모하는 곳은 위장의 짝이 되는 비장·췌장이다.

토(土)에 속하는 두 경락은 다른 어느 경락보다도 서로 밀접한 상호작용을 한다. 오행 중 토는 조화를 대표하고 있다. 위장과 췌장, 비장이 서로 조화되지 않으면 우리 몸의 다른 모든 기관에도 영향을 끼친다.

중국인의 표현을 빌리자면, 위장은 '음식의 바다'로 통한다. 왜냐하면 위장에서는 소화기능을 관장하고 섭취하는 음식을 수용하고 익혀야 하는 책임이 있기 때문이다. 위장에서 양분 섭취 활동을 하지 않는다면 인체의 다른 기관은 전혀 기능을 할 수 없다. 위장은 육체적·기능적으로 가장 중심에 있다. 따라서 동양의학에서는 위장에 병이 들면 다른 기관에도 즉시 번지게 되어 있다고 하였다.

만일 위장이 균형을 잃으면 실제 음식이든 정신적 양식이든 무엇을 먹더라도 제대로 활용되지 않을 것이다. 에너지가 고갈되어 나타나는 이러한 증세(기면 상태나 나약해지고, 무기력한 증세)는 바로 위장의 기능이 정상이 아니라는 신호이다.

⑤ 대장경(大藏經)

대장은 소화기 계통의 맨 아랫부분을 이루고 있는 기관으로 잉여물의 운반, 변형, 배설을 맡고 있다. 이런 찌꺼기가 정기적으로 배설되지 못하면 몸 전체에 독소가 축적된다.

따라서 육체적인 변비나 설사뿐만 아니라 정신적인 변비(인체에 유해한 생각과 느낌)도 이 대장경과 관계가 있다.

황제 내경에는 "대장은 변화의 성질을 가지고 있어 몸 전체의 건강을 위해 찌꺼기를 모으는 역할을 한다"고 언급되어 있다. 찌꺼기를 배설하는 기능은 건강을 유지하기 위해 매우 중요하다. 노폐물이 효율적으로 배설되지 못하면 나머지 인체기관에 유해한 찌꺼기가 계속 쌓이게 되고 이것이 결국 인체의 균형을 깨뜨린다. 대장이 균형을 잃으면 복부 통증, 설사, 변비, 복부팽창, 종창(腫脹), 여드름, 두통, 코막힘 증세 등이 나타난다.

⑥ 소장경(小腸經)

소장경은 깨끗한 음식과 오염된 음식을 분리하는 일을 담당한다. 음식을 분류하고 흡수하는 일은 위장에서 처음 시작하고 그 다음 과정을 소장이 한다. 소장경에서 소화 흡수를 관장하고 있기 때문에 이 경락의 흐름이 원활한지 못한지에 따라 우리 몸의 영양 상태, 몸과 마음의 생명력에 막대한 영향을 끼치게 된다.

소장경은 직접적 혹은 간접적으로 대장경의 기능에 영향을 미친다. 덩어리 형태의 잔여물을 대장에 전달하는 일뿐 아니라 변에 남아 있는 수분의 농도를 조절하는 일에 이르기까

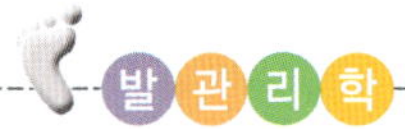

지 모두 소장이 담당 하고 있다. 인체가 필요로 하는 만큼 여분의 수분은 더 흡수하고 배출해야 할 수분은 배설하도록 만드는 것이다.

이러한 분리 작업은 육체적 차원이나 정신적 차원에서 모두 일어난다. 예를 들어, 온갖 잡동사니 중에서 우리의 생각이나 정서에 필요한 것이 무엇인가를 구분하는 일이 있다. 이런 기능이 제대로 이루어지지 못하게 되면 혼란이 생긴다.

일례로 청각에 이상이 있으면 소리를 구분할 수 없게 된다. 이렇게 되면 음식의 종류를 소화하는 일뿐 아니라 경험, 느낌, 생각, 정신적 양분까지도 소화할 수 없는 것이다.

⑦ 비경(脾經)

황제 내경에 적혀 있는 바로는, "변형과 운반을 담당하는 기관을 비장"이라고 하였다.

음식을 기와 혈액으로 바꾸어 주는 이 과정은 매우 중요한 연결고리가 된다. 만일 음식의 운반과정에 이상이 생기면 영양과 기가 전달되지 못해 근육이 약해지고 입술과 입이 메마르고 창백해진다. 비장은 "출생 이후 생명력의 근원"이라고 일컬어진다. 비장이 균형을 잃으면 몸 전체, 혹은 일부에 기와 혈액이 부족해질 수 있다.

비장은 우리 몸의 영양을 관장하고 있다. 비장에서 분비되는 효소가 모든 음식, 즉 단백질, 지방, 전분질의 소화를 돕기 때문이다.

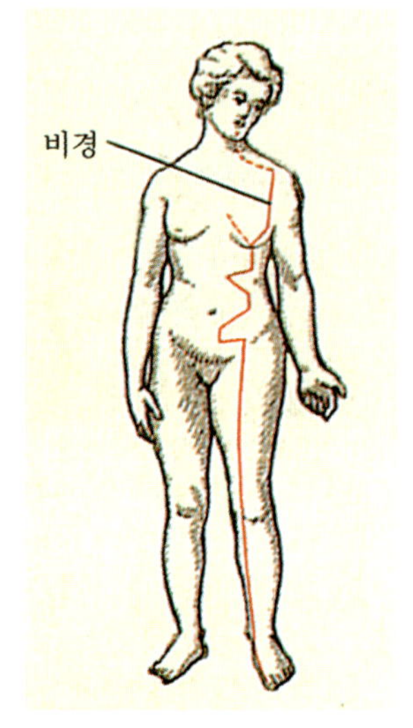

중국의학에서는 "비장이 혈액을 다스린다."고 하였다. 이는 비장에서 혈액을 만들어 내고 정확한 혈행이 이루어지도록 유지하는 역할을 하기 때문이다. 이런 이유로 비장은 월경에도 영향을 미친다. 수명이 다한 적혈구를 파괴하고 독성이 있는 박테리아를 중화하는 항체를 만들어 감염에 대비한 면역력을 기르는 일도 비장이 하는 일이다.

이 밖에 비경이 하는 중요한 일로는 수분을 변형시키는 일이 있다. 전통의서에서는 수종(여분의 수분이 남아 부풀어오르는 것)이라고 하는데 역시 비장과 관계가 있다.

⑧ 심경(心經)

　심경과 소장경은 서로 짝을 이루고 있는 경락이다. 이 두 경락에 대해 내경에서 설명하고 있는 바로는 "심장은 혈액을 다스리고 소장과 합쳐진다. 만일 심장이 더워지면 그 열이 곧바로 소장을 덮어 소변으로 혈액이 나가게 된다."고 하였다.

　예로부터 "심장이 혈액과 혈관을 다스린다."는 말이 있었다. 심장은 혈행을 관장하기 때문에 심장이 제대로 기능해야 혈행이 순조로워진다. 심장이 강하면 몸이 건강하고 정서도 안정되나 심장이 약하면 모든 경락도 연속적으로 장애를 받는 것이다.

　또한 심장은 정신을 지배한다는 말이 있다. 심장의 혈액과 기가 조화를 이루면 정신적으로 환경에 적절한 대응을 할 능력이 생긴다. 불면증이나 과도한 꿈, 건망증, 히스테리, 짜증을 내는 행동, 정신 이상, 섬망(환각, 착각, 망상) 등의 증세는 심경이 균형을 유지하지 못해서 생기는 것이다.

⑨ 순환기 / 심포경(心包經)

　심포경과 삼초경은 서로 짝을 이루는 경락이며 둘 다 보호기능을 한다. 심낭에서는 심장을 보호하며 삼초에서는 나머지 아홉 개의 경락을 보호한다. 이 중 한 경락의 상태에 따라 다른 경락이 영향을 받게 되어 있다. 만일 삼초경이 균형을 잃으면 우리 몸의 기관에 적절한 영양이 공급되지 않게 되어 심장에 무리가 간다. 심포경이 약하면 심장에 바로 해가 가고 삼초경의 영양 공급 기능이 효과를 잃는다.

　심낭의 주요 기능이 바로 심장을 보호하는 것이다. 이는 육체적으로 뿐만 아니라 에너지를 공급하는 일까지 한다. 심낭은 매끄러운 멤브레인 섬유질로 이루어져 있어서 심장이 박동할 때 마다 생기는 마찰로부터 보호하는 기능을 한다. 심낭에서 맨 처음 스트레스나 충격을 받더라도 심낭이 약하지 않다면 그 충격이 심장까지 전달되지 않는다.

⑩ 내분비선 / 삼초경(三焦經)

　삼초경은 순환기 경락과 짝을 이루고 있다. 해부학적으로 삼초경과 짝을 이루는 인체기관은 없지만 중국인들은 이 삼초경이 모든 기관을 보호하는 역할을 한다고 믿고 있다. 우리 몸에 열이 나면 삼초가 조절을 한다는 것이다.

　이 삼초는 우리 몸의 상체를 세 부분으로 나누었을 때 딱 맞아 떨어진다. 윗부분은 흉부

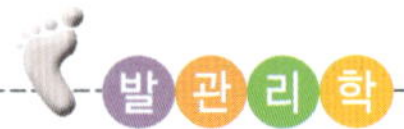

강이 되고, 중간은 복강이 되며, 아랫부분은 골반강이 된다.

이들의 기능은

- 중앙 신경시스템을 조절하고 이로써 심장과 복부기관이 정서에 맞게 대응한다.
- 뇌하수체 호르몬을 조절한다.
- 체온과 식욕, 갈증을 조절한다.
- 감정과 정서, 기쁨과 슬픔을 조절한다.

⑪ 신경(腎經)

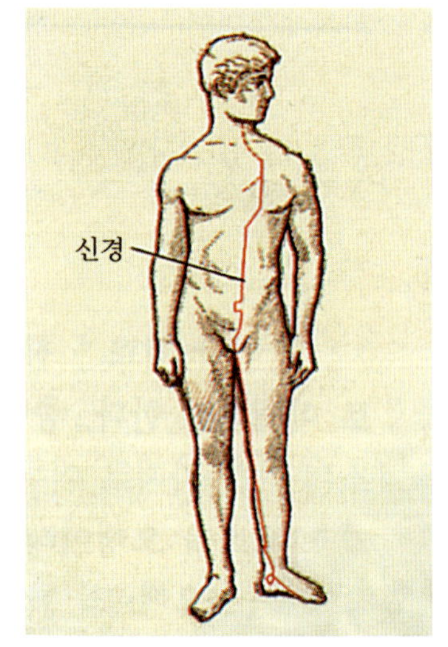

황제내경에 의하면 "신장에 결함이 있으면 … 정신이 쉽게 노여워 진다."고 하였다.

신장은 어떤 결정체를 담고 있는 기관이며 출생과 성장을 관장한다. 결정체란 생명의 본질을 의미한다. 이는 생명의 근원이며 사람이 성장하는데 기본이 된다.

신장에는 음과 양의 차이를 구분하는 힘이 있으며 따라서 생명을 만들어낼 수 있다. 우리의 몸과 각 기관이 살아 움직이기 위해서는 이 결정체가 필요하다. 그래서 신장에 저장을 하는 것이다. 신장은 생명체가 활동할 수 있는 힘을 부여하는 것이다.

음과 양이, 혹은 살아있는 생물의 활동성이 모두 궁극적으로 신장의 음양에 따라 정해지는 것이기 때문에 신장은 다른 신체 기관과 밀접한 연관관계를 지닐 수 밖에 없다.

신장은 우리 몸에 있는 물의 양을 조절한다. 물은 생명 유지에 반드시 필요하다. 우리 몸에 돌아다니는 수분을 적절히 조절해야 노폐물을 취합해서 소변으로 배출할 수 있다. 신장을 통과하는 물 중에 정화 과정을 거쳐야 하는 물의 양은 엄청나다. 만일 피가 제대로 흐르지 못하면 고혈압과 같은 병에 걸리는 것과 마찬가지로 몸 안에 스스로 해결 못하는 독성 물질이 쌓일 수 있다.

⑫ 담경(膽經)

인체 기관이 몸과 마음에 걸쳐 모든 분야를 움직이는 기능을 한다고 생각했던 중국인의 사상은 절대로 흘려 넘길 내용이 아니다.

"간은 전쟁에 나가 전술을 세우는 장군과도 같은 역할을 하는 기관이다. 담낭은 자신이 결정과 판단력을 발휘하는 상급 장교만큼 중요한 역할을 한다."

고대인들은 다른 인체 기관의 에너지는 모든 담낭에서 비롯된 것이라고 생각했다. 다른 기관들이 '오염된' 물질이나 이물질(음식, 음료, 그 외 이들로부터 생겨난 노폐물)을 운반하는 역할을 하는데 반해 담낭은 그렇지 않다는 것이다. 오로지 담낭만이 '순수한' 물질을 운반하여 담즙으로 응축시켜 체내에 보관한다.

담경은 팔 부분만 빼고는 거의 인체 전 경로를 통과하고 있는 가장 중요한 경락 중의 하나이다. 담경의 경로는 머리부터 시작하여 지그재그식으로 이어진다. 스트레스를 받거나 긴장을 하게 되면 반대가 된다. 그래서 두통이나 목이 긴장하면 그 경로를 주의해서 보아야 하는 것이다.

황제내경에 의하면, 담낭은 의사 결정을 담당하며 따라서 화를 내거나 급하게 내린 결정이 있었다면 담낭의 기가 과했기 때문이다. 그런가 하면 결정을 내리지 못하고 우유부단한 것은 담낭이 조화를 이루지 못하거나 약하기 때문이다.

⑬ 간경(肝經)

중국 고전에 의하면, 간은 흐름과 발산을 다스리는 기관이다. 간과 간에서 나오는 기는 체내물질의 원활한 흐름과 신체활동을 주기적으로 유지하는 책임을 지닌다. 여기서 기와 혈액을 각 방향으로 흐르게 하고 인체 각 부분으로 보내는 역할을 한다.

황제내경에 의하면 간을 일컬어 '군대의 장군'과 같다고 은유적으로 표현하고 있다. 왜냐하면 간에서 우리 몸의 항상성과 균형을 유지하기 때문이다. 간은 신진대사의 가장 중심이 된다. 간에서는 담즙을 분비할 뿐만 아니라 단백질을 합성하기도 하고 독성 성분을 중화시키기도 하며 혈당을 일정 수준으로 유지하는 일도 한다. 또한 글리코겐(전분질)을 저장하는 곳이기도 하고 이 글리코겐을 다시 글루코스(당분)로 바꾸었다가 필요할 때 방출하는 일도 전부 간에서 한다. 뇌에서는 당분을 저장하지 않기 때문에 간에서 조금씩 당을 공급해주는 것이 매우 중요하다.

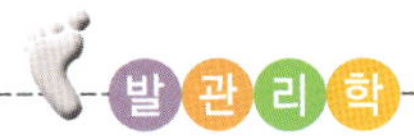

이런 이유로 중국인들은 간을 가장 중요하다고 보았던 것이다.

간경은 신경 조직의 기능을 조절하는데 도움이 된다. 우울하거나 화가 나는 정신적인 문제에도 간이 중요한 역할을 한다. '스스로 진정' 되거나 하는 의지는 간경이 합리적인 조화를 이루는지의 여부에 달려 있다.

⑭ 방광경(膀胱經)

신경과 방광경은 가장 확실한 짝을 이루고 있다. 이것이 의미하는 바는 방광경이 신장을 자극하고 조절하는 역할을 한다는 의미이다.

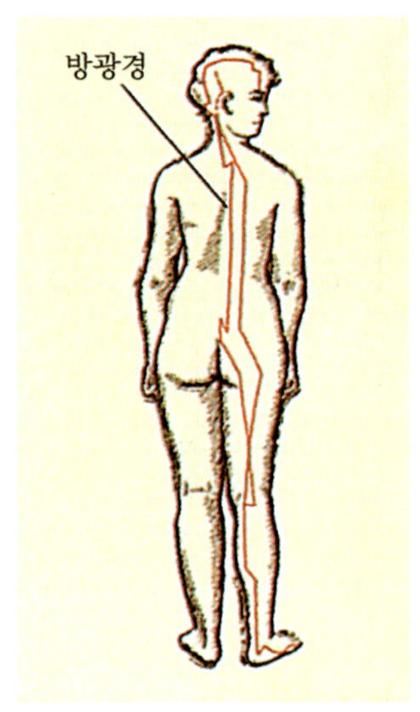

방광경의 기능은 신장에서 만들어내는 소변을 받아서 배설하는 일이다. 따라서 방광경은 우리 몸속의 수분 비율을 일정하게 유지하는 일을 한다.

방광은 신장과 항상 보조를 맞추어야 한다. 방광은 생명을 유지하기 위해 꼭 필요한 것이다. 왜냐하면 방광이 제대로 기능을 하지 못하면 나머지 인체에 유해한 성분이 쌓이기 때문이다.

방광경은 척추와 신경에도 큰 영향을 미친다. 방광경이 지나는 경로의 긴장을 풀어 주는 것이 가장 좋은 방법이다.

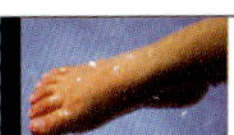

3-4 발에 있는 반사점의 위치

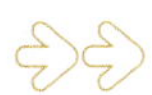

● 신 장

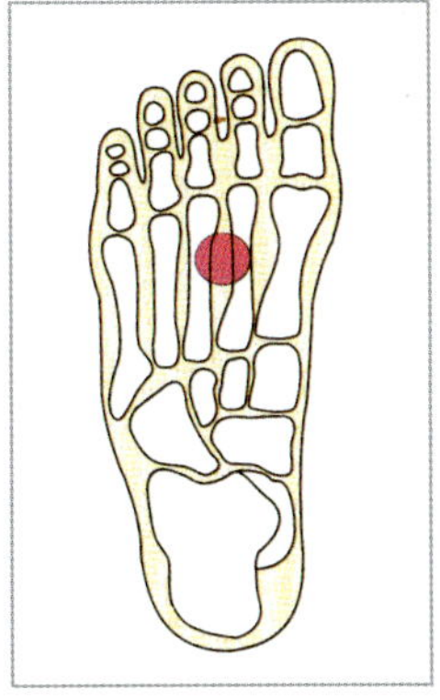

　신장은 인체의 가장 중요한 배설조직(비뇨기)의 일부이다. 비뇨기에는 신장, 요관, 요도, 방광이 포함된다. 신장은 콩처럼 생긴 두 개의 기관으로 혈액으로부터 독소를 걸러내고, 오줌을 만들고, 미네랄과 수분 함유율을 조절하는 일을 맡고 있다.

　반사점은 양 발바닥에 있고 신경과 위경이 지나가는 허리선 바로 위에 자리잡고 있다. 위장 반사점의 바로 아랫부분이다. 오른쪽 신장은 왼쪽 신장보다 약간 아래쪽에 위치한다.

● 부 신

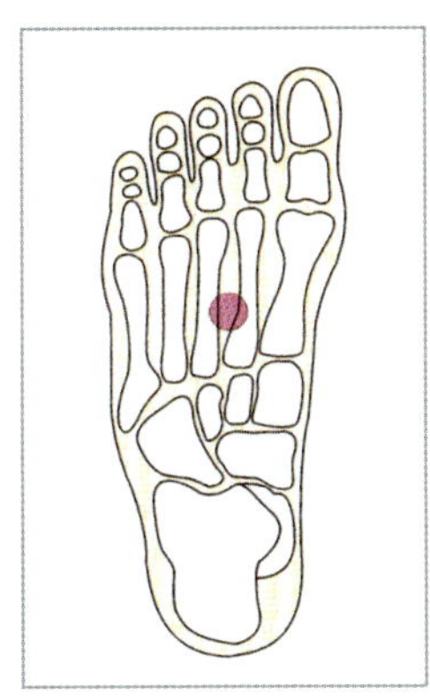

　부신은 각 신장의 윗부분에 붙어 있는 삼각형 모양의 내분비선을 말한다. 부신은 피질과 수질의 두 부분으로 구분할 수 있다. 부신 피질에서는 스테로이드 호르몬을 만들어 탄수화물의 신진대사를 조절하고 항알러지, 항염증성 성격을 띤다.

　또한 피질에서는 신장에서 나트륨과 수분을 재 흡수할 수 있도록 조절하는 호르몬을 만들어낼 뿐 아니라 테스토스테론, 에스트로겐, 프로게스테론 등의 성호르몬과 칼슘을 분비하는 일도 하고 있다.

　부신 수질에서는 아드레날린과 노르아드레날린을 만들어내는 데 이 둘은 교감신경과 연계되어 작용하는 호르몬이다. 화가 나거나 스트레스를 받을 때는 아드레날린이 분비되어 인체가 '싸울 것인지 도망갈 것이지'를 결정하게 된다.

　부신의 반사점은 양 발바닥의 신장 반사점 바로 위에서 족부의 중앙을 점하고 있다.

● 수뇨관

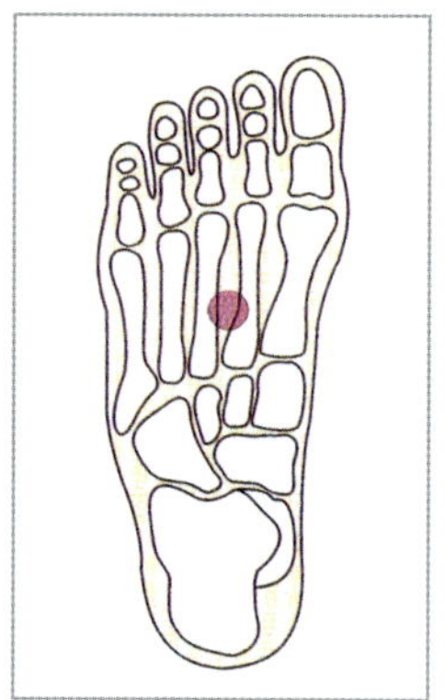

길이 25~39cm 정도의 쌍으로 된 요관으로 신장에서 방광으로 오줌을 운반한다. 수뇨관의 기능이 약해지면 오줌의 정체로 인해 독소가 발생한다.

오줌은 방광과 요관을 잇는 판막으로 역류되지 않고 배설된다. 요로계와 관련된 방광염 등의 효과적인 반사구이다.

요관은 신장과 방광 사이에서 오줌이 지나가는 근육관으로 각각의 신장에서 하나씩 뻗어 나와 복부를 지나 방광으로 이어진다.

요관의 반사점은 양쪽 발바닥에 가느다란 선으로 이어져 있다. 이 반사점은 신장 반사점과 방광 반사점을 연결해 준다.

● 뇌하수체선

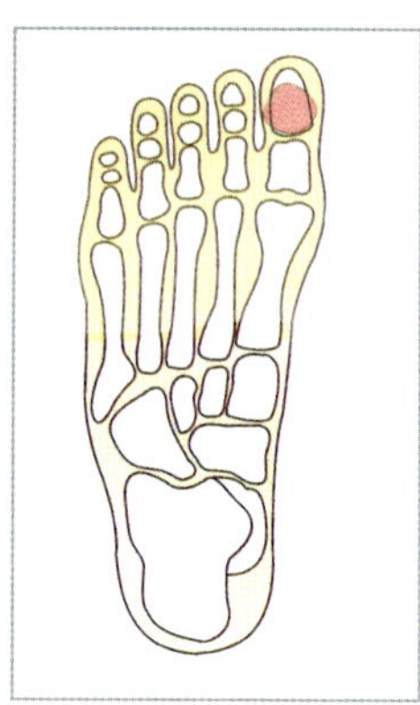

뇌하수체선은 일명 '대장선(master gland)'이라 불리며 모든 내분비선을 관장하고 있기 때문에 인체에서 가장 중요한 위치에 있다. 그 크기나 모양은 꽈리와 비슷하고 뇌의 맨 아래 부분에 자리잡고 있다. 각종 호르몬이 뇌하수체에서 만들어지며 이들 호르몬은 인체의 성장, 성적인 성장, 신진 대사, 임신, 혈액 중 미네랄과 당분의 함량, 수분 함유율, 에너지 양 등에 영향을 미친다.

반사점은 양 발에 있는데 이 반사점을 중심으로 지문이 나선형으로 모이게 되어 있다. 발가락 내측에 있다.

● 방 광

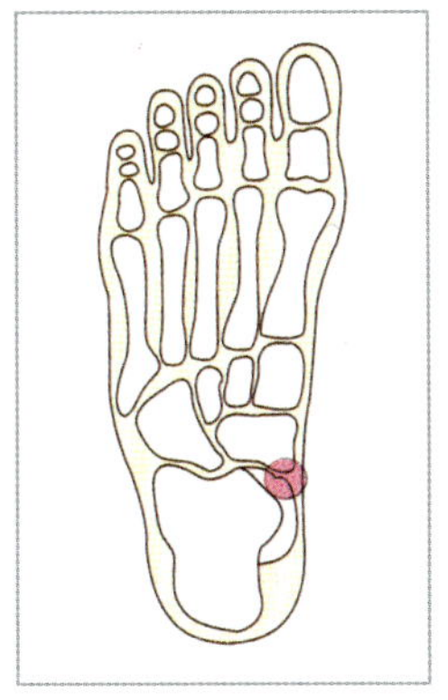

　방광은 신축성이 있는 근육 주머니로 골반 한가운데에 위치해 있다. 배설되어야 하는 오줌은 신장에서 나와 요관을 지나서 요도를 통해 배출될 때까지 방광에 저장된다. 반사점은 양 발바닥의 안쪽 복사뼈 밑에 놓여 있다.

● 전두동

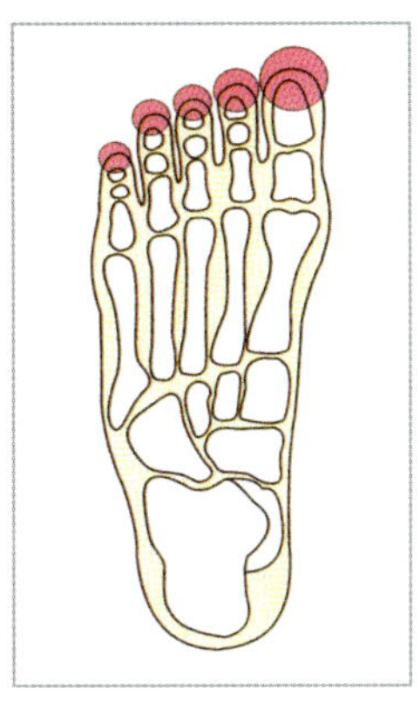

　코뼈인 전두골 내의 비강인 상악동, 사골동, 접형골동, 전두동 가운데 하나로써 부비강이라고 한다. 부비강에 염증이 일어나면 두통과 미열이 나고 집중력과 학업 능력이 떨어진다. 정맥동, 혹은 앞이마, 액두 등의 반사구로 표시하기도 한다.

● 간 뇌

　전체 뇌(惱)는 1,500g에 달하며, 많은 양의 혈액과 산소를 필요로 한다. 위치와 기능에 따라 대뇌, 중뇌, 소뇌, 간뇌, 연수 등으로 구분한다. 뇌간이란 생명 유지에 필요한 필수 기능(호흡, 체온, 심장박동, 혈액순환)을 지배하는 뇌수 중 대뇌와 소뇌를 세외힌 중뇌, 교뇌, 연수를 총칭하는 말이다.

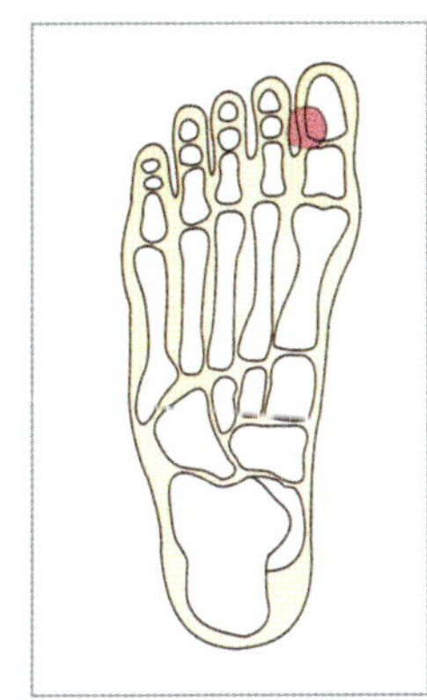

　소뇌는 골격근(骨格筋) 운동의 작용과 기능을 지배하며 신체의 균형을 유지시킨다. 골격근은 수의근(隨意筋)으로써 의식에 따라

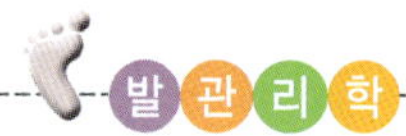

움직인다. 반면 내장근과 심근을 불의수근(不隨意筋)으로 자율신경의 지배를 통해 스스로 운동작용을 한다. 소뇌에 이상이 생기면 의식적인 동작과 운동, 언행 등이 부정확해 진다. 연수(延髓)는 생명의 신경 중추로써 호흡 중추, 심장 활동 중추, 등 중요한 중추가 연결되며, 뇌출혈로 손상을 입으면 치명적이 된다. 교뇌는 대뇌와 연수, 소뇌와 대뇌를 연결시키는 뇌로써 삼차신경 등이 연결된다.

● 삼차신경

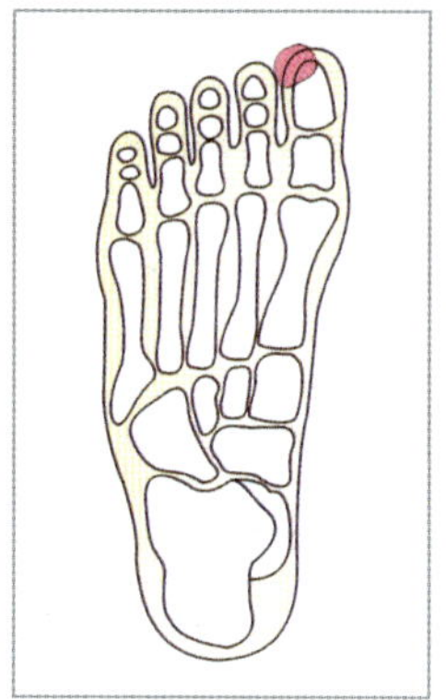

세 개의 신경 줄기로 구성된 제6번 뇌신경으로써 운동과 감각을 담당하는 시신경, 동안신경, 삼차신경, 활차신경, 외전신경, 안면신경, 내이신경, 설인신경, 부신경, 설하신경, 미주신경 중의 하나이다.

삼차신경은 안면 주위의 눈, 코, 입의 피부와 운동을 지배한다.

● 코

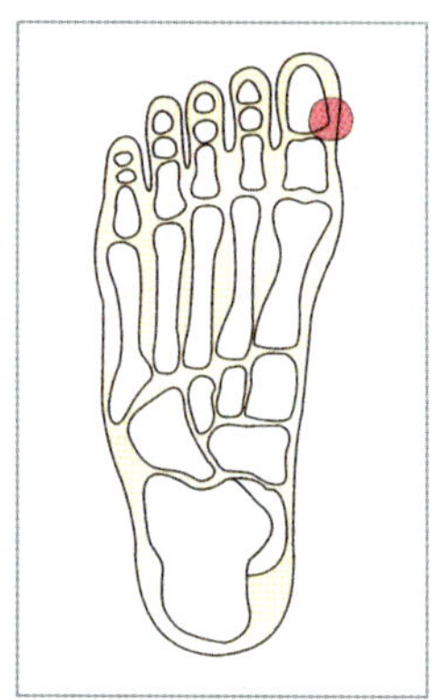

공기 흡입구에 해당하는 전비강과 콧속 내부의 부비강이 있다. 내부는 점액층과 혈관, 선(腺)의 분포가 정밀하게 이루어져 있으며 매일 1만3천5백L의 공기가 통과한다.

세균과 먼지, 바이러스가 차단되고, 비강 내에는 점액 속의 라소자임 성분이 살균과 소독, 파괴, 용해시켜 유해 물질의 유입을 차단시킨다.

● 대 뇌

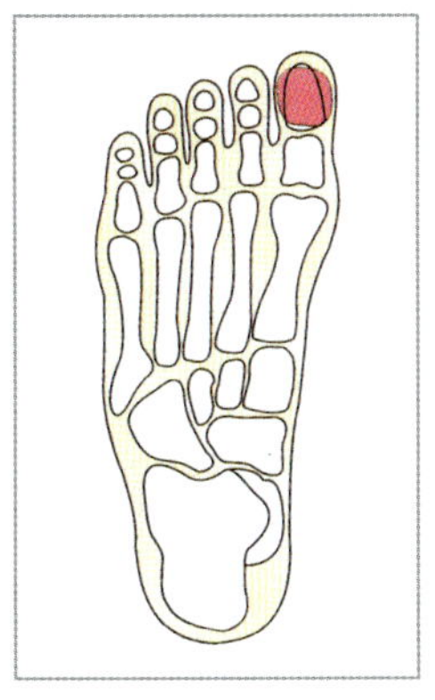

　뇌는 대뇌, 중뇌, 소뇌 연수로 구분된다. 머리와 뇌의 반사점은 엄지발가락 발톱 뒤쪽의 두툼한 부분에서부터 중족골까지 이어진 곳에 있다. 머리 및 뇌의 측면 반사점은 엄지발가락 양 측면에 있다. 발가락 끝에는 입, 코, 치아, 편도선 등 얼굴 부위에 해당하는 반사점이 위치한다. 엄지 발가락이 시작되는 부분에 목의 반사점이 있다.

● 목과 근육

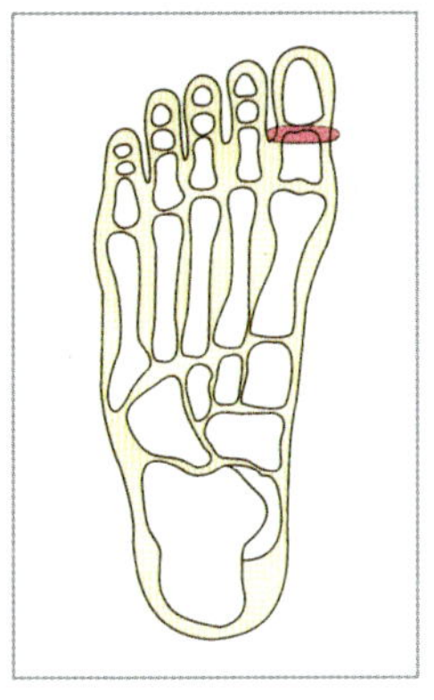

　머리를 잇는 중요한 기관으로 생명선인 동맥과 정맥, 척수신경, 경추(목뼈), 림프절 등이 지나는 길목이다. 경부를 지탱하는 목덜미와 근육(승모근)은 머리와 목과 척수와 팔을 고정하고 유지시키는 역할을 수행한다.

● 경 추

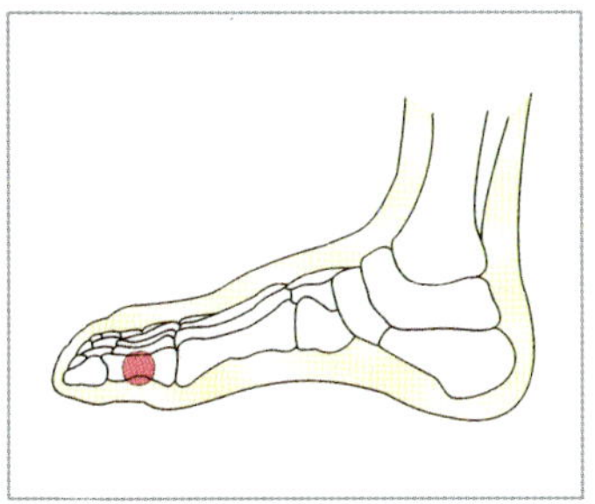

　33개의 척추(추골)는 인체를 지탱하는 중심축(기둥)이다. 경추는 척추의 배열상 상위의 7마디로 구성되어 있고 척수라는 신경망을 보호한다. 척수에서 뻗어나온 신경은 각기 해당되는 신체 부위와 연결되어 각 기관의 기능과 작용을 주관한다. 경추의 1번은 머리의 피부, 얼굴, 뇌, 귀, 교감신경조직에 관여하고 2번은 부비강, 눈, 이마, 시

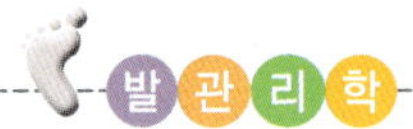

신경을 지배한다.

3번은 양쪽 볼과 치아, 귀, 얼굴의 뼈, 4번은 입과 입술, 야스티치관, 5번은 성대와 인후와 후두, 6번은 목과 근육, 편도선, 어깨, 7번은 어깨와 팔꿈치, 갑상선과 각각 관계됨으로써 목과 경추의 불균형은 이들 신경에도 장애를 미쳐 나쁜 영향을 일으키게 된다.

● 갑상선

갑상선은 목에 있다. 갑상선에서는 티록신이라는 갑상선 호르몬을 분비하는데, 이 호르몬은 우리 몸의 주요 조직에 매우 중요한 영향을 미친다. 갑상선은 신진대사를 관장하고 있으며 혈액 속에 돌아다니는 칼슘의 양을 적절하게 유지하는 역할도 한다.

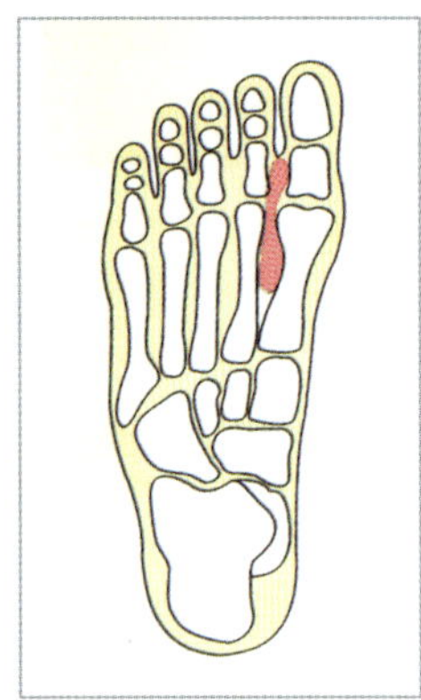

갑상선의 반사점은 양발 엄지 발가락의 아랫부분 주름진 곳에서부터 볼을 지나 뼈 아래의 깊게 패인 부분까지 연결되어 있다. 양발의 안쪽 가장자리에 절반 정도가 자리잡고 있다. 두 번째 발가락에는 '보조' 반사점이 있는데 위경과 같은 위치이다.

● 부갑상선

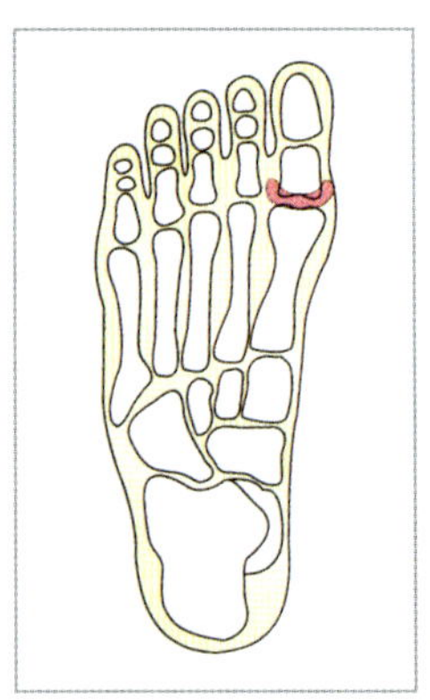

갑상선 주위에 있는 네 개의 작은 선이 바로 부갑상선이다.

부갑상선의 주요 기능은 혈액과 뼈 속의 미네랄과 칼슘, 인의 양을 적절하게 유지하는 일이다.

부갑상선의 반사점은 양발의 내측 가장자리를 따라 엄지 발가락이 시작되는 부분에 있다.

● 눈

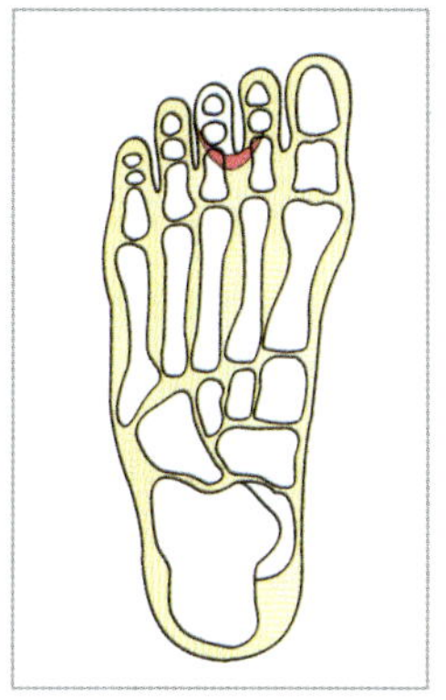

　　눈은 보는 감각을 담당하는 아주 중요한 기관이다. 눈의 반사점은 양쪽 발의 둘째 발가락과 셋째 발가락의 도톰한 부분에서 끝까지 연결되어 있다. 만성적인 눈 질환의 반사점은 이 두 발가락의 '평평한 부분' 에 자리잡고 있다.

● 귀

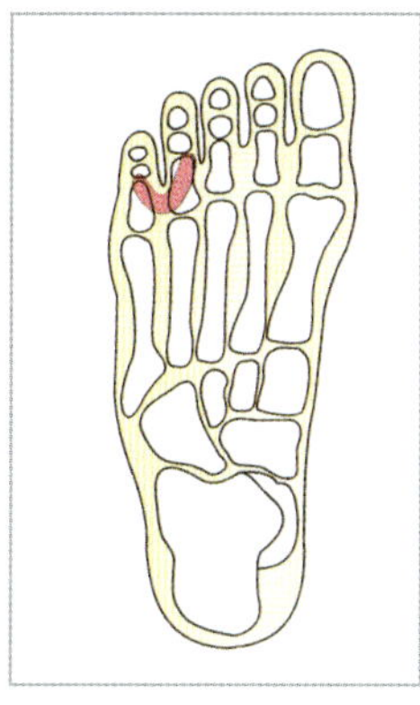

　　귀는 듣는 감각을 담당하는 기관이다. 하지만 우리 몸의 균형 유지를 위해서도 중요한 역할을 한다. 반사점은 양발의 넷째 발가락과 새끼 발가락의 도톰한 부분에 있으며 거의 발가락 끝까지 연결되어 있다.

　　유스타키오관의 반사점은 엄지 발가락이 시작되는 부분에서 둘째, 셋째 발가락을 따라 넷째 발가락까지 이어져 있다. 이는 유스타키오관이 위치한 자리와 같다. 유양돌기(귀에 있는 두개골의 빈 공간)를 치료할 때도 이 반사점을 누른다.

● 승모근

　　목을 고정하고 어깨와 팔을 연결하면서 운동을 지배하는 삼각형의 커다란 근육이다. 스트레스나 자세의 불균형 등에 의해 긴장되면 전체 승모근이 경직된다.

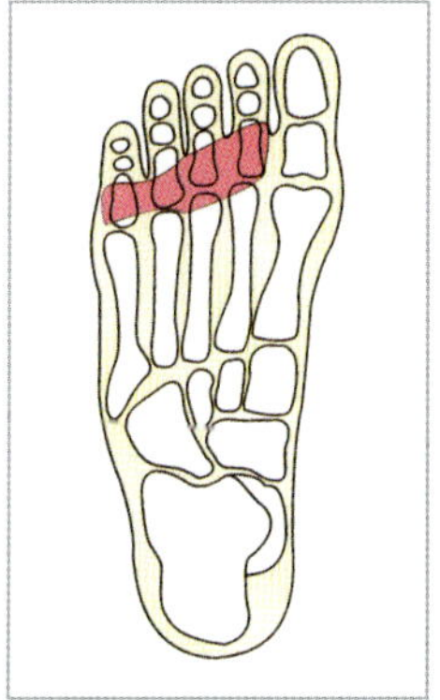

● 폐

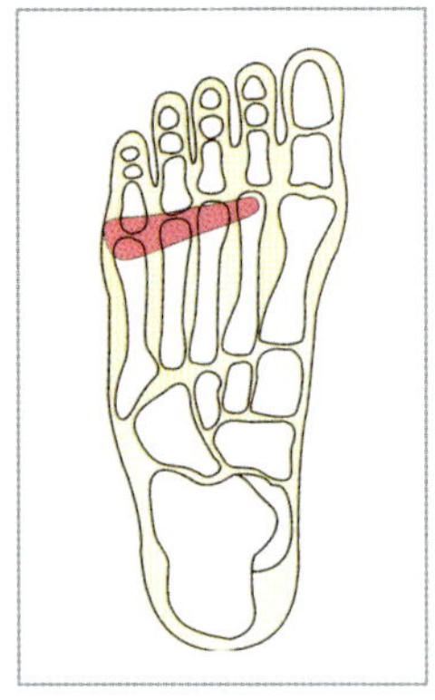

폐는 심장 양측 흉강에 위치한 원추형의 해면질 조직으로, 여기에서 호흡작용(산소와 이산화탄소의 교환 작용)이 일어난다. 흉강에 있는 호흡기 조직에서 공기가 통과하는 경로를 기관(氣管)이라 하는데 오른쪽 폐와 왼쪽 폐로 이어지는 기관지로 구분되어 있다.

폐 반사점은 양쪽 발바닥에 다 있는데 둘째 발가락(위경)에서 넷째 발가락(담경)까지 연결되어 있다. 엄지 발가락과 둘째 발가락 사이(위경과 간경)에 있는 기관과 기관지의 반사점은 폐 반사점과 이어져 있다. 이들 반사점은 모두 발 윗부분의 동일한 위치에 있다.

● 심 장

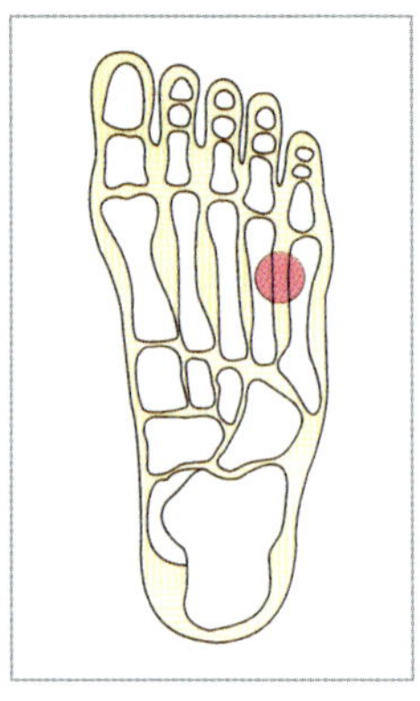

심장은 속이 비어 있는 원추형의 근육기관으로 가슴 왼편에 있으며, 양측 폐 사이에 갈비뼈로 싸여 있다. 심장에서는 혈액을 우리 몸 곳곳으로 보내는 펌프작용을 하고 있다. 심장이 제대로 기능을 하기 위해서는 반드시 혈액순환이 원활하게 이루어져야 한다. 그렇게 해야 가스, 음식, 노폐물 등을 효율적으로 운반할 수 있기 때문이다. 가슴 부위는 심장에서 나오는 혈관과 심장으로 들어가는 주요 혈관(동맥, 정맥, 대동맥)이 모두 모여 있는 곳이다.

● 비 장

비장은 도관이 있는 거대한 선(腺)처럼 보이지만 실제로 도관은 아니며 인체의 왼쪽 부분 위장 뒤에 자리잡고 있는 기관이다. 비장에서는 백혈구를 만들어내고 적혈구를 파괴하며 임파액 속의 독소를 걸러낸다.

비장의 반사점은 왼쪽 발의 바깥면에 있는데(오른발에 있는 간 반사점과 정반대의 위치이다.) 넷째 발가락(담경이 지나가는) 아래에 위경이 지나가는 선의 횡경막 바로 아래에 있다.

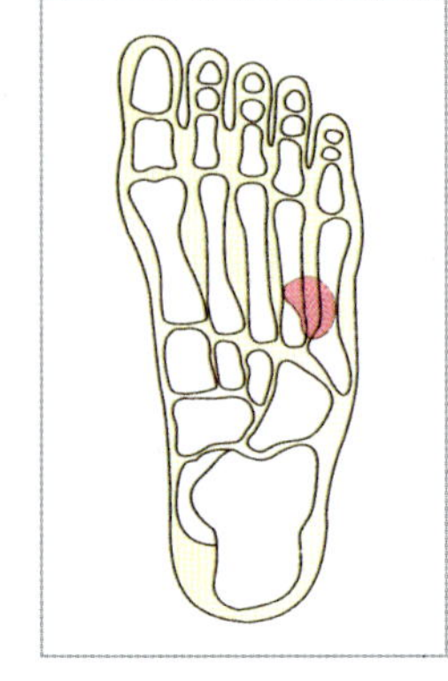

● 위 장

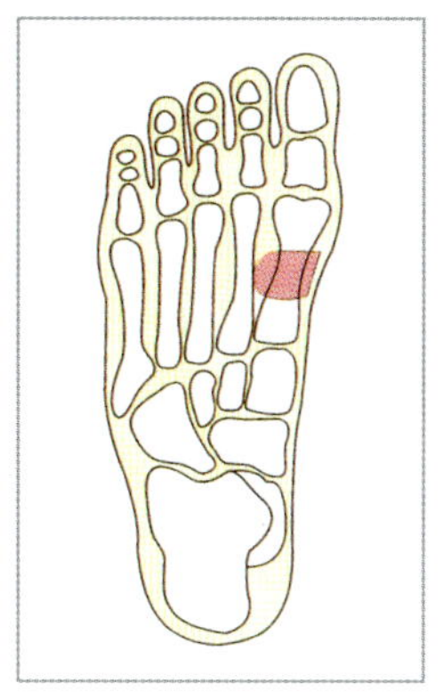

위장은 커다란 근육 주머니로 우리 몸의 왼쪽 횡경막 아래에 있다.

위장 반사점은 양쪽 발바닥에 있으며 엄지 발가락에서 시작하여 넷째 발가락의 가장자리까지 이어진다. 가로로는 횡경막 반사점 바로 아래가 된다.

● 췌 장

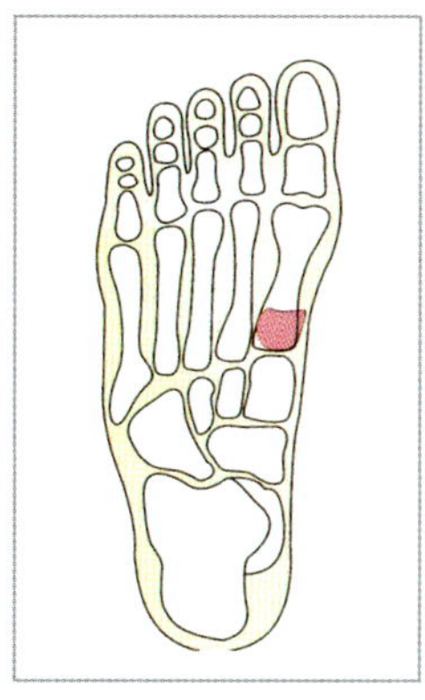

췌장은 복부에 있으며 커다란 선(腺) 모양의 구조로 되어 있다. 인슐린과 글루카곤이라는 호르몬을 만들어내는 곳으로 더 많이 알려져 있다.

반사점은 양쪽 발바닥에 있고 오른쪽보다는 왼쪽에 더 많이 있다. 오른쪽은 엄지 발가락 바로 밑에서 끝나지만 왼쪽은 넷째 발가락까지 이어져 있다.

● 십이지장

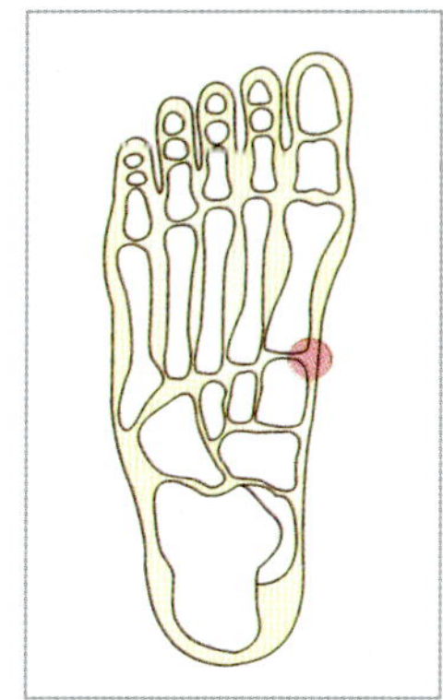

십이지장은 소장 중에서 맨 처음에 자리잡은 C자형 장기이며 길이는 20~25cm 정도이다. 췌장에서 나오는 효소와 보통의 담즙이 배출되는 도관이 십이지장으로 연결되어 있어서 효소를 분비하고 음식물을 아래로 보내는 일을 맡고 있다.

반사점은 췌장이 위치한 바로 아랫부분에 있으며 둘째 발가락까지 연결되어 허리선에 맞닿아 있다.

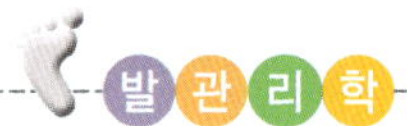

● 소 장

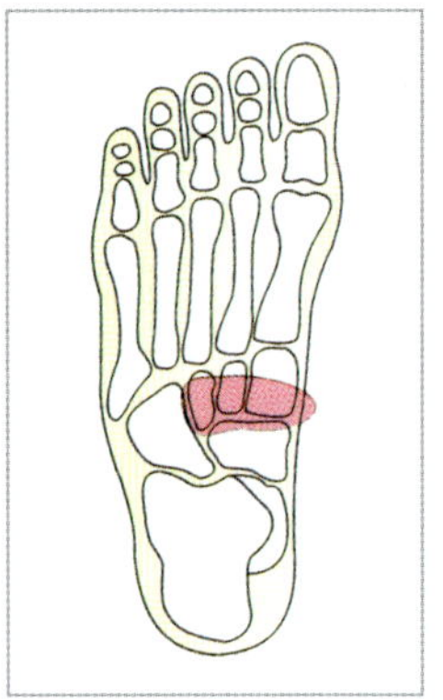

　소장은 대략 6~8m에 달하는 길이의 근육으로 이루어진 관이다. 소화 경로의 중요 부분으로 음식물의 흡수가 이루어지는 곳이다. 복강 내 공간의 나선형 장기로 대장이 주위를 둘러싸고 있다. 소장은 크게 십이지장, 공장, 회장의 세 부분으로 구분된다.

　반사점은 대장 반사점 아랫부분에 있고 가로로는 넷째 발가락 아랫부분까지 이어져 있다.

● 횡행 결장

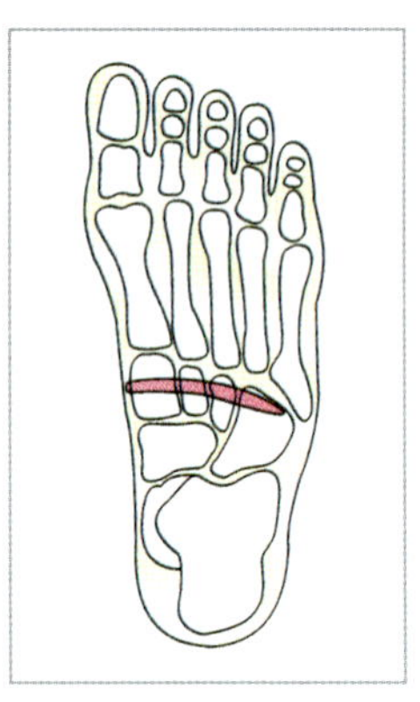

　1.5m의 대장(大腸)에서 배꼽의 위치까지 가로로 배치된 결장(結腸)을 횡행결장이라고 한다. 연동작용(운동)을 일으킨다.

　자율신경계의 이상으로 변비, 설사를 일으키기도 한다. 숙변 또는 변비로 인해 발생한 독소가 인접한 간장 또는 비장에 나쁜 영향을 미친다.

● 하행 결장

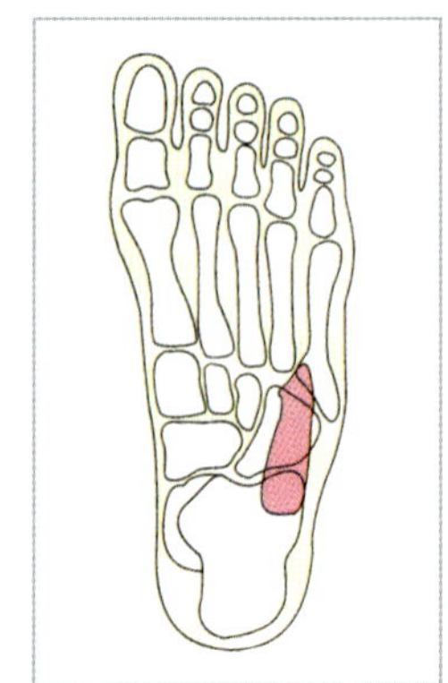

　좌측 늑골에서 아래 방향으로 내려가는 지점에 위치하면서 S상 결장과 이어진다.

　장내 내용물 1g 중에는 50여 종의 대장균이 1천 억 이상 존재한다. 변비나 숙변의 형태가 장내에 오래 머물게 되면 유해독소(메탄, 탄산, 인돌, 유화수소, 암모니아 등)가 발생되어 혈관에 흡수된다.

● S상 결장

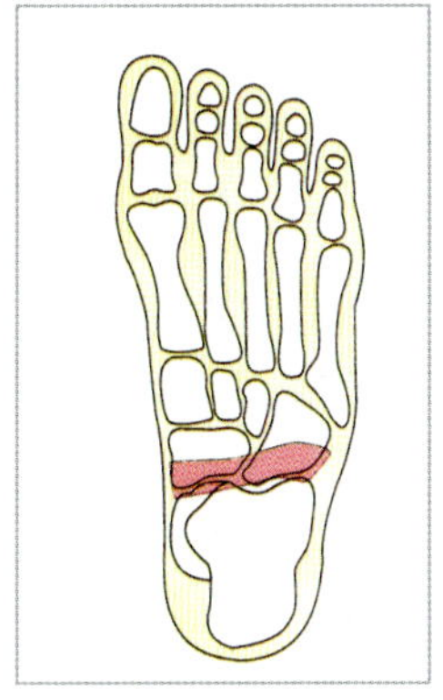

하행 결장이 끝나는 마지막 부분으로 직장과 연결된다. 상행과 횡행, 하행의 결장이 끝나는 지점이기 때문에 비정상적인 숙변과 내용물이 오랫동안 정체되는 곳이다. 내용물이 S상 결장까지 이르는데 소요되는 시간은 대략 8~16시간 정도, 그러나 72시간 이상 경과되면 인체에 나쁜 영향을 미치게 된다.

● 항 문

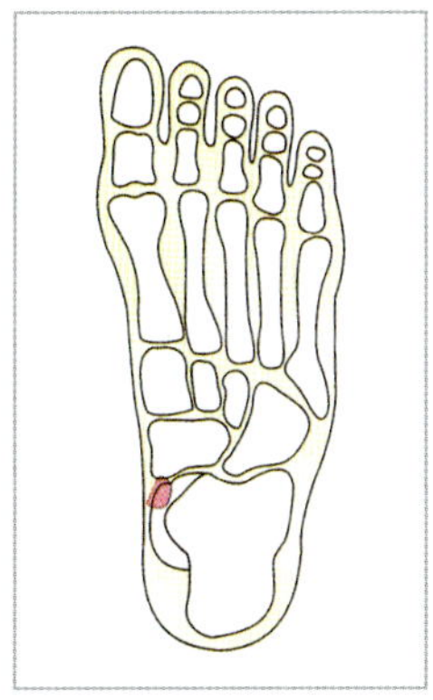

직장과 연결된 배출구로 전체 12m 가량의 소화기관의 맨 끝지점이다. 항문은 신경반사에 의해 이완되는 내항문괄약근(불수의근)과 수의근인 외항문괄약근이 작용되어 배변이 이루어진다. 항문의 윗부분인 직장은 항문과 함께 강한 근육으로 구성되어 있기 때문에 많은 양의 대변을 마음대로 저장·배출시킬 수 있다.

● 간 장

간은 우리 몸에서 크기가 가장 크고 복잡한 조직이다. 간은 화학 작용 이외에도 많은 일을 한다. 즉 혈액으로부터 영양소를 처리하는 과정, 인체가 필요로 하는 지방과 단백질을 저장하는 일, 혈액의 독소 성분을 제거하는 일, 지방의 소화를 위해 담즙을 만들어내는 일, 인체가 에너지를 필요로 할 때를 대비하여 전분과 당을 글리코겐 형태로 저장하는 일 등이다.

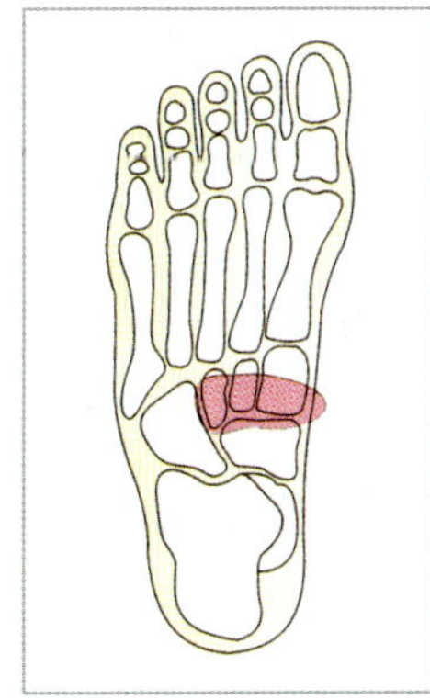

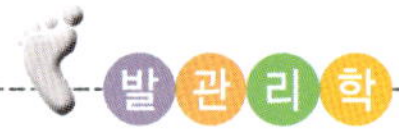

간 반사점은 오른쪽 발바닥에만 있는데 반사점 바로 아래에 있는 췌장 반사점에서부터 새끼 발가락 방향으로 이어지다가 허리선 바로 위에서 끝난다.

● 담

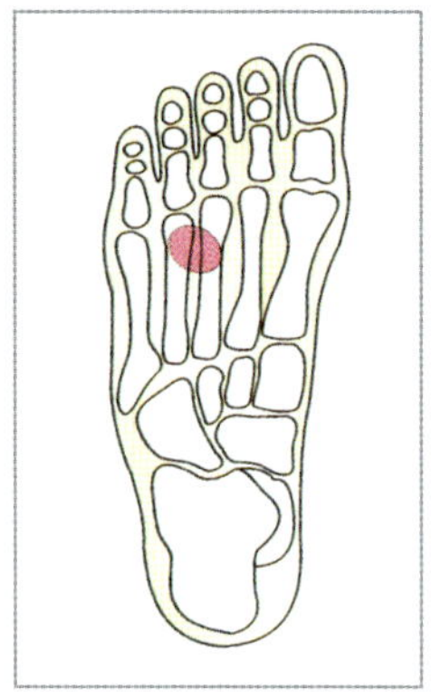

담낭은 작고 근육질로 이루어진 배 모양의 주머니로서 간 바로 아래에 붙어 있다. 담낭이 하는 일은 음식물의 소화를 위해 담즙을 분비하는 일이다.

담낭의 반사점은 오른쪽 발바닥에만 있으며, 셋째 발가락과 넷째 발가락 사이 아래에 위치한다.

● 맹 장

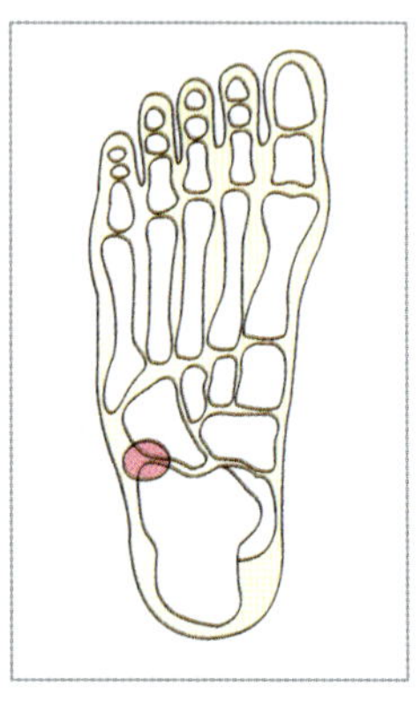

충수는 8~16m 정도의 벌레처럼 생긴 관이다. 회맹부 판막 바로 아래에 있으며 대장의 운동을 매끄럽게 도와 주는 일을 한다. 임파 조직이 많아서 혈액으로 항생물질을 분비한다.

충수의 반사점은 오른쪽 발바닥에만 있으며 회맹부 판막의 반사점과 위치가 동일하다.

● 회맹판

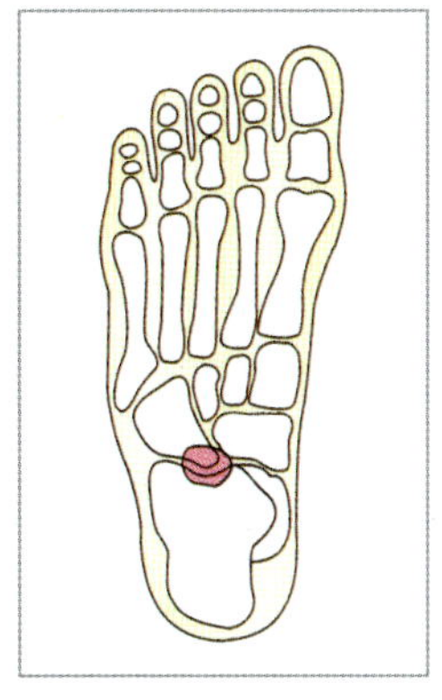

　7m 가량의 소장이 대장으로 분리되는 지점에, 내용물의 역류를 차단하는 판이 존재한다. 회맹판은 소장과 대장간의 통로를 보호하고, 점액을 분비시키며, 내용물을 소장에서 대장으로 이동시키는 과정을 주도한다.

● 상행 결장

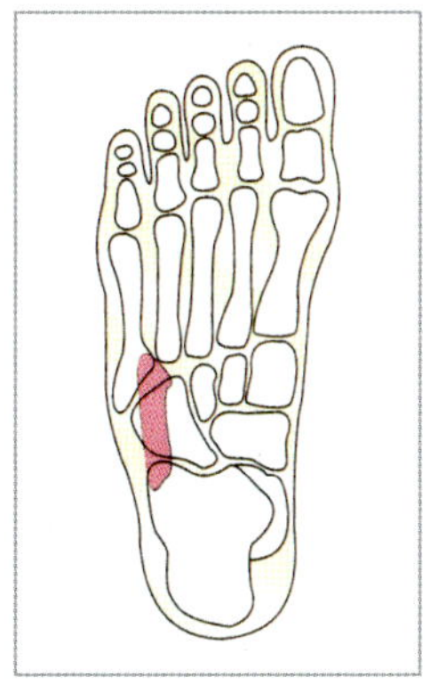

　결장의 처음 단계로써 소장에서 이송된 내용물을 회맹판으로부터 건네받아 신속하게 상행시켜 준다. 강한 연동작용을 통해 많은 양의 내용물을 우결장곡까지 이송한다. 수분을 흡수시켜 내용물을 고형화시키고 장벽의 보호와 장내 세균총의 균형을 위해 알칼리성의 대장점 액질을 분비시키기도 한다.

● 복강신경총

　복강신경총은 복부에 있는 신경절이 모여 있는 조직을 말히는 것으로 횡경막 아래에 있는 복부기관에 신경을 공급하는 역할을 한다. 때로 '복부의 뇌', 혹은 '신경 교환기'라고 불리기도 한다. 위치는 횡경막 앞쪽, 위장의 뒤편에 있다.

　복강신경총의 반사점은 횡경막 반사점의 정중앙에 위치한다. 이 반사점을 마사지하면 스트레스와 신경과민 증세가 경감되며 깊

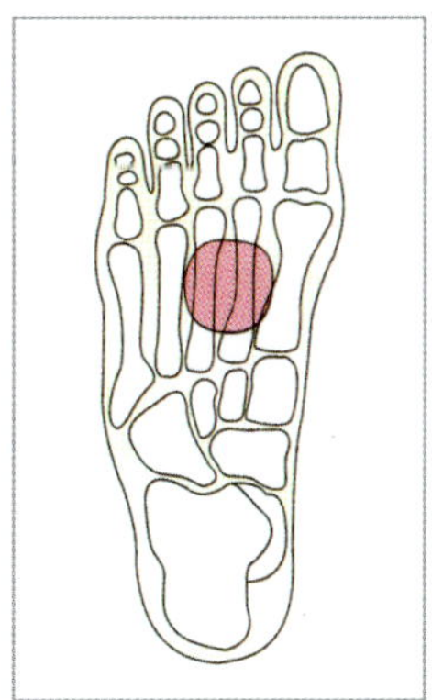

고 규칙적인 호흡을 할 수 있게 되어 마음의 평정을 찾을 수 있다. 특히 신경이 불안정한 사람과 알러지, 천식, 피부 질환이 있는 사람에게 효과가 있으며 어린 아이들의 경우 반사점을 마사지해 주면 쉽게 잠이 들 수 있다.

● 생식선

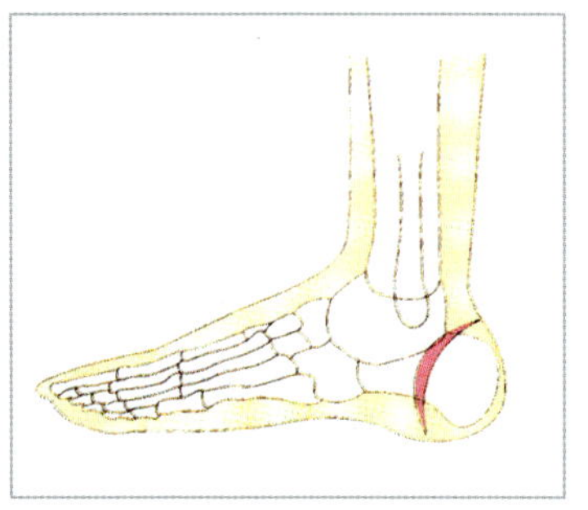

바깥쪽 복사뼈에는 난소와 고환의 반사점이 있고 안쪽 복사뼈에는 자궁과 전립선, 질, 그리고 남성 성기의 반사점이 있다. 나팔관과 서혜부에 있는 임파관, 정관, 생식기 소낭의 반사점은 바깥쪽 복사뼈 아래에서 안쪽 복사뼈까지 발목 윗부분을 가로질러 띠를 이루고 있다. 신장·방광경은 아킬레스건의 양쪽의 위치한다.

난소는 여성의 생식선 혹은 성(性)선이다. 난소의 반사점은 양발의 바깥쪽 복사뼈 중간부터 발꿈치까지이다. 오른발에는 오른쪽 난소의 반사점이, 왼발에는 왼쪽 난소의 반사점이 있다. '보조' 부위는 경락이 위치한 발꿈치가 된다.

고환은 남자의 생식선이다. 남자의 반사점은 여성의 난소 반사점과 동일한 위치에 있으며, 복사뼈 중간부터 발꿈치까지이다. 역시 '보조' 영역은 발꿈치이다.

자궁은 여성의 골반 중앙의 빈곳에 있는 10cm 가량의 배 모양으로 생긴 기관을 말한다.

반사점은 양발의 안쪽 복사뼈에 있는데 복사뼈와 발꿈치를 대각선으로 이었을 때 그 중간 부분이다. 난소나 고환과 마찬가지로 '보조' 영역은 발꿈치이다.

전립선은 남자의 방광 아래에 위치하며 요도를 감싸고 있다. 전립선의 반사점은 여성의 자궁 반사점과 같은 위치에 있다(복사뼈 안쪽과 발꿈치를 대각선으로 이었을 때 중간 지점 역시 '보조' 영역은 발꿈치이다).

여성은 2개의 나팔관이 있는데 그 길이는 10~12cm 정도이고 난소와 자궁 안의 공간을 이어 주는 기다란 관이다. 나팔관이 하는 역할은 난소에서 배란된 난자를 자궁으로 밀어내는 일이다.

나팔관의 반사점은 양발에 있는데 발목 안쪽의 자궁 반사점과 발목 바깥쪽의 난소 반사점까지 발목을 가로질러 있다. 이 부분은 보통 난소와 자궁을 연계해서 마사지하는 부위이다.

남자의 경우는 전립선 옆의 생식기 소낭에서 정자가 저장된다. 정관은 고환에서 요도까지 정자를 운반하도록 만들어진 한 쌍의 배설관을 말한다.

생식기 소낭과 정관의 반사점은 여성의 나팔관과 같은 위치에 있다. 발목을 가로질러 전립선 반사점과 고환 반사점까지 연결된다.

● 흉 추

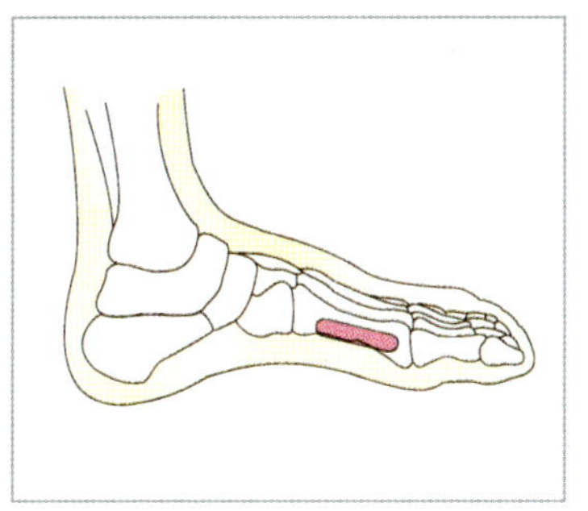

33개의 추골 중 12개의 흉추는 흉부 내 각 기관에 영향을 미치는 신경을 지배한다. 이 신경에 손상이 가해지면, 연결된 기관에 고장이 생긴다. 흉추는 강한 압력(체중)과 충격을 흡수하는 연골섬유 조직인 추간판이 있다. 신체불형 또는 척추측만증에 의해 무리한 압력이 가해지거나 과부하가 걸리게 되면, 추간판이 밀려 나가거나 찢겨져 나가게 된다(추간판 탈출증).

● 요 추

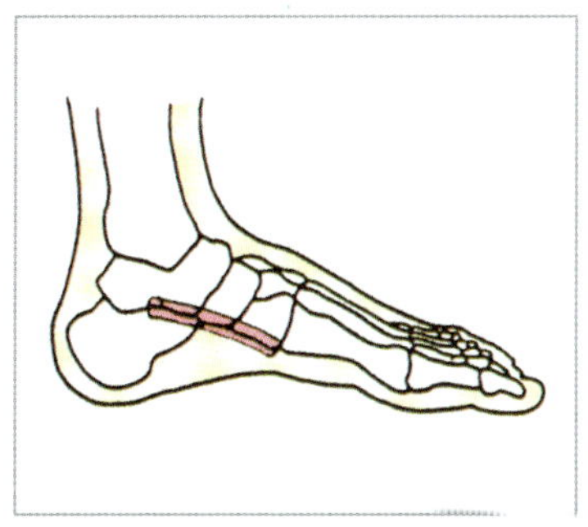

5개의 추골로서 신체 전반에 영향을 미치는 역학적 구조와 기능을 가진다. 체중과 충격을 흡수하면서, 운동성이 크다. 각 뼈는 신체 각 기관과 연결된 신경이 나와 있기 때문에 신체 불균형에 의해 무리한 힘이 가해져 추간판 탈출이 일어나면 나쁜 영향을 받게 된다.

1번 요추는 대장, 2번 요추는 복부, 충수, 대퇴, 회맹판, 3번 요추는 성기와 방광, 4번 요추는 전립선과 좌골신경, 5번 요추는 다리와 발을 지배한다.

● 선 골

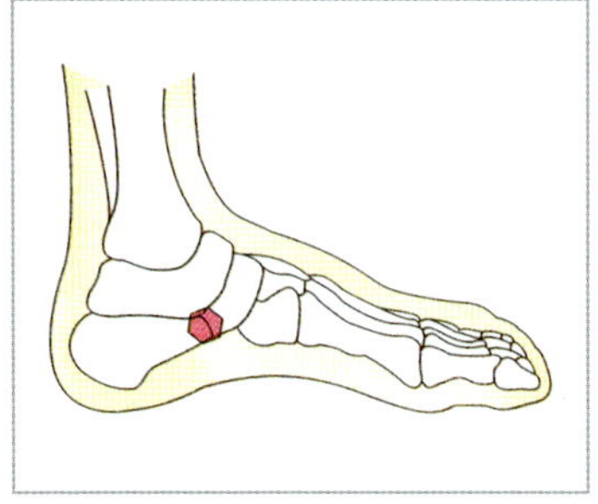

하트 모양의 융합체로 좌·우로 4쌍의 천골궁이 있고, 여기에서 뻗어나오는 각 신경은 생식기 계통의 기능에 관여한다. 위로 요추와 아래로는 미골로 연결된다.

● 내미골

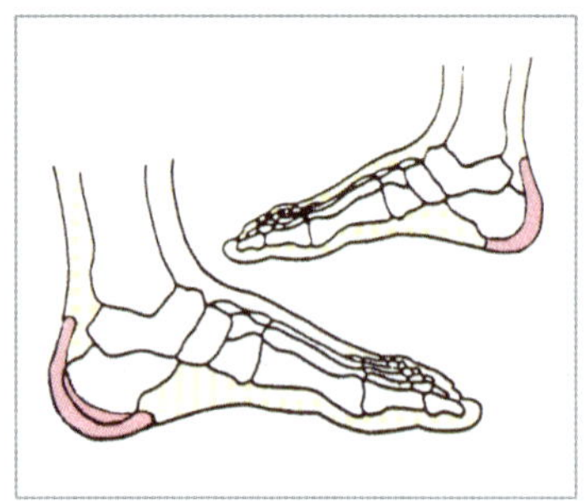

선골 또 천골의 한 부분으로 안쪽 부분을 일컫는다.
꼬리뼈라고 하나 생리학적 기전은 없다.

● 자궁과 전립선

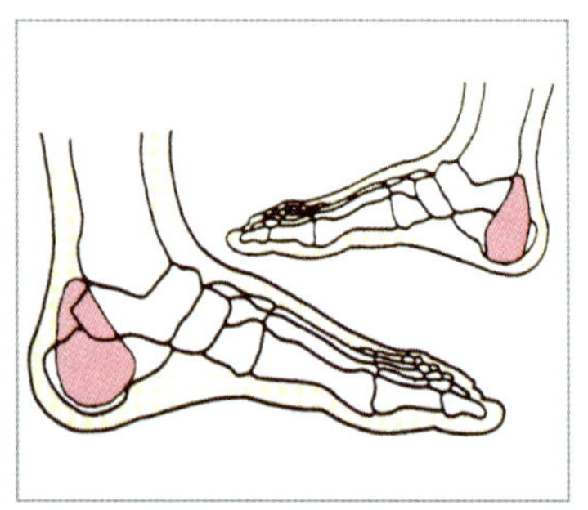

자궁은 여성의 골반 중앙에 위치하며 한 쌍의 난소와 나팔관으로 구성되어 있다. 여성 생식 기관은 매우 정교하고 복잡하며, 난소, 난관, 자궁, 질, 외음부로 나누어진다. 임신은 난소에서 배출된 난자가 질을 통해 들어온 정자와 합류하여 분화되면서 자궁으로 이동하여 착상함으로써 이루어진다.

전립선은 남성의 생식기관은 음낭과 고환, 정관, 사정관, 음경 및 부속선(정낭선, 전립선, 요도구선)으로 구성된다. 전립선은 1회 사정 시 2억 이상의 정자가 질을 통해 수란관으로 안전하게 진입시키는 중요한 역할을 맡게 된다.

● 성기음도

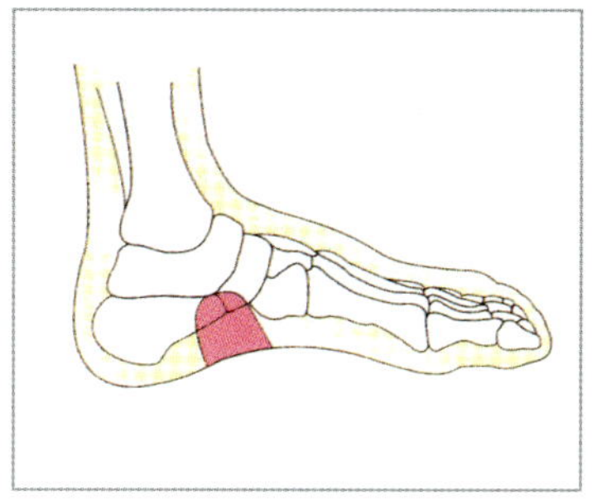

음경(성기)은 요도와 해면체, 이를 둘러싼 표피로 구성된 남성의 생식기이다. 돌출된 부분은 음경체, 끝부분의 팽창부를 음경귀두, 귀추의 외면을 감싸는 피부를 음경표피라고 한다.

음도(질)는 자궁으로 통하는 근육성관으로 7~8m의 길이로 정자가 진입하는 입구로써 또는 출산시의 산도로써 역할과 기능을 가진다. 여성의 외음부는 치핵, 대음순, 소음순, 질전경 등으로 구성되어 있다.

● 고관절(股關節)

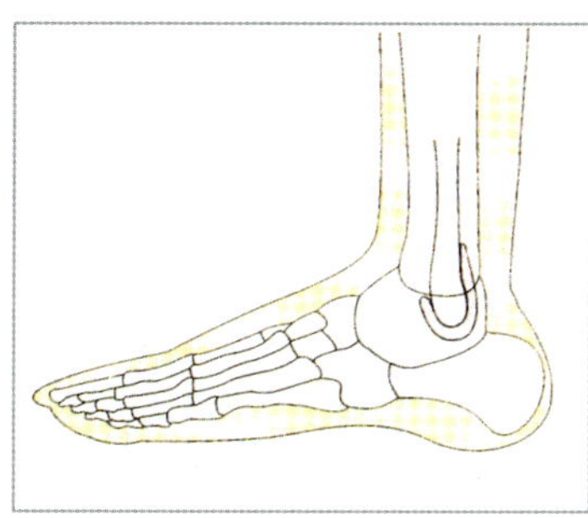

고관절은 대퇴골과 골반이 만나는 곳으로, 대퇴골 끝이 전구 모양으로 동그랗게 패인 골반뼈에 끼워져 있는 형태이다. 고관절의 반사점은 무릎 반사점 옆에(발가락 쪽으로) 있다. 이 반사점은 장방형 모양으로 발 위쪽으로 조금 올라가 연결되어 있다. 담경이 고관절 반사점을 지나가고 있기 때문에 고관절과 관련된 질병의 상당수는 담경이 원인이 될 수 있다.

● 하복부

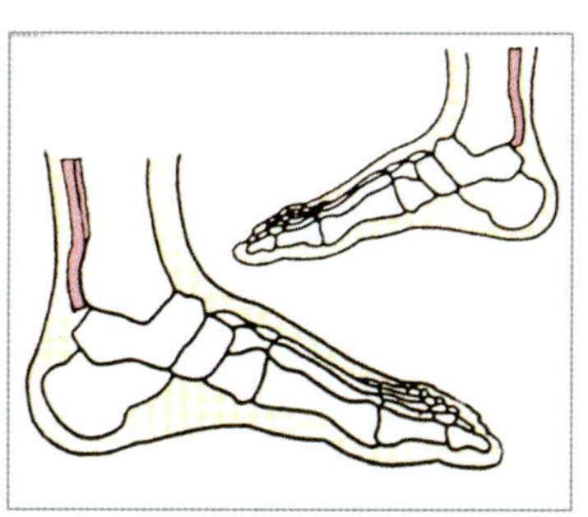

배꼽 아래 주위를 기가 모이는 단전이라고 한다. 관원(關元)이라는 혈(穴)이 있어 특히 여성 생식기 세통에 관여하는 중요한 급소로 인식되어 있다. 항상 따뜻한 기운이 감돌고 있어야 두한족열(頭寒足熱)의 생체균형을 유지시킬 수 있다. 해부학적 기전은 없는 지점이다.

● 서혜부

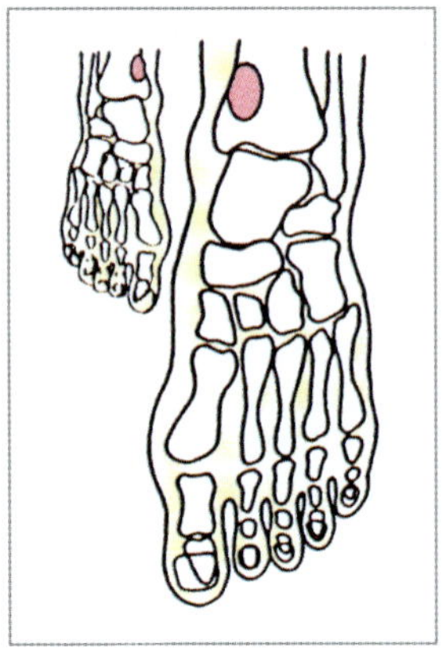

일반적으로 대퇴부의 기부를 말한다. 움푹 들어간 심부에 서혜 인대가 있고 편도선, 상부임파, 하부임파와 함께 림프계의 중요한 시스템이다.

림프선과 동맥, 정맥, 신경과 경락이 통과하는 지점이다.

● 좌골신경

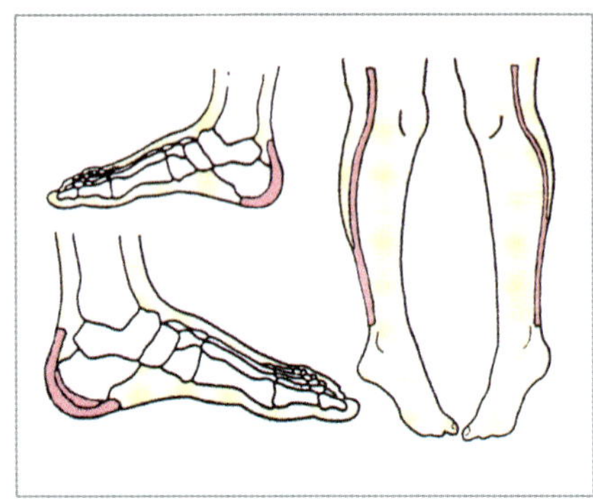

좌골신경은 시작되는 부분의 지름이 2cm에 달하는 거대한 신경조직이다. 이 신경은 요추 아랫부분과 척추신경 윗부분으로 이루어진 천골신경총에서부터 시작된다. 그리고 둔부에서 허벅지 뒤편으로 이어지다가 무릎 바로 위에서 경골신경과 비골신경의 두 갈래로 나누어진다. 이 둘이 다리에 신경을 공급해 주는 것으로 발에 있는 실질적인 신경이자 반사점이기도 하다. 좌골신경통은 둔부부터 발목에 이르는 좌골신경을 따라 다리 뒤편으로 찌르는 듯한 날카로운 통증이 있는 것이 특징이다. 때로 추골신경이 압력을 받으면 좌골신경통이 생기기도 한다.

좌골신경이 반사점은 양발의 발바닥에 있으며 발꿈치의 두툼한 부분을 가로로 3등분했을 때 1/3지점에 띠모양으로 되어 있다.

● 외미골

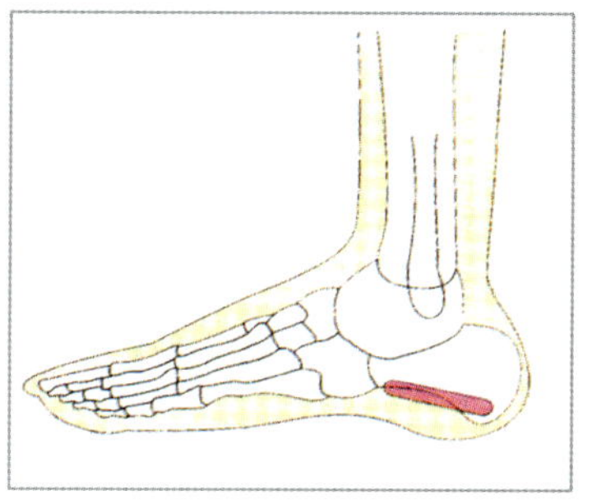

　꼬리뼈로 불리우는 미골의 바깥 측면, 방광 또는 직장과 밀접한 관련을 가진다.

● 생식선(난소, 정소)

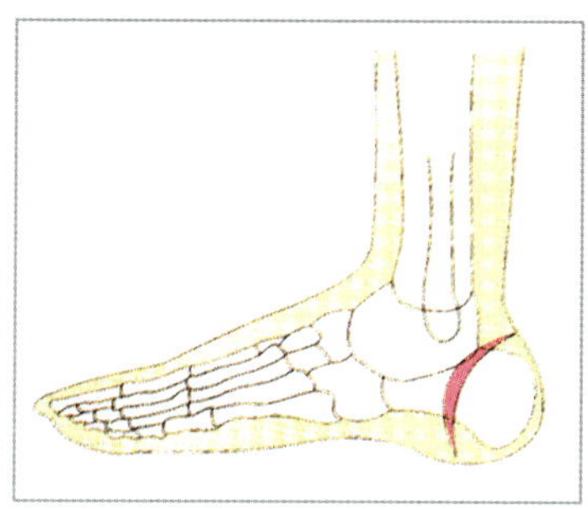

　난소 : 난자의 생산과 배란을 일으키면서 활력을 증강시키는 에스트로겐을 분비시킨다.

　정소 : 고환이라고도 하며, 정액과 정자를 생산하고 활력을 지배하는 테스토스테른을 생산한다.

● 슬관절

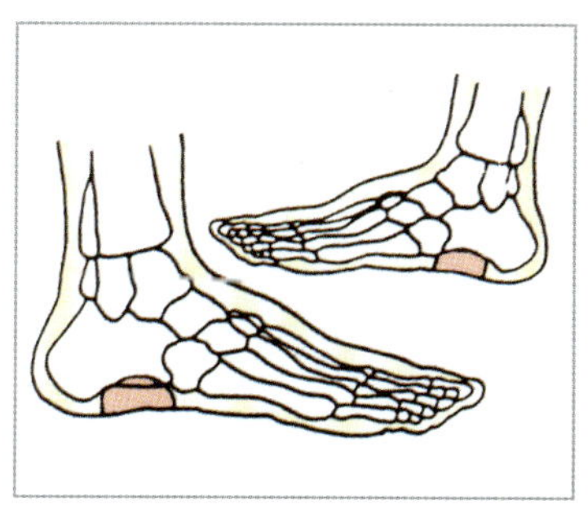

　무릎 관절은 다리 윗부분과 아랫부분이 합쳐지는 곳이며 아래쪽 다리의 운동을 용이하게 한다. 무릎 관절의 반사점은 양쪽 발의 바깥쪽 복사뼈 바로 아랫부분이다.

　여기서 여섯 개의 주요 경락이 무릎을 통과한다는 사실을 상기해 둘 필요가 있다. 따라서 무릎 통증의 정확한 지점을 짚어냄으로써 어떠한 특정 경락과 연관지을 것인지 그리고 어떤 기관에 문제가 생긴 것인지를 알 수 있다.

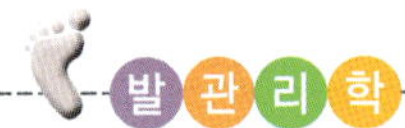

● 주관절

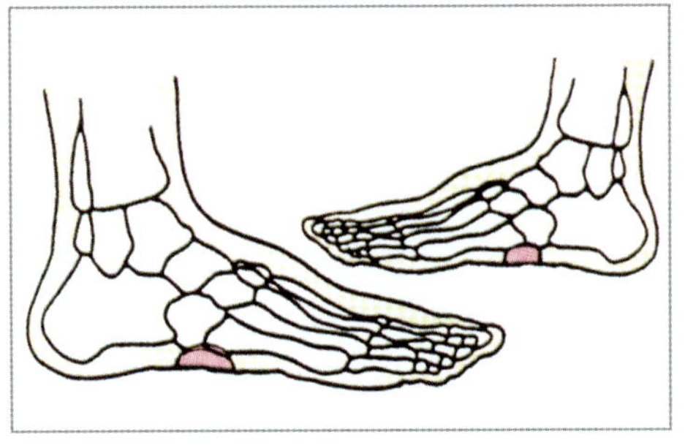

팔이 꺾어지는 팔꿈치에서 위를 상완(上腕), 아래를 전완이라고 하고 상완은 1개의 상완골이 축이 되고 전완은 요골과 척골이 평행되게 축을 이룬다.

속은 인체 사지(四肢)를 상지와 하지로 구분할 때, 상지를 손이라고 하는 경우도 있으나 통상 상지는 팔과 손으로 구별한다. 해부학적으로 손목의 앞쪽 부분을 손이라고 한다.

● 어 깨

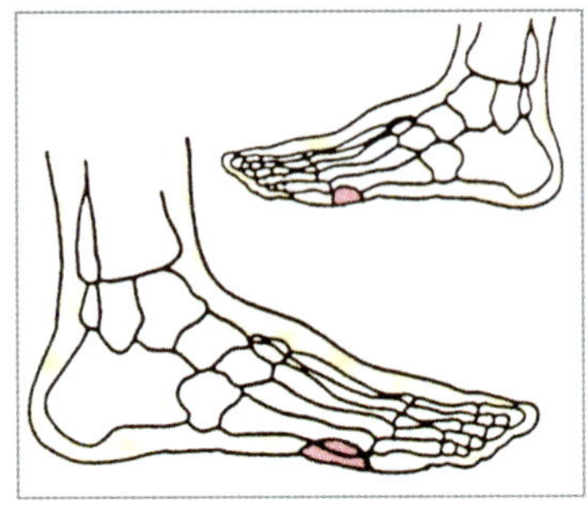

어깨는 상완과 견갑골이 결합되는 지점으로 경추와도 관련이 있다.

운동 가동 범위가 큰 것이 특징이다.

● 견갑골

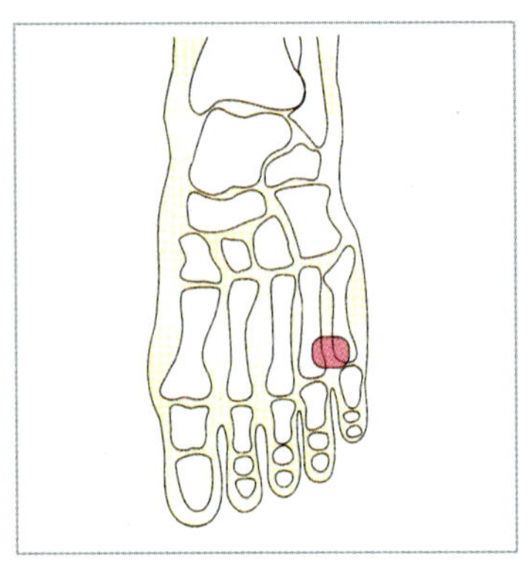

흉곽(胸廓) 뒷면에 좌우 대칭으로 제2~7 늑골에 걸쳐 형성되며, 넓적한 삼각형 비슷한 모양이다. 팔과 손의 운동에 관여하고 승모근과 연결된다.

● 얼굴 – 상악

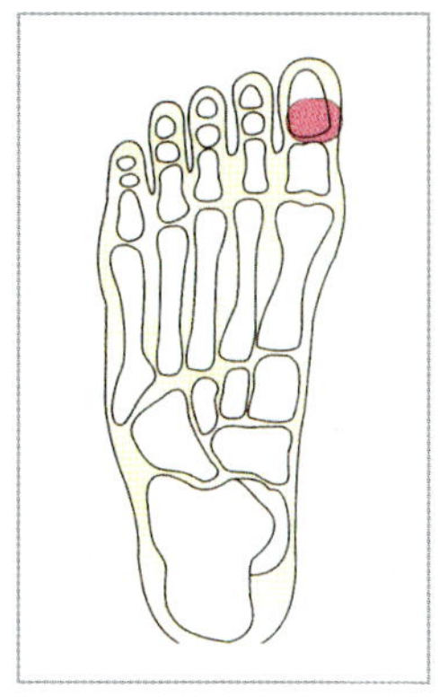

얼굴의 중앙을 '체'라고 하며 내부의 빈 공간을 상악동이라고 한다. 상악(윗턱)은 안면 중앙에 좌우 1쌍씩의 아래턱과 결합된다.

● 얼굴 – 하악

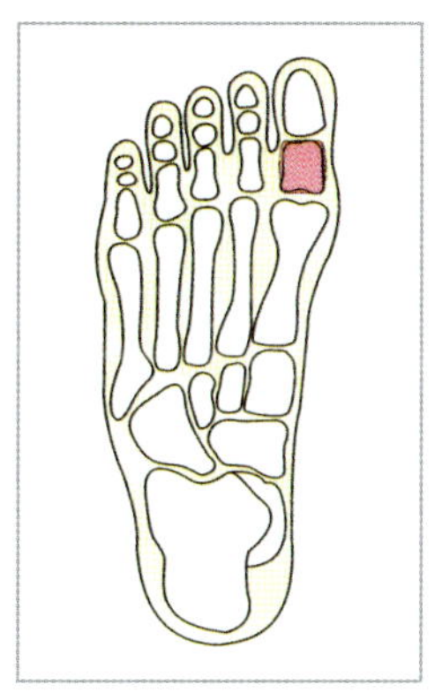

아랫턱 전체를 일컫는 총칭이다.

● 편도선

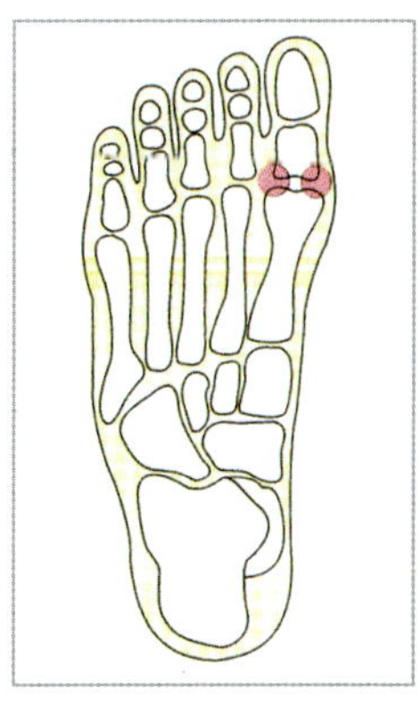

림프절의 집합체로 림프절을 림프선이라고 하듯 편도선이라고 명칭한다. 존재하는 위치에 따라 설(舌)편도, 구개(口蓋)편도, 인두(咽頭)편도, 이관(耳官)편도의 4종류로 분류한다. 생체 외부로부터의 1차 방어선이면서 림프계, 면역계의 센터이다.

● 식 도

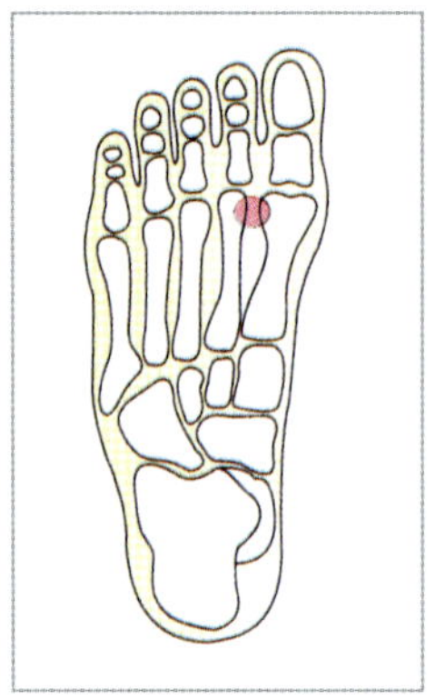

　　음식물을 위장으로 이동시키는 통로관으로서 연하작용을 일으킨다.

● 흉부임파계

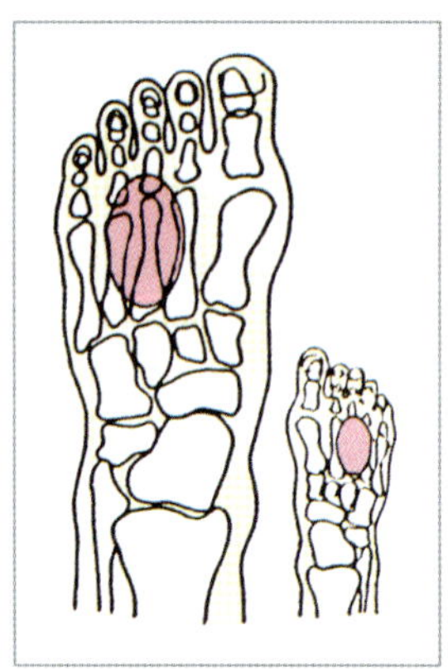

　　편도선, 림프선, 상부임파, 하부임파를 연결하는 면역계의 요충이다. 임파조직은 혈관으로 침입한 바이러스로부터 생체를 방어하고 임파구를 생산하며 항체를 형성시킨다. 임파망은 목과 겨드랑이, 유방, 복부, 양쪽 서혜부 등 전역에 분포한다.

● 내이 미로

　　귀는 외이, 내이, 중이로 구분되고 내이는 신체의 평행유지에 관여하는 전정기관, 반고리관, 달팽이관 등이 이루어져 있고 이와 같은 내이 기관 전체를 내이 미로라고 지칭한다.

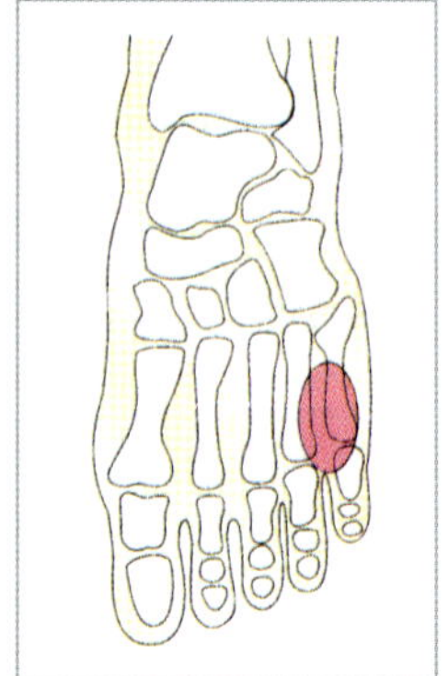

● 흉 부

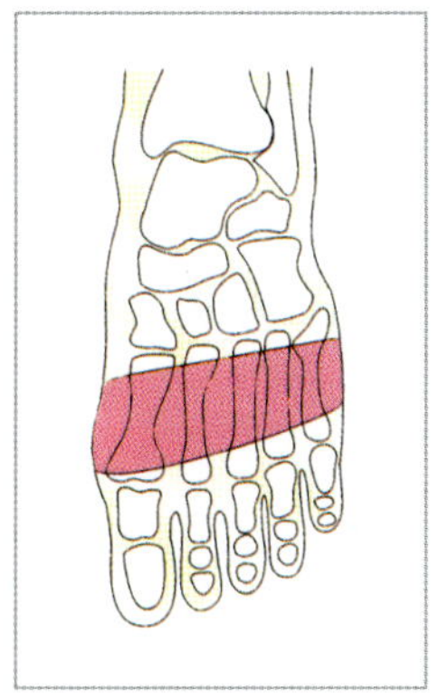

유방과 흉선, 폐, 심장, 늑골, 횡경막 등을 포함하는 명칭이다.

● 횡경막

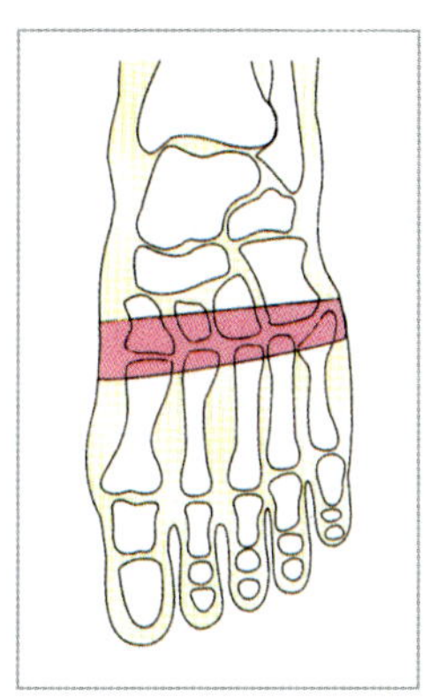

늑골 내 가로막이라고도 한다.

　횡경막은 호흡 중추에 의해 수축을 반복함으로써 흉강을 넓혀 1분간 15~16회의 호흡운동을 지속시킨다.

● 늑 골

갈비뼈라고 하며 12쌍으로 되어 있다.

　흉곽은 12개의 흉추와 1개의 흉골, 12쌍의 늑골로 이루어진다. 12쌍의 늑골 중 흉골과 직접 연결된 7쌍은 진늑골, 간접 연결된 나머지 5쌍을 가늑골이라고 한다.

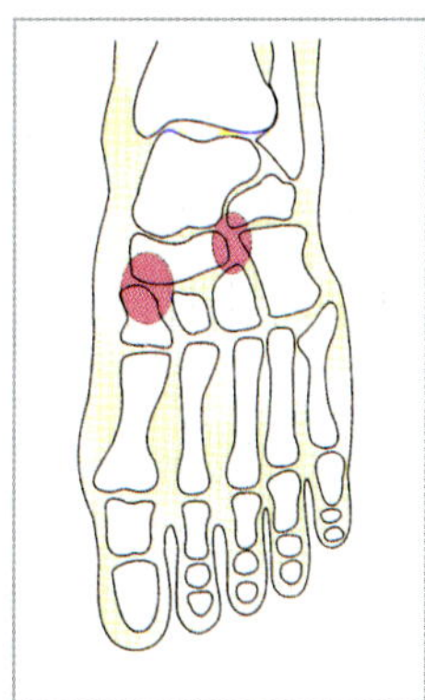

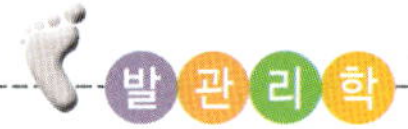

● 상부임파

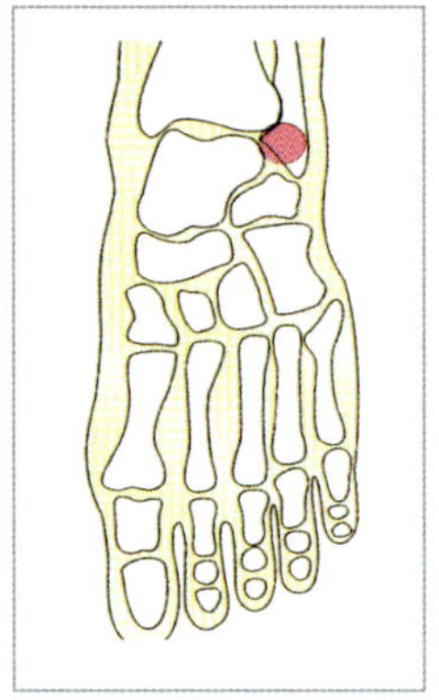

　림프구의 생성과 면역계를 유지시키는 작용을 지배하고, 전신의 임파망을 통해 개체를 방어하고 보호한다.

　임파액은 혈액순환과는 다른 계통을 통해 전신을 흐르면서 항체 생성과 면역에 관계한다. 인체 중요지점에는 거미줄과 같은 임파망이 형성되어 있다.

● 하부서혜부 임파

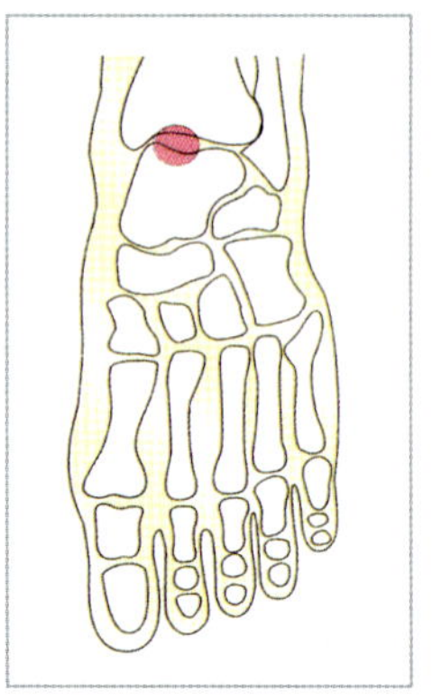

　세균이나 바이러스에 감염되면 생체는 면역을 획득한다. 이는 혈청 내에 항체가 만들어져 바이러스의 증식과 활동을 방어하거나 학살시키기 때문이다. 이와 같이 면역을 일으키는 체계를 항원(면역원)이라고 하고, 임파구는 항원의 중요한 요소 중 하나이다.

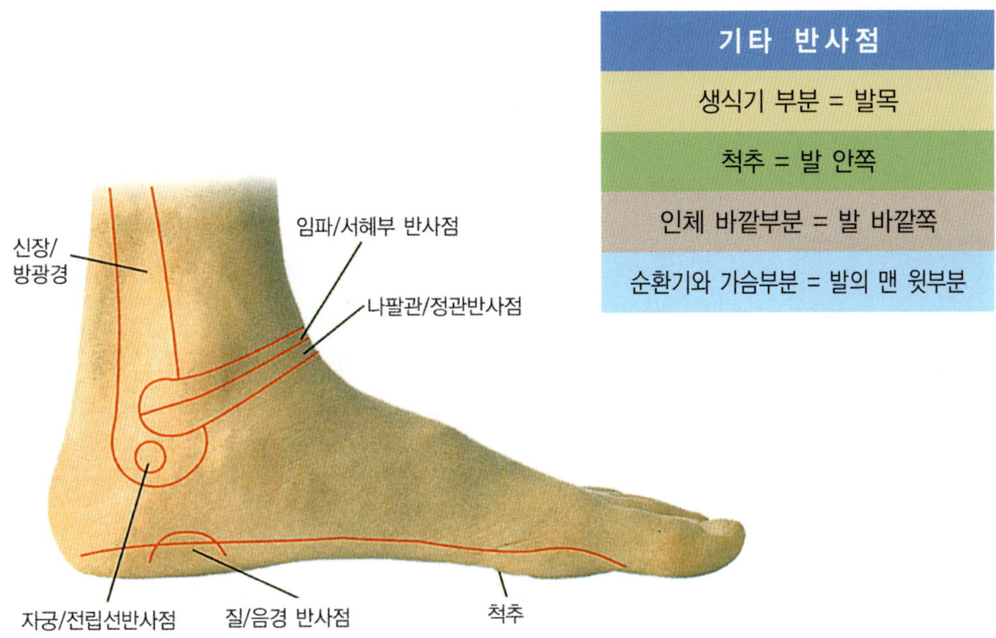
신장/
방광경
임파/서혜부 반사점
나팔관/정관반사점
자궁/전립선반사점
질/음경 반사점
척추
기 타 반 사 점
생식기 부분 = 발목
척추 = 발 안쪽
인체 바깥부분 = 발 바깥쪽
순환기와 가슴부분 = 발의 맨 윗부분

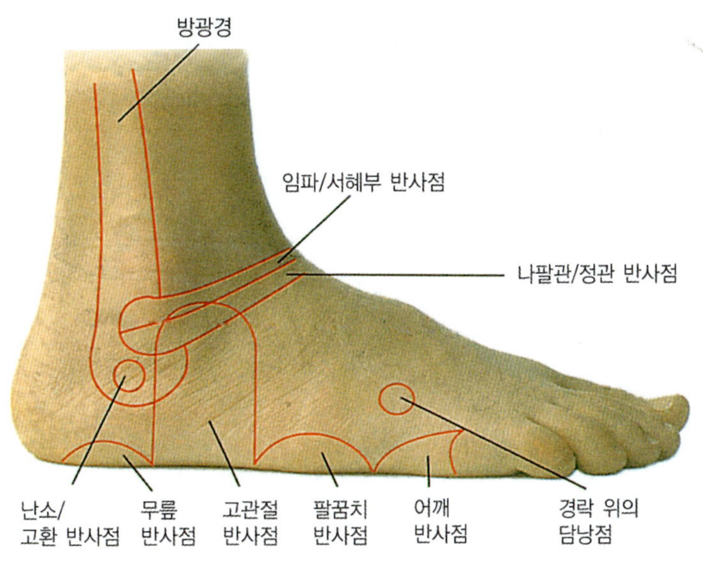
방광경
임파/서혜부 반사점
나팔관/정관 반사점
난소/
고환 반사점
무릎
반사점
고관절
반사점
팔꿈치
반사점
어깨
반사점
경락 위의
담낭점

발 관 리 학 집 필 위 원

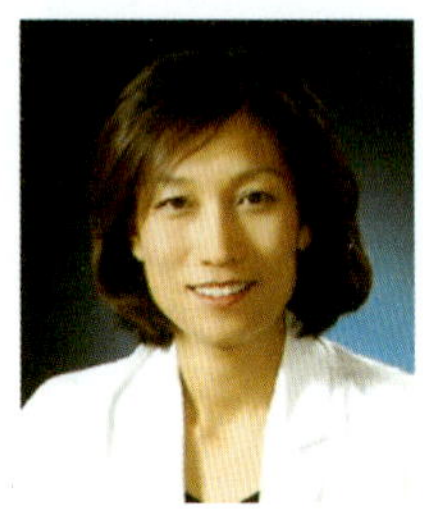

안 미 령 교수

- 삼육보건대학 피부미용과
  학과장
- 대한메디컬스킨케어학회 이사
- 대한피부미용학회 이사
- 한국자연치유복지학회 전문위원

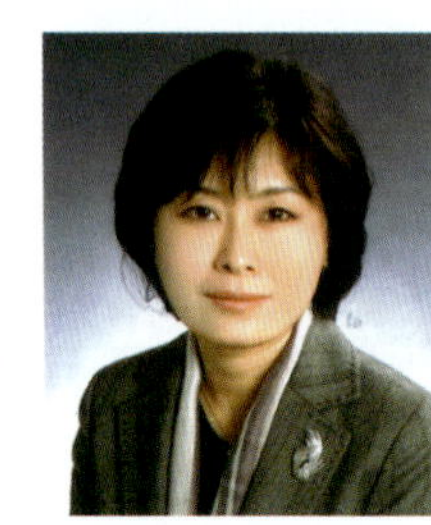

박 경 희 교수

- 서경대학교 외래교수
- 서경대학교 경영대학원
  미용경영학과 졸업
- 을지대학교 외래교수
- 서울전문학교 겸임교수

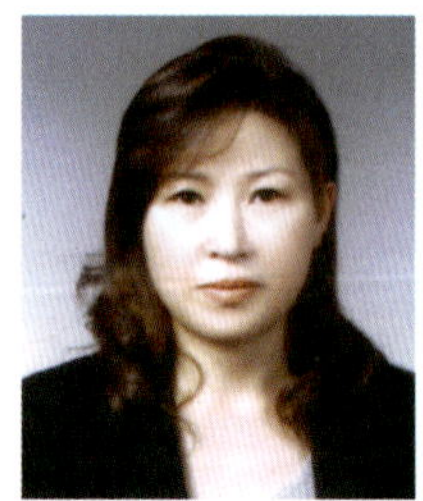

이 영 이 교수

- 전주 비전대학 겸임교수
- 경기대학교 대체의학 대학원
- 국제디지털대학교 외래교수
- 한국미용대체의학협회 부회장

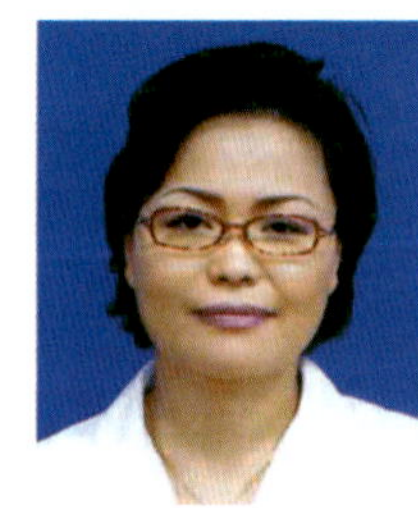

이 례 희 교수

- 한국발관리협회 사무총장
- 서경대학교 평생교육원 외래교수 역임
- 서울여자간호대학 산학협력
  외래교수 역임
- 서울장신대학교 자연치유선교대학원
  자연치유아카데미 외래교수

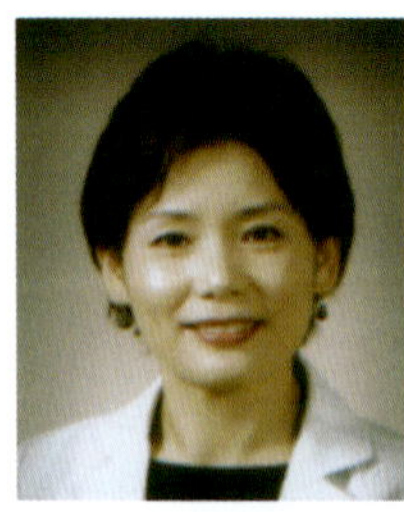

최 복 묵 교수

- 중부대학교 한방건강관리학과
- 한국발관리협회
  대전광역시 지회장
- 전 서울장신(자유) 외래교수
- 한국자연치유복지학회 전문위원
- 목원대학교 대학원 석사과정

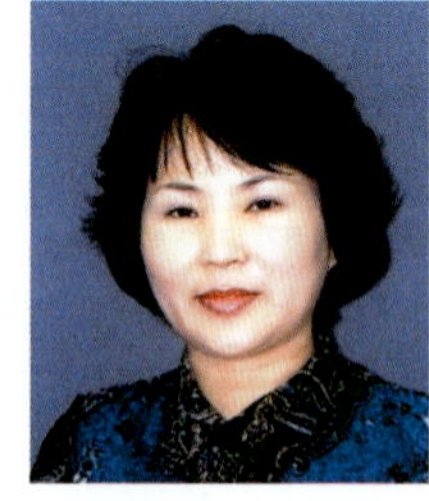

정 미 숙 교수

- 경일대학교 뷰티코디네이션학과
  전임교수
- 제주 한라대학 외래교수
- 김천대학 외래교수
- 서라벌대학 외래교수

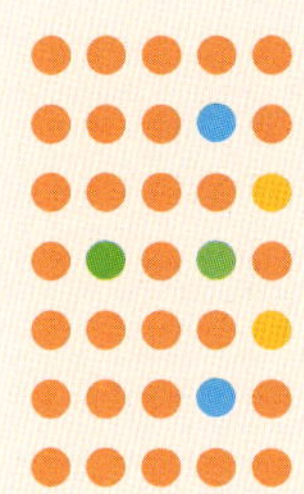

발관리학

2008년 2월 15일 인쇄
2008년 2월 20일 발행

대표저자 : 정현모
집필위원 : 안미령, 박경희, 이영이
이례희, 최복묵, 정미숙
펴낸이 : 이정일

펴낸곳 : 도서출판 **일진사**
www.iljinsa.com

140-896 서울시 용산구 효창동 5-104
전화 : 704-1616 / 팩스 : 715-3536
등록 : 1979. 4. 2, 제3-40호

값 15,000원

ISBN : 978-89-429-1008-3

Foot care